SBOT Série Ortopedia Cirúrgica

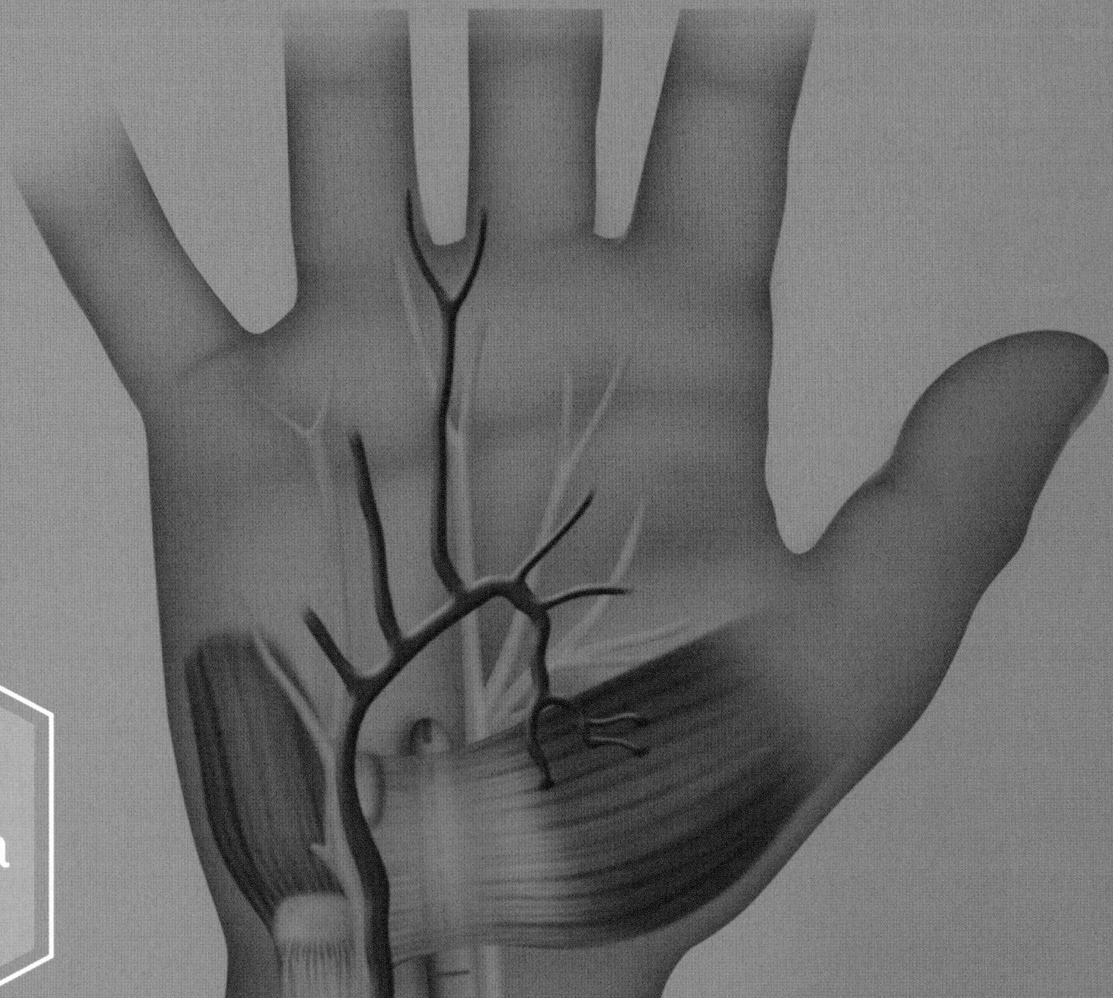

MÃO E PUNHO

SBOT Série Ortopedia Cirúrgica

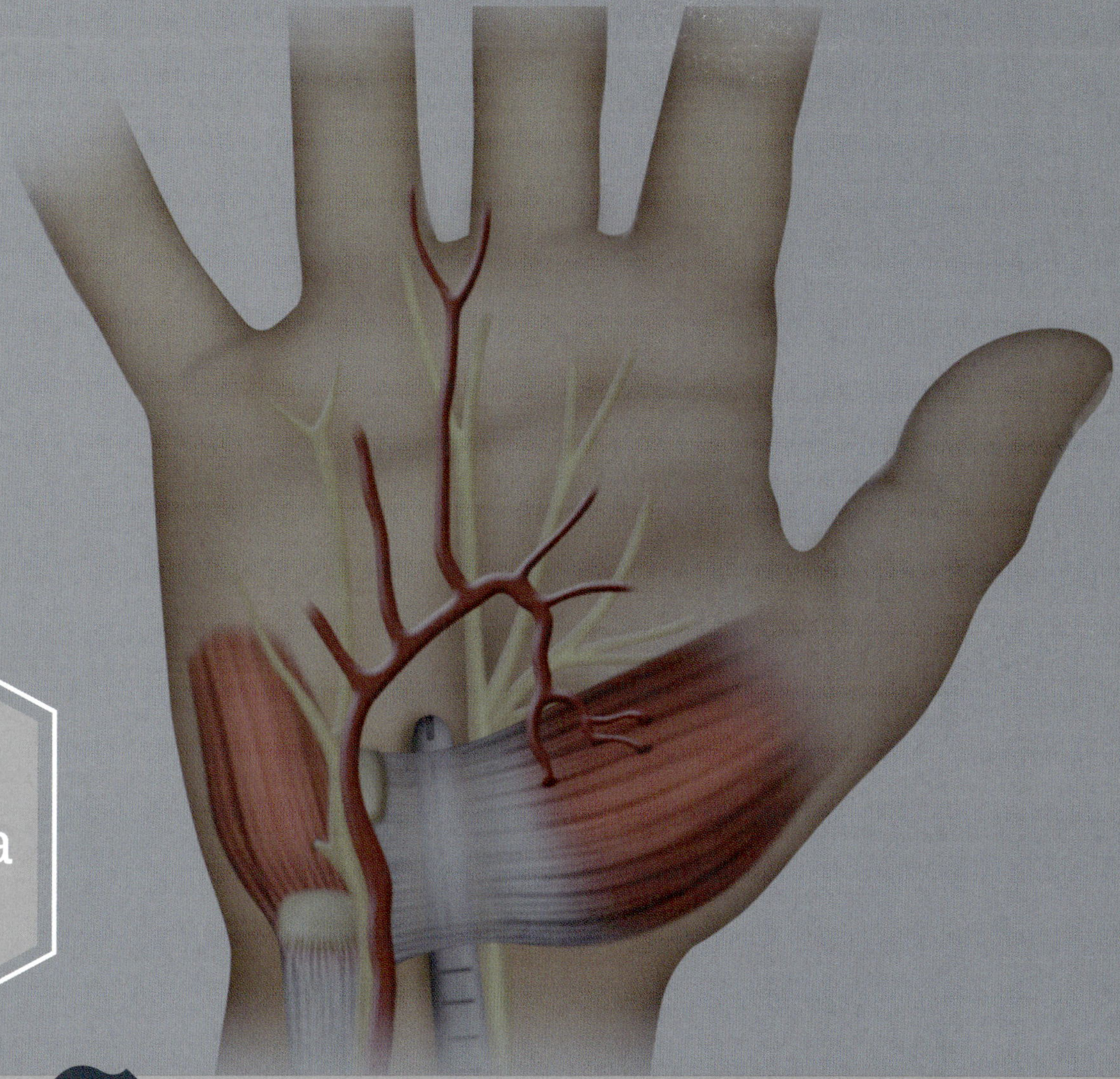

MÃO E PUNHO

EDITORES DA SÉRIE

João Maurício Barretto

Alexandre Fogaça Cristante

EDITORES ASSOCIADOS

Flávio Faloppa

Henrique Ayzemberg

ELSEVIER

SBOT SOCIEDADE BRASILEIRA DE ORTOPEDIA E TRAUMATOLOGIA

ISBN: 978-85-352-5441-9

Capa
Folio Design

Editoração Eletrônica
Futura

Elsevier Editora Ltda.
Conhecimento sem Fronteiras

Rua Sete de Setembro, nº 111 – 16º andar
20050-006 – Centro – Rio de Janeiro – RJ

Rua Quintana, nº 753 – 8º andar
04569-011 – Brooklin – São Paulo – SP

Serviço de Atendimento ao Cliente
0800 026 53 40
sac@elsevier.com.br

Preencha a ficha de cadastro no final deste livro e receba gratuitamente informações sobre os lançamentos e promoções da Elsevier.
Consulte também nosso catálogo completo, os últimos lançamentos e os serviços exclusivos no site www.elsevier.com.br

NOTA

O conhecimento médico está em permanente mudança. Os cuidados normais de segurança devem ser seguidos, mas, como as novas pesquisas e a experiência clínica ampliam nosso conhecimento, alterações no tratamento e terapia à base de fármacos podem ser necessárias ou apropriadas. Os leitores são aconselhados a checar informações mais atuais dos produtos, fornecidas pelos fabricantes de cada fármaco a ser administrado, para verificar a dose recomendada, o método e a duração da administração e as contraindicações. É responsabilidade do médico, com base na experiência e contando com o conhecimento do paciente, determinar as dosagens e o melhor tratamento para cada um individualmente. Nem o editor nem o autor assumem qualquer responsabilidade por eventual dano ou perda a pessoas ou a propriedade originada por esta publicação.

O Editor

CIP-BRASIL. CATALOGAÇÃO-NA-FONTE
SINDICATO NACIONAL DOS EDITORES DE LIVROS, RJ

M253
Mão e punho / editores Henrique Ayzemberg, Flávio Faloppa. - Rio de Janeiro : Elsevier, 2012.
270p. : il. ; 28 cm. (Ortopedia cirúrgica)

Inclui bibliografia e índice
ISBN 978-85-352-5441-9

1. Mãos - Cirurgia. 2. Punhos - Cirurgia. I. Ayzemberg, Henrique. II. Faloppa, Flávio. III. Série.

12-7042. CDD: 617.575
CDU: 617.5776

SÉRIE ORTOPEDIA CIRÚRGICA

Colaboradores

Antonio Carlos da Costa
Mestre e Doutor pela Faculdade de Ciências Médicas da Santa Casa de São Paulo
Chefe do Grupo de Cirurgia da Mão e Microcirurgia do Departamento de Ortopedia e Traumatologia da Santa Casa de São Paulo

Antônio Lourenço Severo
Médico Instrutor de Residência Médica em Ortopedia e Traumatologia e do Programa de Cirurgia de Mão e Microcirurgia do IOT – RS, Passo Fundo/RS

Carlos Eduardo Medina Gonzalez
Mestre em Ortopedia pela UFRJ

Carlos Eduardo Sáenz
Médico Assistente do Grupo de Cirurgia da Mão do Hospital Universitário Cajuru da PUC-PR

Carlos Henrique Fernandes
Mestre e Doutor em Ortopedia e Traumatologia pela Escola Paulista de Medicina – UNIFESP
Chefe do Grupo de Cirurgia da Mão DOT/UNIFESP

Carlos Teixeira Brandt
Doutor
Livre Docente
Pofessor Titular de Cirurgia Pediátrica da Universidade Federal de Pernambuco

Celso Ricardo Folberg
Membro Titular SBOT e SBCM
Fellow Cirurgia de Mão e Microcirurgia Brown University/Rhode Island Hospital EUA
Mestre em Cirurgia pela UNICAMP
Preceptor do Grupo de Cirurgia de Mão/Serviço de Ortopedia e Traumatologia do Hospital de Clínicas de Porto Alegre

Clarissa Pereira Ianoni
Residente do Segundo Ano de Cirurgia da Mão da Santa Casa de São Paulo
Membro da SBOT

Cláudio Henrique Barbieri
Professor Titular da FMRP-USP

Cristian Stein Borges
Membro Titular da SBOT e SBCM
Preceptor do Programa de Residência Médica do Serviço de Ortopedia da Santa Casa de Porto Alegre

Cristiano Paulo Tacca
Membro da Sociedade Brasileira de Ortopedia e Traumatologia
Membro da Sociedade Brasileira de Cirurgia da Mão
Membro da Sociedade Brasileira de Cirurgia do Ombro e Cotovelo
Membro do Grupo de Mão e Cotovelo da Residência de Ortopedia do Hospital Governador Celso Ramos

Edgard N. França Bisneto
Doutor em ortopedia e traumatologia pela FMUSP
Membro do Grupo de Mão e Microcirurgia do IOT-HCFMUSP

Eduardo Murilo Novak
Médico Assistente do Grupo de Cirurgia da Mão do Hospital Universitário Cajuru da PUC-PR
Doutor em Cirurgia pela UFPR

Fábio Augusto Caporrino
Médico Assistente da Disciplina de Cirurgia da Mão DOT/UNIFESP
Mestre e Doutor em Ortopedia e Traumatologia pela Escola Paulista de Medicina (UNIFESP)

Gabriel El Kouba
Membro da Sociedade Brasileira de Ortopedia e Traumatologia
Instrutor do Serviço de Ortopedia e Traumatologia IOT/Hospital Municipal São José – Joinville

Gustavo Mantovani Ruggiero
Medico Membro Titular da Sociedade Brasileira de Cirurgia da Mao
Chefe do "São Paulo Hand Center" – Grupo de Cirurgia da Mao do Hospital Beneficência Portuguesa de São Paulo

Henrique de Gouvêa Schneiter
Ortopedista
Residente em Cirurgia da Mão do Hospital Maria Amélia Lins (FHEMIG) – Belo Horizonte/MG

Jair Guiguet Leal Junior
Assistente da Clínica de Ortopedia e Traumatologia/Cirurgia da Mão do Hospital do Servidor Público Municipal – HSPM/SP

Jayme Augusto Bertelli
Especialização em Buenos Aires e Paris
Doutor em Neurociências pela Universidade de René Descartes (Paris)
Professor de Neurocirurgia da Universidade do Sul de Santa Catarina
Professor Assistente Estrangeiro da Universidade René Descartes (Paris)
Professor Convidado de Cirurgia dos Nervos Periféricos da Clinica Mayo (EUA)
Membro da Sociedade Brasileira de Cirurgia da Mão
Membro da Sociedade Brasileira de Microcirurgia Reconstrutiva

João Baptista Gomes dos Santos
Mestre e Doutor em Ortopedia e Traumatologia pela Escola Paulista de Medicina – UNIFESP
Chefe da Disciplina de Cirurgia da Mão DOT/UNIFESP

José Mauro Zimmermann Júnior
Médico Residente do Serviço de Ortopedia e Traumatologia do Hospital de Clínicas de Porto Alegre

Luis Renato Nakachima
Médico assistente da Disciplina de Cirurgia da Mão (DOT/UNIFESP)
Mestre e Doutor em Ortopedia e Traumatologia pela Escola Paulista de Medicina (UNIFESP)

Luiz Carlos Angelini
Mestre e Doutor pela Escola Paulista de Medicina – UNIFESP
Professor Titular da Disciplina de Ortopedia e Traumatologia da UNIMES
Chefe da Clínica de Ortopedia e Traumatologia/Cirurgia da Mão do Hospital do Servidor Público Municipal – HSPM/SP

Luiz Carlos Angelini Junior
Médico titular da Sociedade Brasileira de Ortopedia e Traumatologia – SBOT
R2 da Clínica Cirurgia da Mão do Hospital do Servidor Público Municipal – HSPM/SP

Luiz Garcia Mandarano Filho
Médico Assistente do Grupo de Cirurgia da Mão, Membro Superior e Microcirurgia do HC FMRP-USP
Mestre em Ortopedia e Traumatologia pela FMRP-USP

Marcela Fernandes
Médica Assistente da Disciplina de Cirurgia da Mão DOT/UNIFESP
Mestra e Doutora em Ortopedia e Traumatologia pela Escola Paulista de Medicina - UNIFESP

Marcelo Barreto Lemos
Médico Instrutor de Residência Médica em Ortopedia e Traumatologia e do Programa de Cirurgia de Mão e Microcirurgia do IOT – RS, Passo Fundo/RS

Marcelo Rosa Rezende
Médico Assistente do Grupo de Mão e Microcirurgia do IOT/HC/FMUSP
Mestre e Doutor em Ortopedia e Traumatologia pelo Instituto de Ortopedia e Traumatologia (IOT) do Hospital das Clínicas da Faculdade de Medicina da Universidade de São Paulo (HC/FMUSP)

Marcelo Tavares de Oliveira
Mestre e Doutor pela Escola Paulista de Medicina – UNIFESP
Preceptor da Clínica de Ortopedia e Traumatologia/Cirurgia da Mão do Hospital do Servidor Público Municipal – HSPM/SP

Márcio Takey Bezuti
Médico Assistente do Grupo de Cirurgia da Mão, Membro Superior e Microcirurgia do HC FMRP-USP
Mestre em Ortopedia e Traumatologia pela FMRP-USP

Marcos Felipe Marcatto de Abreu
Médico Assistente do Grupo de Mão da Universidade Estadual de Campinas (UNICAMP)
Ex-residente do Grupo de Mão e Microcirurgia do IOT/H/FMUSP

Mário Yoshihide Kuwae
Chefe do Grupo de Cirurgia da Mão e Microcirurgia do Hospital das Clínicas da Universidade Federal de Goiás

Mauri Cortez
Mestre e Doutor pela UFPE
Professor Assistente do Serviço de Ortopedia da UFPE
Chefe da Residência Médica do SOS Mão Recife

Milton Bernardes Pignataro
Médico Instrutor de Cirurgia da Mão da Residência Médica em Ortopedia e Traumatologia da Santa Casa de Porto Alegre
Chefe do Serviço de Ortopedia e Traumatologia do Hospital da Brigada Militar de Porto Alegre

Nelson Mattioli Leite
Doutor e Mestre em Medicina pela Escola Paulista de Medicina (UNIFESP) na área de Ortopedia e Traumatologia

Nilton Mazzer
Professor Titular da FMRP-USP

Paulo Henrique Ruschel
Chefe do Grupo de Cirurgia da Mão, Membro Superior e Microcirurgia do Hospital Santa Casa de Porto Alegre

Paulo Randal Pires
Ortopedista
Cirurgião da Mão
Coordenador da Residência Médica em Cirurgia da Mão dos Hospitais Madre Teresa e Maria Amélia Lins (FHEMIG) – Belo Horizonte/MG

Paulo Randal Pires Júnior
Ortopedista
Cirurgião da Mão do Hospital Madre Teresa – Belo Horizonte/MG

Philipe Eduardo Carvalho Maia
Médico Residente de Cirurgia de Mão e Microcirurgia do IOT – RS, Passo Fundo/RS

Rafael Pêgas Praetzel
Médico Assistente do Grupo de Cirurgia da Mão, Membro Superior e Microcirurgia do Hospital Santa Casa de Porto Alegre e Hospital Mãe de Deus

Raimundo Araújo Filho
Médico Residente de Cirurgia de Mão e Microcirurgia do IOT – RS, Passo Fundo/RS

Ricardo Kaempf de Oliveira
Médico Assistente do Grupo de Cirurgia da Mão, Membro Superior e Microcirurgia do Hospital Santa Casa de Porto Alegre e Hospital Mãe de Deus

Ricardo Pereira da Silva
Médico Assistente do Grupo de Cirurgia da Mão e Microcirurgia do Hospital das Clínicas da Universidade Federal de Goiás

Rui Ferreira da Silva
Coordenador de Residência Médica do SOS Mão Recife
Cirurgião da Mão do SOS Mão Recife

Samuel Ribak
Mestre em Ortopedia pela USP
Doutor em Ortopedia pela UNICAMP
Chefe do Grupo de Mão e Microcirugia da PUC-Campinas

Sergio Augusto Machado da Gama
Membro Titular SBCM e SBOT
Mestre em Ortopedia e Trauma HC-FMUSP
Chefe do Grupo de Mão Hospital Geral de Vila Penteado e Assistente do Grupo de Mão da PUC Campinas

Tiago Salati Stangarlin
Membro da Sociedade Brasileira de Ortopedia e Traumatologia
Residente do Serviço de Cirurgia da Mão do IOT/Hospital Municipal São José – Joinville

Valdir Steglich
Mestre em Saúde e Meio Ambiente pela Universidade da Região de Joinville (Univille)
Professor Anatomia e de Ortopedia da Universidade da região de Joinville (Univille)
Chefe do Serviço de Cirurgia da Mão do IOT/Hospital Municipal São José – Joinville
Instrutor do Serviço de Ortopedia e Traumatologia IOT/Hospital Municipal São José – Joinville
Membro da Sociedade Brasileira de Ortopedia e Traumatologia
Membro da Sociedade Brasileira de Cirurgia da Mão

Dedicatória

Dedico este livro aos meus pais, Moisés e Terezinha, pelo exemplo de vida que me deram; à minha esposa Enisa, pela compreensão e companheirismo, e às minhas filhas, Laura e Luisa, para que a determinação em realizar sirva de exemplo.

Com amor...!

Henrique Ayzemberg

Agradecimentos

Agradeço a todos os colaboradores que, apesar de enfrentarem dias atarefados em suas práticas médicas diárias, não mediram esforços para auxiliar na elaboração do módulo de Cirurgia da Mão. Agradeço ainda, a meus colegas do IOT Joinville – Valdir Steglich, Thomas Andreas Huber, José Renato Wilke Freitas, Adriano Mauricio Santos e Gabriel El Kouba Junior – que nas minhas ausências para realizar atividades junto à Comissão de Educação Continuada (CEC), foram solidários no cumprimento das rotinas. Agradeço também aos colegas de CEC, pela oportunidade de dividir suas experiências e pela troca de informações, muito úteis em meu constante aprendizado. Por fim, agradeço especialmente ao Dr. Osvandré Lech e Dr. Flávio Fallopa, pela confiança em mim depositada.

Obrigado!

Henrique Ayzemberg

Prefácio

As patologias e trauma que acometem a mão têm alta incidência e suas sequelas constituem uma das principais causas de afastamento e aposentadoria por invalidez em nosso meio, causando grave problema social e econômico para a Sociedade, paciente e seus familiares.

O tratamento adequado depende do conhecimento da anatomia, patologia e técnicas de tratamento. Muitas vezes o tratamento inadequado na cirurgia inicial, determina o resultado insatisfatório definitivo. Este livro foi escrito por colegas das várias regiões do país, contribuindo na formação do residente e também para o Ortopedista que atende frequentemente o traumatizado da mão. Foram abordados vários temas, com ênfase nas técnicas de tratamento com detalhes de via de acesso, que é muito importante na anatomia cirúrgica da mão.

Foi fundamental para a realização desta obra a dedicação do Henrique Ayzemberg, que se comprometeu em todas as etapas do trabalho e merece o nosso reconhecimento.

Flávio Faloppa

Apresentação da série

Caros colegas,

É com enorme satisfação que nós, da Comissão de Educação Continuada (CEC) da SBOT, apresentamos a série Ortopedia Cirúrgica. Estes livros, produzidos por grandes nomes de nossa especialidade, têm como objetivo principal ser parceiro do ortopedista no aprendizado e ganho de expertise no tratamento cirúrgico especializado de lesões ortopédicas e traumáticas do sistema musculoesquelético.

Para tal, demos ênfase na questão visual, através de vídeos e figuras ilustradas, a fim de facilitar a compreensão e assimilação das técnicas cirúrgicas demonstradas que, acreditamos, será de grande valia para a melhoria do tratamento de nossos pacientes.

Trata-se de livro moderno, todo voltado para o uso da internet, permitindo assim futuras atualizações.

Esperamos que gostem desta nova ferramenta de educação médica em nossa especialidade.

João Maurício Barretto
Presidente da Comissão de Educação Continuada da
Sociedade Brasileira de Ortopedia e Traumatologia

Sumário

Siglas

AAOS - American Academy of Orthopaedic Surgeons
ADPM - Artéria Dorsal do Primeiro Metacarpiano
AINES - Anti-inflamatórios Não Esteroidais
ALP - Abdutor Longo do Polegar
AP - Anteroposterior
ATM - Articulação Trapézio-Metacarpiana
ATP - Artrodese Total do Punho
DISI - Dorsal Intercalary Segment Instability (Instabilidade Segmentar Intercalar Dorsal)
ECP - Extensor Curto do Polegar
ECP - Extensor Curto do Polegar
ELP - Extensor Longo do Polegar
ENMG - Eletroneuromiografia
FRC - Flexor Radial do Carpo
IFD - Articulações Interfalangiana Distal
IFP - Articulação Interfalangiana Proximal
LES - Ligamento Escafossemilunar
LREC - Ligamentos Radioescafocapitato
LRSL - Ligamentos Radiossemilunar Longo
LTC - Ligamento Transverso do Carpo
MF - Metacarpofalangiana
PA - Posteroanterior
RAFI - Redução Aberta e Fixação Interna
RM - Ressonância Magnética
RVCP - Ressecção Videoartroscópica do Cisto de Punho
SNAC - Scaphoid Nonumion Advanced Collapse
STC - Síndrome do Túnel do Carpo
TC - Tomografia Computadorizada
TDQ - Tenossinovite de De Quervain

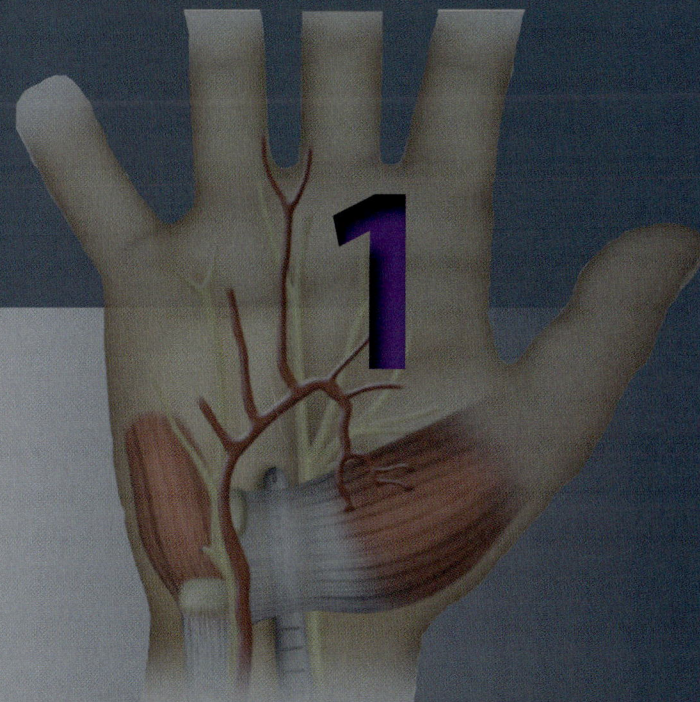

1

Dedo "em martelo" ósseo: técnica de Ishiguro

Sergio Augusto Machado da Gama

INTRODUÇÃO

O dedo "em martelo" é uma lesão muito comum no meio ortopédico decorrente da perda de continuidade do mecanismo extensor terminal, acompanhada ou não de um fragmento ósseo avulsionado da base da falange distal, que impossibilita a extensão da articulação interfalangiana distal (IFD). Acomete principalmente adultos jovens, em geral homens, com frequência, durante a prática esportiva ou recreação. O mecanismo do trauma é uma flexão forçada com o dedo em extensão ou um ferimento corto-contuso com lesão direta do tendão extensor na IFD.

CLASSIFICAÇÃO

Existem várias classificações para o dedo "em martelo". A mais utilizada no nosso meio é a descrita por Albertoni; de fácil memorização divide as lesões em 4 grupos: grupo A formado pelas lesões tendinosas puras sem fratura-avulsão da base dorsal da falange distal, sendo A1 os casos com queda da falange distal menor que 30° e A2 os com queda maior que 30°. O grupo B se caracteriza pela presença de um pequeno fragmento ósseo avulsionado (menor que 1/3 da superfície articular) e também divididos em B1 para as angulações da falange distal menores que 30° e B2 para as maiores que 30°. No grupo C o fragmento ósseo é maior que – da superfície articular sem subluxação (C1) ou com subluxação da IFD (C2); o grupo D representa as lesões fisárias, D1 para as do tipo Salter-Harris I e D2 para as do tipo III.

DIAGNÓSTICO

O quadro clínico se caracteriza pela "queda"da falange distal, dor à palpação e eventual edema no dorso da interfalangiana distal. As radiografias nas incidências de frente e perfil permitem visualizarmos se existe ou não um fragmento ósseo, o tamanho e a quantidade de desvio do mesmo.

TRATAMENTO

Não existe consenso na literatura em relação ao melhor tratamento desta enfermidade.[3] A maioria dos trabalhos na literatura defendem o tratamento conservador para todos os subtipos de dedo "em martelo" com imobilização bloqueando somente a IFD, utilizando para isso uma tala metálica ou de material plástico termo moldável por 6 semanas, seguida de imobilização noturna por mais 2 semanas (Figuras 1-1 e 1-2). Este tipo de tratamento é bem aceito pelos pacientes e em geral traz bons resultados. Por outro lado, muitos autores preferem a abordagem cirúrgica, principalmente nos casos com avulsão óssea com ou sem subluxação, já que consideram difícil a redução e manutenção do fragmento, não admitem o desconforto causado pelo tempo prolongado de imobilização que pode causar rigidez articular da IFD e a possibilidade de isquemia de pele nos casos tratados com hiperextensão da IFD.

Indicações

Nas fraturas intra-articulares em que o fragmento avulsionado dorsal é igual ou maior que 1/3 da superfície articular, com ou sem subluxação da falange distal.

Contraindicações

Nas lesões em que os fragmentos avulsionados são pequenos, em geral, menores que 1/3 da superfície articular, devem ser imobilizados com tala metálica em extensão. Fraturas com mais de 5 semanas de evolução e com subluxação do resto da falange distal, também não devem ser tratadas pela técnica de Ishiguro, nestes casos é necessária a redução aberta para restabelecer a congruência articular.

TÉCNICA DE ISHIGURO

Quando a articulação interfalangeana distal (IFD) é hiperextendida, o fragmento é empurrado e deslocado dorsalmente pela cabeça da falange média enquanto a falange distal pode subluxar volarmente. Ao contrário, a flexão permite que o fragmento se encaixe no local aonde foi avulsionado, melhorando a congruência da superfície articular, além de

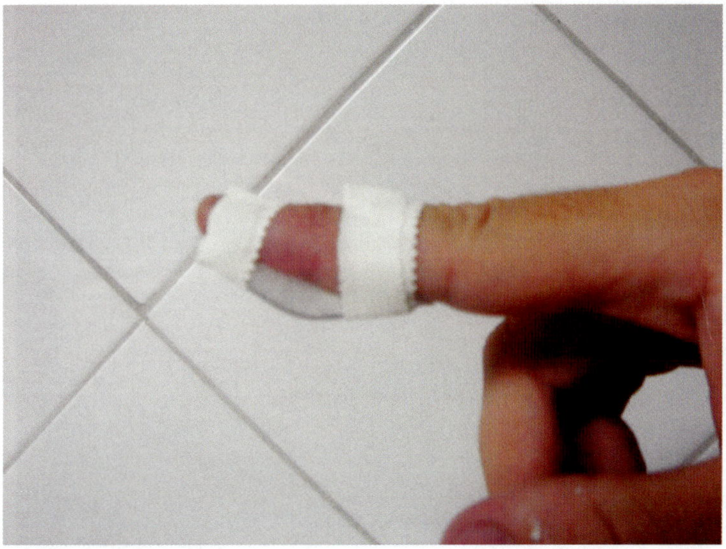

FIGURA 1-1 • Imobilização em extensão da interfalangeana distal.

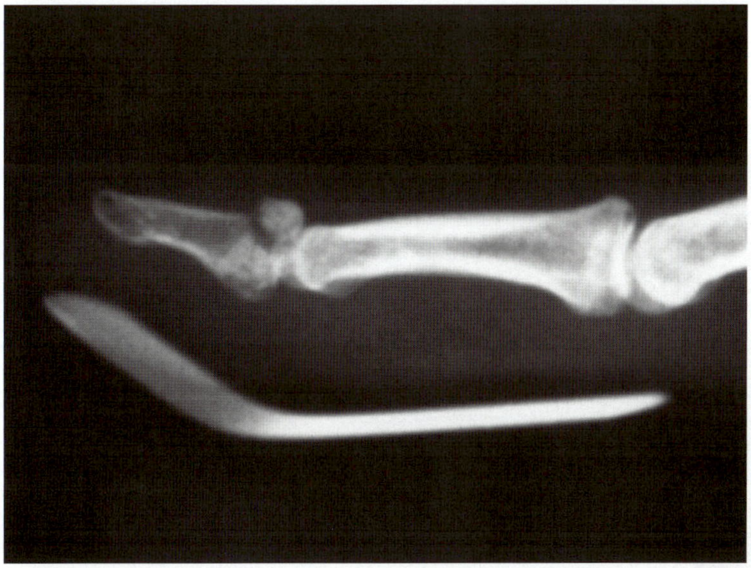

FIGURA 1-2 • Posição do fragmento avulsionado na radiografia de perfil, após a imobilização.

reduzir a subluxação quando presente. Baseado nestas informações, Ishiguro e colaboradores desenvolveram uma nova técnica de redução fechada destas lesões, em 1987.

A técnica utiliza dois fios de Kirschner (K) de 1,2 ou 1,5 mm passados percutâneamente com auxílio de intensificador de imagem e anestesia tipo bloqueio digital, acompanhado de sedação. O primeiro fio de K é passado através do tendão extensor terminal, tangenciando o dorso do fragmento ósseo após flexão passiva máxima da IFD (fio de bloqueio da extensão) e em seguida introduzido na falange média. Realiza-se então uma tração e extensão passiva da falange distal, que reduzirá o fragmento ao seu leito de origem, seguida da passagem do segundo fio de K transarticular bloqueando a IFD, na maioria das vezes, em leve flexão; este fio não deve passar no foco da fratura (Figuras 1-3 e 1-4). Ishiguro afirma que não existe problema se permanecer algum pequeno degrau residual. Se a fratura tiver de 3 a 5 semanas de evolução, uma ponta de agulha inserida através do dorso deverá ser usada para reavivar a superfície entre o fragmento e o resto da falange.

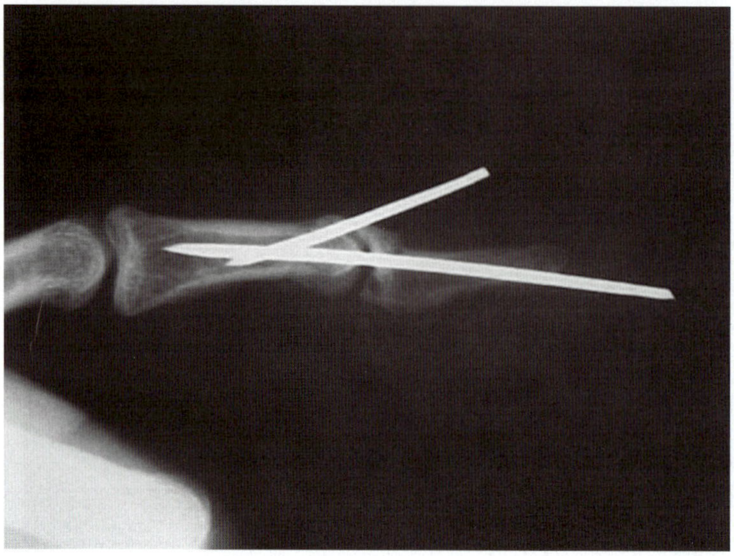

FIGURA 1-3 • Radiografia mostrando a posição dos fios tangenciando dorsalmente o fragmento ósseo e bloqueando a articulação interfalangeana distal.

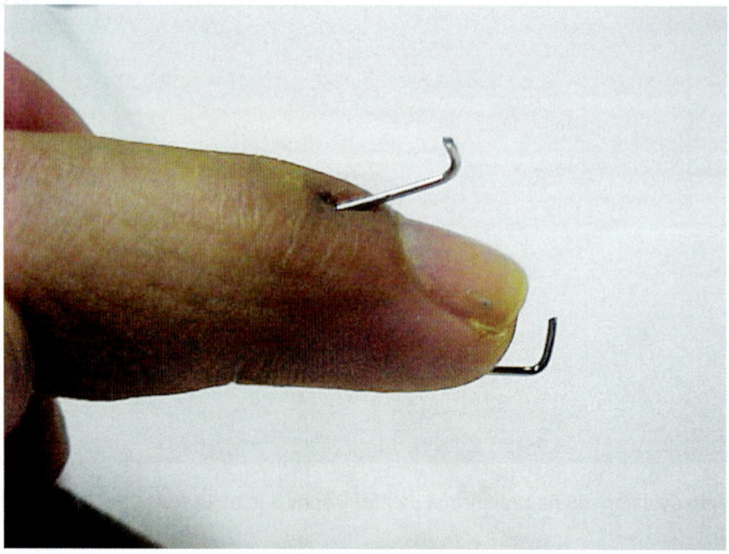

FIGURA 1-4 • Aspecto do dedo após a introdução dos fios percutâneos.

Pós-operatório

Após o procedimento, os pacientes devem ser vistos semanalmente para troca de curativo e substituição da imobilização se necessário. Os fios de K são removidos em ambulatório após 4 semanas quando então deverá ser orientado o início da movimentação ativa da articulação IFD. Um tempo adicional de imobilização com órtese noturna, pode ser indicado nos casos de déficit residual da extensão.

Vantangens

É uma técnica simples, de baixo custo e que proporciona uma boa estabilidade do fragmento ósseo quando comparado à outros métodos. Com isto, o tempo de consolidação é de 4 a 6 semanas. Outra vantagem é que os fios de K não são introduzidos diretamente no fragmento ósseo, o que evita a fragmentação do mesmo. Trabalhos comparativos mostram que o grau médio de flexão e do déficit de extensão foi melhor nos pacientes tratados pela técnica de Ishiguro em relação aos pacientes que se submeteram ao tratamento conservador.

Complicações

Retardo de consolidação, ulceração de pele, infecção no trajeto dos fios, incongruência articular por uma consolidação viciosa (com consequente proeminência óssea dorsal residual), osteoartrose da IFD, deformidade ungueal e rigidez articular que podem estar associados a erros de indicação da técnica ou execução da mesma.

Casos clínicos

CASO 1 – 4º DEDO (Figura 1-5)

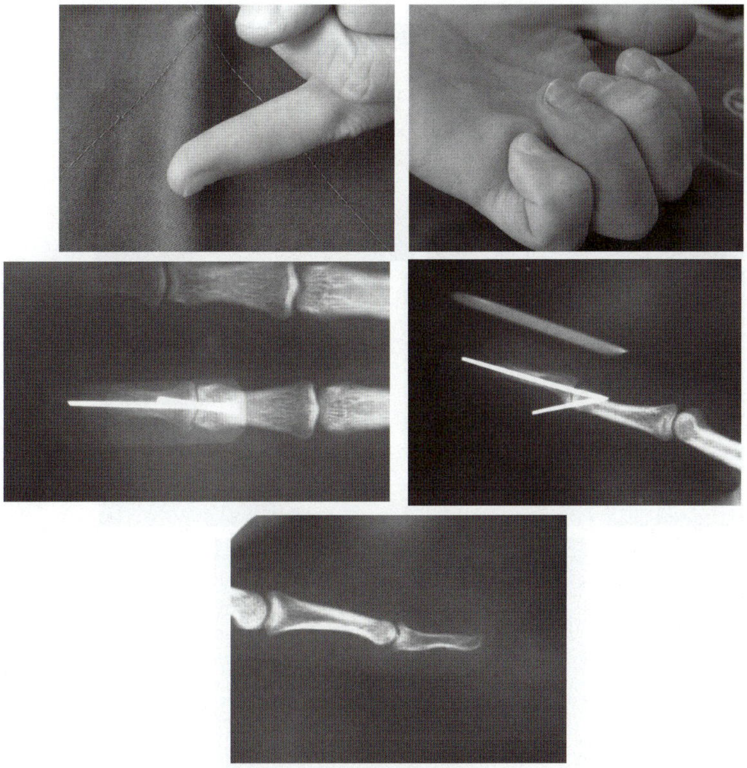

FIGURA 1-5 • Fragmento avulsionado em dedo anular, tratado pela técnica de Ishiguro - resultado final mostrando a consolidação óssea e boa amplitude articular.

CASO 2 – 5º DEDO (Figura 1-6)

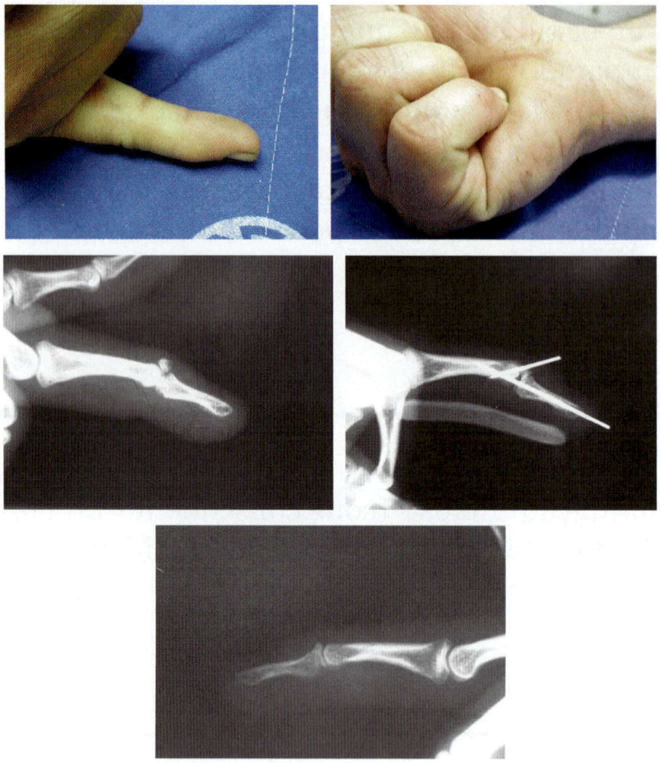

FIGURA 1-6 • Fragmento avulsionado em dedo mínimo evoluindo com consolidação óssea e boa flexão e extensão do dedo.

CASO 3 – 4º DEDO (Figura 1-7)

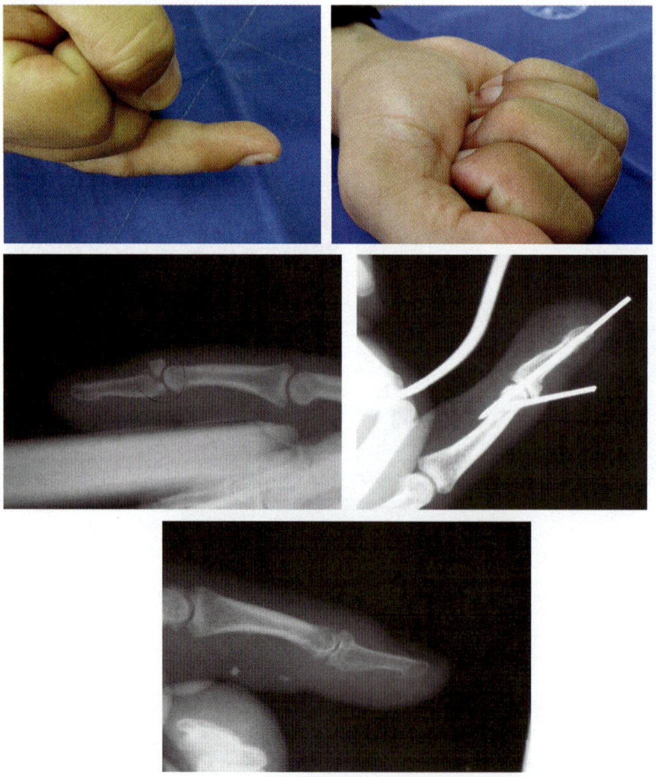

FIGURA 1-7 • Avulsão do fragmento ósseo, fixado e consolidado após algumas semanas, sem limitação dos movimentos da articulação interfalangeana distal.

Referências

Badia A, Riano F. A simple fixation method for unstable bony mallet finger. J Hand Surg.2004 Vol 29 1051-55.

Handoll HHG, Vaghela, MV Interventions for treating mallet finger injuries The Cochrane Database of Systematic Reviews 2009, Issue 2.

Hofmeister EP, Mazurek MT, Shin AY, Bishop AT Extension block pinning for large mallet fractures J Hand Surg 2003, 28, 453-459

Inoue G. Closed reduction of mallet fractures using extension-block Kirschner Wire. J Orthop Trauma 1992; 6 (4): 413-5.

Ishiguro T, Inoue K, Matsubayashi N, Ito Y, Hashizume N. A new method of closed reduction for mallet fractures. Cent Jpn Orthop Traumatol 1988; 9A: 231-37.

Kalainov DM, Hoepfner PE, Hartigan BJ, Genuário j. Nonsurgical treatment of closed, mallet finger. J Hand Surg [Am] 2005, 30, 580-586.

Lubahn JD Mallet finger fractures: A comparison of open and closed technique J Hand Surgery 1989. 14, 394-396.

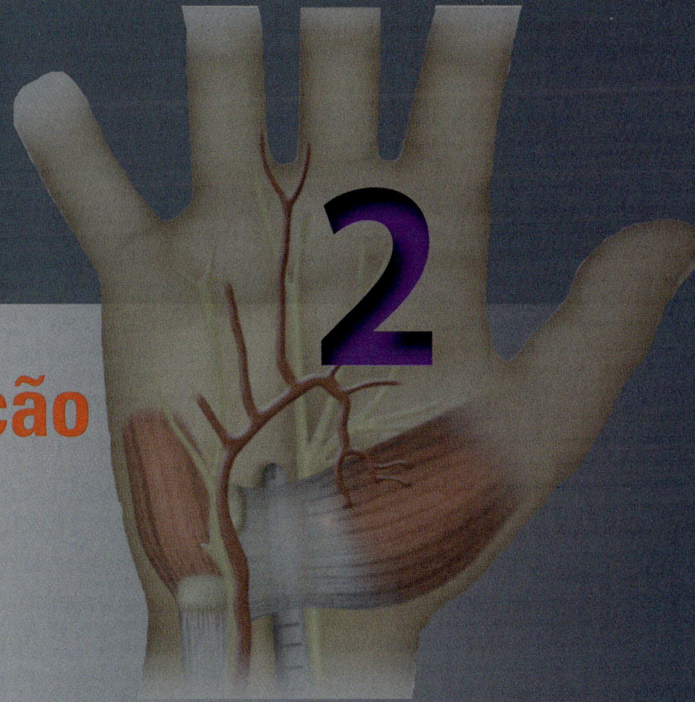

2

Fraturas da articulação interfalangiana proximal

Carlos Eduardo Medina Gonzalez
Samuel Ribak

INTRODUÇÃO

A articulação interfalangiana proximal (IFP) é a mais móvel dos dedos da mão, e seu formato intimamente relacionado com a sua função. Situada entre as articulações interfalangiana distal (IFD) e metacarpofalangiana (MF), se torna a base anatômica funcional do dedo.

Enquanto que a IFD contribui com 15% de movimento para preensão de objetos, a IFP contribui com 85%. Devido a sua configuração geométrica, apresenta, durante a flexão do dedo, associação de supinação do indicador de 9 graus e pronação do dedo anular e mínimo, o que possibilita a convergência destes quando da preensão manual.

Fraturas da articulação IFP são lesões complexas e comuns, causadas por diferentes mecanismos de trauma, e os métodos usuais de tratamento descritos pela literatura como redução aberta e fixação interna, órtese de bloqueio e artroplastia com interposição da placa volar, apresentam índices importantes de disfunção articular, dor persistente, rigidez e artrose degenerativa pós-traumática. Estas complicações repercutem em alto custo econômico por invalidez.

No mecanismo de trauma, a hiperextensão pura pode causar fratura avulsão da base da falange média, embora mais comumente as fraturas luxações ocorram como resultado de carga axial. O tipo da fratura depende do grau de flexão da IFP no momento da aplicação da carga axial.

CLASSIFICAÇÃO

As fraturas da IFP podem ser classificadas em três tipos, de acordo a geometria da fratura da base da falange média:

- **Fraturas marginais palmares (Figura 2-1):** se apresentam mais frequentemente como fraturas luxações da articulação IFP. O trauma em hiperextensão rompe a placa volar em sua inserção distal ou então ocorre avulsão de fragmento ósseo da margem palmar na base da falange média resultando em luxação dorsal da falange média sobre a cabeça da falange proximal.
- **Fraturas marginais dorsais (Figura 2-1)**: ocorrem de forma análoga às palmares, e são menos comuns. A hiperflexão resulta em ruptura do tendão central ou avulsão do fragmento dorsal em sua inserção na base da falange média.
- **Fraturas do pilão (Figura 2-1):** definidas como aquelas nas quais existe alargamento da base da falange média, com as margens corticais palmar e dorsal rotas, e a superfície articular central em cominuição é impactada na metáfise óssea subjacente.

O tipo de fratura relacionado com estabilidade articular é útil na melhor opção de tratamento destas lesões (Tabela 2-1).

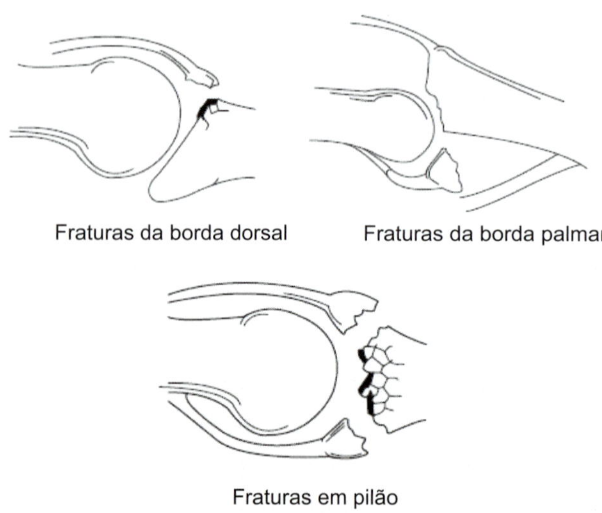

FIGURA 2-1 • Tipos de fraturas.

TABELA 2-1 Classificação das fraturas/luxações de IFP

Tipo de fratura	Estabilidade	Superfície articular (Comprometimento)	Comentários
Marginal palmar	Estável	Menos 30%	Reduz em extensão total
	Tênue	30-50%	Requer < 30° flexão para manter redução
	Instável	30-50% ou > 50%	Requer > 30° flexão para manter redução
Marginal Dorsal	Estável	<50%	Reduz em extensão total
	Instável	Qualquer %	Subluxação palmar/luxação em extensão total
Fraturas do pilão	Instável	100%	Gravemente instável

DIAGNÓSTICO

A anamnese é importante quanto ao tempo de evolução e ao mecanismo da lesão. Na inspeção, observa-se a deformidade, o aumento de volume e a presença de ferimentos. Avalia-se a estabilidade articular de forma ativa e passiva. A estabilidade passiva é avaliada realizando movimentos em varo e em valgo a fim de se testar cada ligamento colateral. Também se aplica força no plano anteroposterior para se testar o suporte ligamentar volar. Para avaliação da estabilidade ativa, solicita-se ao paciente o arco total de movimentos. Sem luxação da articulação IFP, existe estabilidade apesar de ruptura dos ligamentos. Caso contrário, existe rompimento substancial do complexo ligamentar. Radiologicamente realizam-se as incidências de frente e de perfil absolutas. A tomografia avalia melhor a disposição dos fragmentos e a depressão articular.

TRATAMENTO

Os princípios de tratamento são baseados de acordo com a estabilidade da fratura, conforme descrito na Tabela 2-1. Fraturas da base dorsal ou volar estáveis podem ser tratadas **conservadoramente** com imobilização por férulas estáticas ou fixação percutânea com fios de Kirchner (3 a 4 semanas). Em casos de fraturas instáveis, a **redução aberta e** a **fixação interna** é uma opção viável de tratamento quando os fragmentos possibilitam acomodar a fixação. Outra opção de tratamento é o princípio de redução e **mobilidade protegida,** que possibilita amplitude articular restrita a um arco de movimento no qual a articulação consegue ser concentricamente reduzida e estável até que se obtenha a consolidação. Alternativas desse método são as órteses de bloqueio da extensão ou o chamado procedimento de "olecranização articular" descrito por Viegas. Os casos de fraturas cominutivas e instáveis são aqueles que oferecem o maior desafio de tratamento devido a sua complexidade e a resultados insatisfatórios. Todavia não há uma técnica cirúrgica considerada a ideal. As alternativas recaem para as técnicas de tração ou então procedimentos de reconstrução. A artroplastia de interposição, proposta por Eaton e Malerich, consiste em avançar a placa volar ao defeito criado pela fratura fixando no dorso da falange média com sutura tipo *pull-out,* tem produzido complicações a longo prazo, especialmente no tocante à estabilidade articular dos dedos indicador e médio.

Os transplantes vascularizados articulares dos dedos dos pés são reservados a casos excepcionais e em articulações artríticas, a artrodese tem demonstrado ser um procedimento seguro e estável para o controle da dor, embora conduza a perda completa do movimento.

Com relação à técnica de **tração da articulação IFP**, o objetivo é conseguir restabelecer a geometria articular e manter o arco de movimento com o deslizamento concêntrico. Assim, a mobilização precoce ganha destaque, considerada até mais importante do que a redução anatômica da fratura. Seguindo esse princípio, Robertson, em 1946, descreve um sistema estático de tração digital. Contudo, Schenck, em 1986, foi o primeiro na literatura a reportar o uso de tração longitudinal dinâmica e mobilidade ativa como método de tratamento dessas fraturas. Os efeitos favoráveis da distração sobre os ligamentos e a placa volar são significativos ao reduzir, primariamente, os fragmentos restabelecendo a superfície articular, e secundariamente prevenir o colapso e a contratura. A possibilidade de movimento precoce melhora a regeneração da cartilagem e da cicatrização.

Nas últimas décadas, diversos métodos terapêuticos combinando sistemas de fixação e tração longitudinal foram propostos a fim de possibilitar a mobilidade digital ativa precoce e manter efetivamente a redução. Foram desenvolvidos diferentes protótipos: órteses dinâmicas de tração longitudinal transesqueléticas de Schenck, fixadores externos dinâmicos de Hastings e Ernst (1993), Inanami (1993)· Suzuki (1994), Kasparyn e Hotchkiss (1997) e sofisticados aparelhos de mobilidade passiva contínua, possibilitando a obtenção de melhores resultados clínicos, com mínima dor e bom arco de movimentos. No entanto, aparelhos de mobilidade passiva contínua nem sempre estão disponíveis, e a utilização de órteses dinâmicas de tração longitudinal transesquelética envolve a participação tanto do cirurgião da mão quanto do terapeuta no mesmo ato cirúrgico e materiais plásticos termomoldáveis, nem sempre disponíveis na maioria das nossas instituições.

A fixação externa com redução por meio de distração e ligamentotaxia apresenta vantagens biológicas em comparação à redução aberta e à fixação interna. Múltiplas formas de fixação externa dinâmica têm sido descritas, entre as quais a reportada por Suzuki é a mais popular, modificada por Deshmukh a fim de evitar a fricção entre o fio, o osso e a osteólise secundária. Badia *et al.* modificaram este sistema para evitar o uso de ligas, postulando que assim ele seria mas reproduzível. Qualquer que seja o tratamento, os autores concordam na importância da mobilização precoce a fim de nutrir os tecidos lesionados, reparar a cartilagem, evitar fibroses e rigidez articulares.

Estudos biomecânicos de Chinchalker determinam a força de tração necessária para se contrabalançar ao efeito de translação dos movimentos de flexão e extensão da articulação IFP. A distração da cápsula articular e dos ligamentos colaterais por 300 a 400 Gf, se mostraram suficientes para a obtenção da redução efetiva no tratamento dessas fraturas.

Segundo Hastings e Erns o fixador externo ideal deve manter a redução e a congruência articular; proporcionar potencial de distração suficiente para a redução das fraturas articulares por ligamentotaxia, proteger os fragmentos articulares de cargas e forças de compressão excessiva, possibilitar o movimento passivo e ativo imediato e apresentar um desenho que não possa interferir com movimento dos dedos adjacentes.

A articulação IFP possui três planos de movimentos simultâneos sincrônicos nos diferentes graus de amplitude articular: flexoextensão, rotação e adução-abdução. Portanto, o momento biomecânico é alterado nos diferentes graus de amplitude articular assim como a demanda fisiológica de tração-distração (ligamentotaxia). Dessa maneira, o sistema de fixação externa "ideal" deveria acoplar um sistema dinâmico de tração-distração que atenda às exigências dessas variações.

Combinando a aplicação dos princípios de estabilidade, de ligamentotaxia e de mobilidade ativa, os autores desenvolveram e utilizaram um fixador externo articulado dinâmico que atende às variações da demanda fisiológica de tração-distração de acordo com o momento biomecânico nos diferentes graus de amplitude articular, como alternativa terapêutica para o tratamento desse tipo de fraturas.

TRATAMENTO DAS FRATURAS DA IFP COM FIXADOR EXTERNO ARTICULADO DE TRAÇÃO DINÂMICA – TRAD-FIX®

Indicações

Fraturas articulares instáveis da articulação IFP: pode ser utilizado também em casos de fraturas da articulação MF, fraturas expostas associadas a perdas tegumentares.

Benefícios e vantagens

1. Fácil colocação.
2. Desenho exclusivo dotado de trava removível cujo articulador possibilita movimentos de flexoextensão.
3. Pode ser usado como fixador externo convencional até a regressão do edema, momento oportuno para o início da movimentação ativa.
4. Inovador sistema dotado de dispositivo tipo mola que provê ligamentotaxia dentro de parâmetros funcionais e fisiológicos de segurança.

Técnica cirúrgica

Sob anestesia local ou regional, utiliza-se um perfurador pneumático de baixa rotação e pinos de Schanz autoperfurantes de 1,5 mm. Procede-se a instalação percutânea do primeiro pino de Schanz no colo da falange proximal seguido do segundo pino na base da falange média. Complementam-se os pinos e a seguir o fixador externo. Verifica-se a redução da fratura sob intensificador de imagem ou radiografias convencionais (Figuras 2-2 A a C).

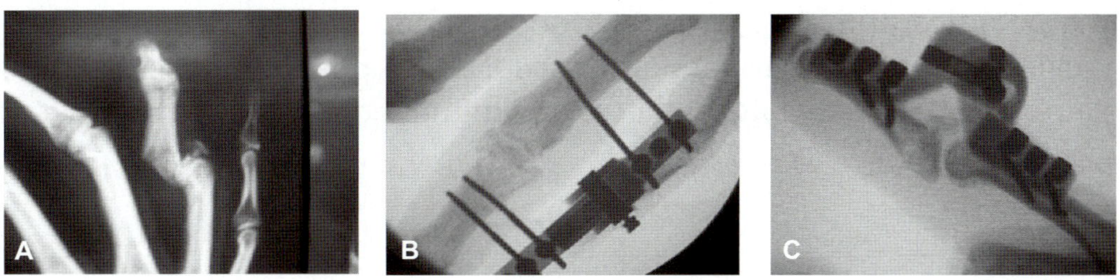

FIGURA 2-2 • Fratura do pilão da IFP do 4º qd. de redução sob radioscopia.

Pós-operatório

Protocolo de reabilitação

Destaca a importância de combate ao edema.

Em repouso, manter as articulações IFP e IFD em extensão e as MF em flexão. Iniciar com mobilidade articular passiva antes da mobilidade ativa e realizar movimentos articulares ativos controlados somente depois do controle do edema.

Sequência do protocolo de reabilitação:

1° – 4° dia pós-operatório (PO): combate ao edema. Manter a mão sempre elevada para evitar o edema. Drenagem linfática digital.

5° – 6º dia sem PO: exercícios de movimentação passiva e ativa controlada (15 repetições a cada hora). Dinamização do fixador externo (retirar a trava do furo superior). O bloqueio do fixador é mantido durante os intervalos dos exercícios e para dormir.

4ª – 6ª semana PO: retirada do fixador externo. Exercícios ativos com a mão livre.

7ª semana: exercícios com bloqueio.

8ª semana: exercícios de fortalecimento

14ª semana: retorno sem restrição às atividades.

Caso clínico

Utilizando este protótipo de fixador externo associado a um programa de reabilitação com movimentos ativos precoces, os autores avaliaram os resultados funcionais e radiológicos obtidos em 20 pacientes tratados, portadores de 20 fraturas digitais articulares instáveis, 12 da IFP e 8 da MF. A idade variou de 22 a 62 anos (média de 32 anos). O tempo de seguimento variou de quatro a 16 meses (média de 7 meses). Lesões tendinosas associadas foram encontradas em seis dedos. Todos os pacientes apresentaram consolidação radiológica das fraturas e ao final do tratamento se encontravam livres de dor. A porcentagem de recuperação funcional, quando comparado o arco de movimento (ROM) da articulação afetada com do dedo contralateral, apresentou 87,5% em 14 pacientes, 82% em 4 pacientes e 74% em 2 pacientes. Como complicações, citamos infecção superficial do trajeto dos pinos em 3 casos, todos resolvidos com antibioticoterapia oral e curativos locais. O método de tratamento preconizado possibilitou o movimento ativo imediato e a recuperação satisfatória da função digital com baixa incidência de complicações (Figura 2-3 A a F).

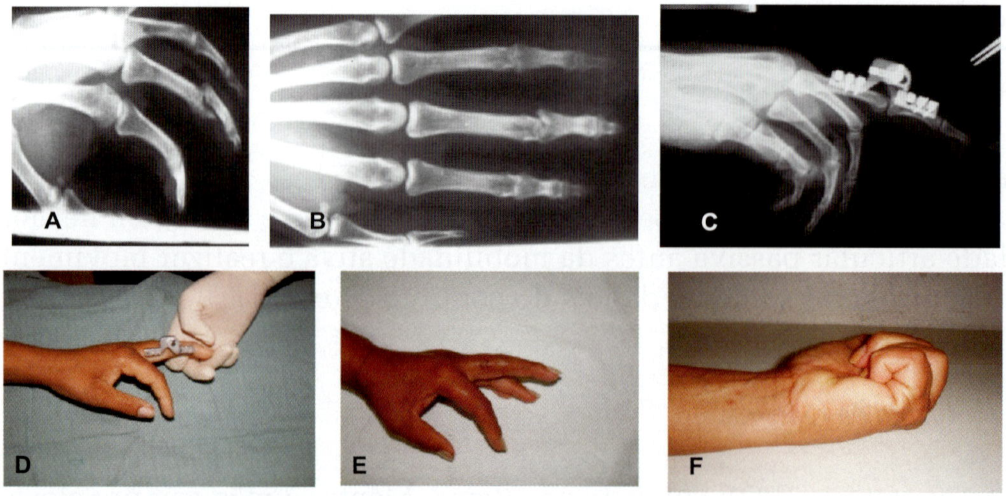

FIGURA 2-3 • Fratura marginal palmar 3º qd. Redução sob radioscopia. Resultado funcional.

Referências

Badia, A, Riano, F, Ravikoff, J, Khouri, R, Gonzalez-Hernandez E, Orbay J. Dynamic intradigital external fixation for proximal interphalangeal joint fracture dislocation. J Hand Surg 2005; 30A:154-60.

Chinchalker, Patterson et al. The management of MCP and IF joint articular fractures using dynamic traction and immediate mobilization. Presented at 48th Annual Meeting of the American Society for Surgery of the Hand, Kansas City, Sept 1993.

Eaton, R, Malerich M. Volar plate arthroplasty of the proximal interphalangeal joint: A review of ten year' experience. J Hand Surg 1980; 5A:260-8.

Hastings, HII., Ernst, JM. Dynamic external fixation for fractures of the proximal interphalangeal joint. *Hand Clin* 1993; 9:659-74.

McElfresh, EC, Dobyns, JH & O'Brien, ET. Management of fracture dislocation of the proximal interphalangeal joints by extension-block splinting. J Bone Joint Surg [Am] 54:1705-10, 1972.

Medina, CE, Ribak, S. Tema livre apresentado no 38º Congresso Brasileiro de Ortopedia y Traumatologia, Fortaleza Ceará, 11 a 14 de novembro de 2006.

Rodriguez, RR, Fernandez JM, Camacho, GJ, Tarazona, VP, Quinzaños, FJ Fractura Luxacion de la Interfalangica proximal. Acta Ortopedica Mexicana 24:252-9, 2010

Schenck, RR The Dinamic Traction Metod Combining Movement and Traction for Intra-Articular Fractures of the Phalanges. Hand Clin 1994;10:187-97

Viegas, SF. Extension-block pinning for proximal interphalangeal joint fracture-dislocation: preliminary report of a new technique. J Hand Surg [Am] 17: 896-901, 1992

Wilson, JN, Rowland, SA Fracture-dislocation of the proximal interphalangeal joint of the finger: treatment by open reduction and internal fixation. J Bone Joint Surg [Am]48:493-502, 1966.

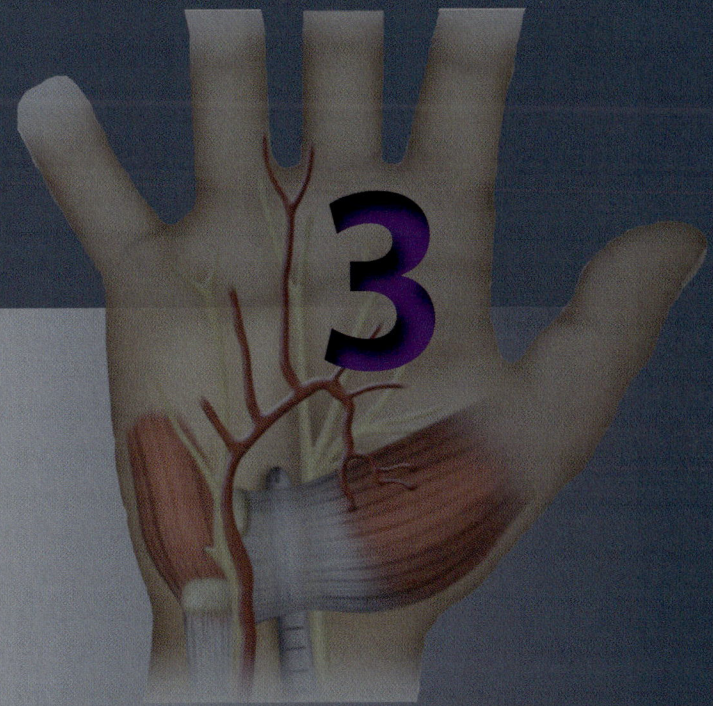

3

Fraturas dos metacarpianos

Nilton Mazzer
Cláudio Henrique Barbieri
Luiz Garcia Mandarano Filho
Márcio Takey Bezuti

INTRODUÇÃO

As fraturas dos metacarpianos estão entre as mais comuns do membro superior, com aproximadamente 10% dos casos. Os raios mais externos da mão (dos 1º e 5º dedos) são os mais acometidos. Sua incidência é maior no gênero masculino e na faixa etária entre os 10 e os 40 anos, período em que a exposição aos traumas esportivos e acidentes de trabalho é especialmente superior.

Não obstante o enorme avanço nas técnicas de osteossíntese e na qualidade dos implantes, principalmente nos últimos 30 anos, a maioria dessas fraturas ainda pode ser satisfatoriamente tratada de maneira não cirúrgica. Isso se deve ao fato de que costumam ser estáveis antes e após as técnicas de redução fechada, evoluindo bem com imobilização protetora e reabilitação precoce.

Na possibilidade de tratamento cirúrgico, deve-se considerar a idade do paciente, sua ocupação, a presença de doenças sistêmicas, os recursos técnicos à disposição do cirurgião, seu treinamento e a aceitação do paciente. Estão entre as indicações de fixação cirúrgica os casos de fraturas irredutíveis por técnicas fechadas, fraturas intra-articulares, fraturas com desvio rotacional, fraturas expostas, fraturas com falha segmentar, associação com politrauma, múltiplas fraturas na mão e casos associados a lesão de partes moles como vasos, tendões, nervos e pele.

Independente do tratamento escolhido, os objetivos são a recuperação rápida e a completa da função da mão. Com a melhora da qualidade dos materiais usados na confecção dos implantes, bem como de seus desenhos e de instrumental auxiliar, o tratamento cirúrgico obteve grande popularidade nos últimos anos. Atualmente, os princípios biomecânicos da fixação interna são mais claros; temos à disposição, além dos implantes de aço, os de titânio, que têm um módulo de elasticidade mais próximo ao do osso e grande número de configurações de placas de baixo perfil para cada tipo de fratura.

CLASSIFICAÇÃO

As fraturas dos metacarpianos, excluindo as do primeiro raio, são divididas em fraturas da cabeça, fraturas do colo, fraturas da diáfise e fraturas da base.

As fraturas da cabeça são pouco frequentes e geralmente intra-articulares. Acometem mais o segundo raio, muito provavelmente pelo fato de estar posicionado na borda da mão e por sua base estar fixada no carpo. Podem se apresentar como fraturas osteocondrais, avulsões ósseas com lesões ligamentares, fraturas em duas partes ocorrendo em diferentes planos (Figura 3-1A e B), fraturas cominuídas (Figura 3-2A e B), fraturas com perda de substância e fraturas por compressão; associadas ou não a luxações metacarpofalangeanas. Estas fraturas podem levar a defeitos articulares que, eventualmente, remodelam com o tempo; ao contrário das articulações que suportam carga, uma articulação metacarpofalageana incongruente pode funcionar satisfatoriamente sem dor.

As fraturas do colo, também conhecidas como fraturas do *boxer*, são muito comuns e geralmente acometem o quarto e o quinto metacarpianos. São raramente observadas em boxeadores profissionais, e muito mais comuns em pessoas que socam um objeto sólido com o punho cerrado, ou seja, com impacto frontal e flexão completa da articulação metacarpofalageana e interfalangeanas proximal e distal. Contudo, o termo fratura do *boxer* já está profundamente integrado na literatura ortopédica. Frequentemente as fraturas do colo apresentam o ápice da deformidade paradorsal em função da cominuição volar do colo promovida pelo impacto dorsal na cabeça do metacarpiano e pela ação da musculatura intrínseca, que atravessa volarmente o eixo de rotação da articulação mantendo a cabeça fletida.

As fraturas da diáfise são separadas em três tipos: transversas, oblíquas (espirais) e cominuídas (Figura 3-3). As transversas são causadas por trauma direto ou por carga axial promovida por meio da cabeça do metacarpiano. Elas geralmente angulam com seu ápice paradorsal e a musculatura intrínseca é a principal força deformante. As oblíquas e as espirais são usualmente resultantes de forças torcionais e podem levar a desvios rotacionais. As cominuídas são normalmente produzidas por trauma direto e podem estar associadas a variados graus de lesão de partes moles.

As fraturas intra-articulares isoladas da base do segundo e do terceiro metacarpianos são raras em função da pequena mobilidade destas articulações. O principal mecanismo de trauma é a queda com o punho fletido. Avulsões da região dorsal da base do segundo e do terceiro metacarpianos podem estar associadas com lesão dos tendões extensores radial curto e longo do carpo. Fraturas intra-articulares da articulação hamatometacarpal são comuns e normalmente associadas com luxação dorsal da base do quinto metacarpiano, em um padrão similar ao que ocorre nas fraturas da base do primeiro metacarpiano. Neste caso, o mecanismo de trauma é uma força longitudinal aplicada pelo eixo do quinto metacarpiano.

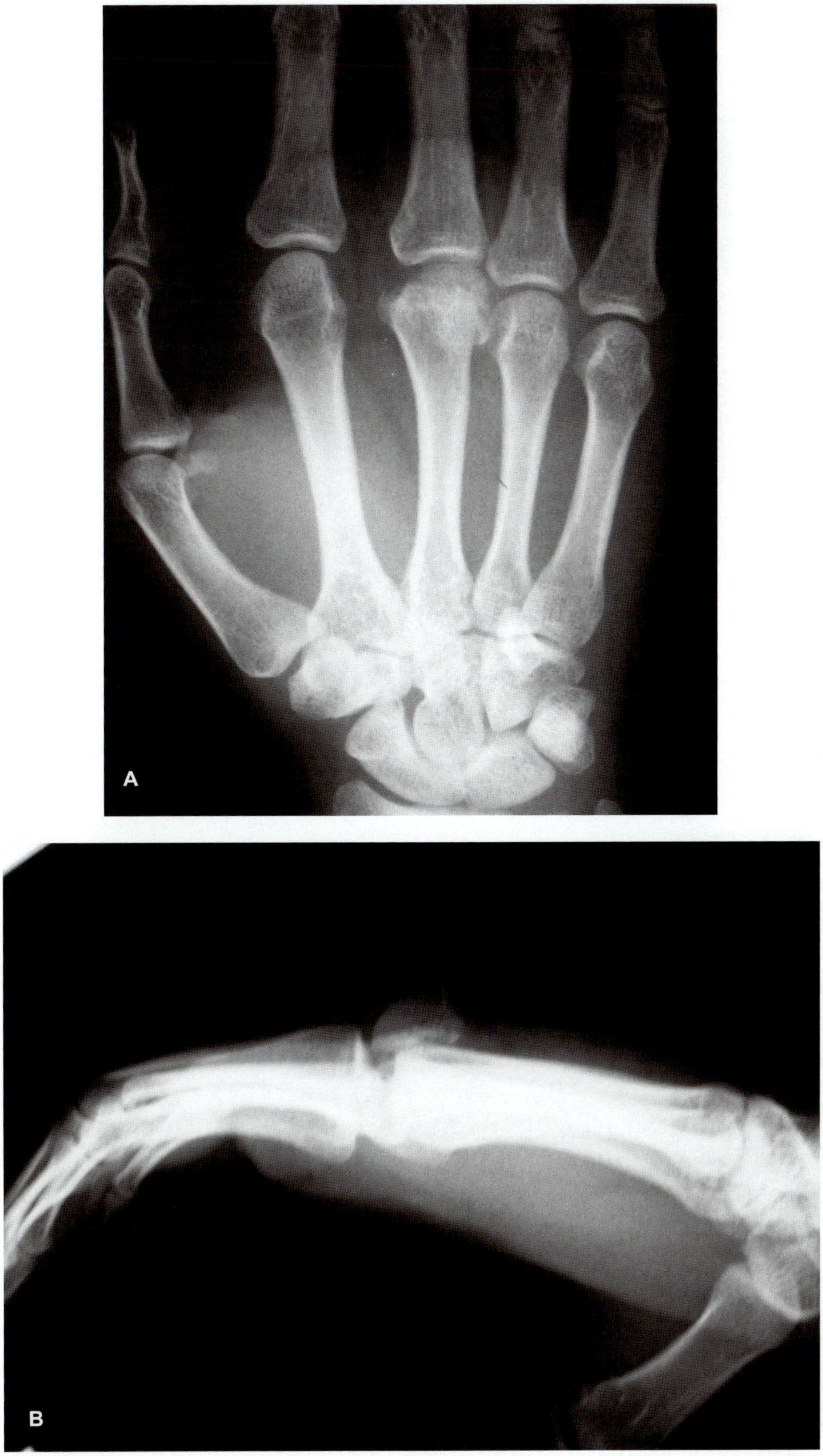

FIGURA 3-1 • A. Fratura em 2 partes da cabeça do 3° metacarpiano (AP). B. Fratura em 2 partes da cabeça do 3° metacarpiano (P).

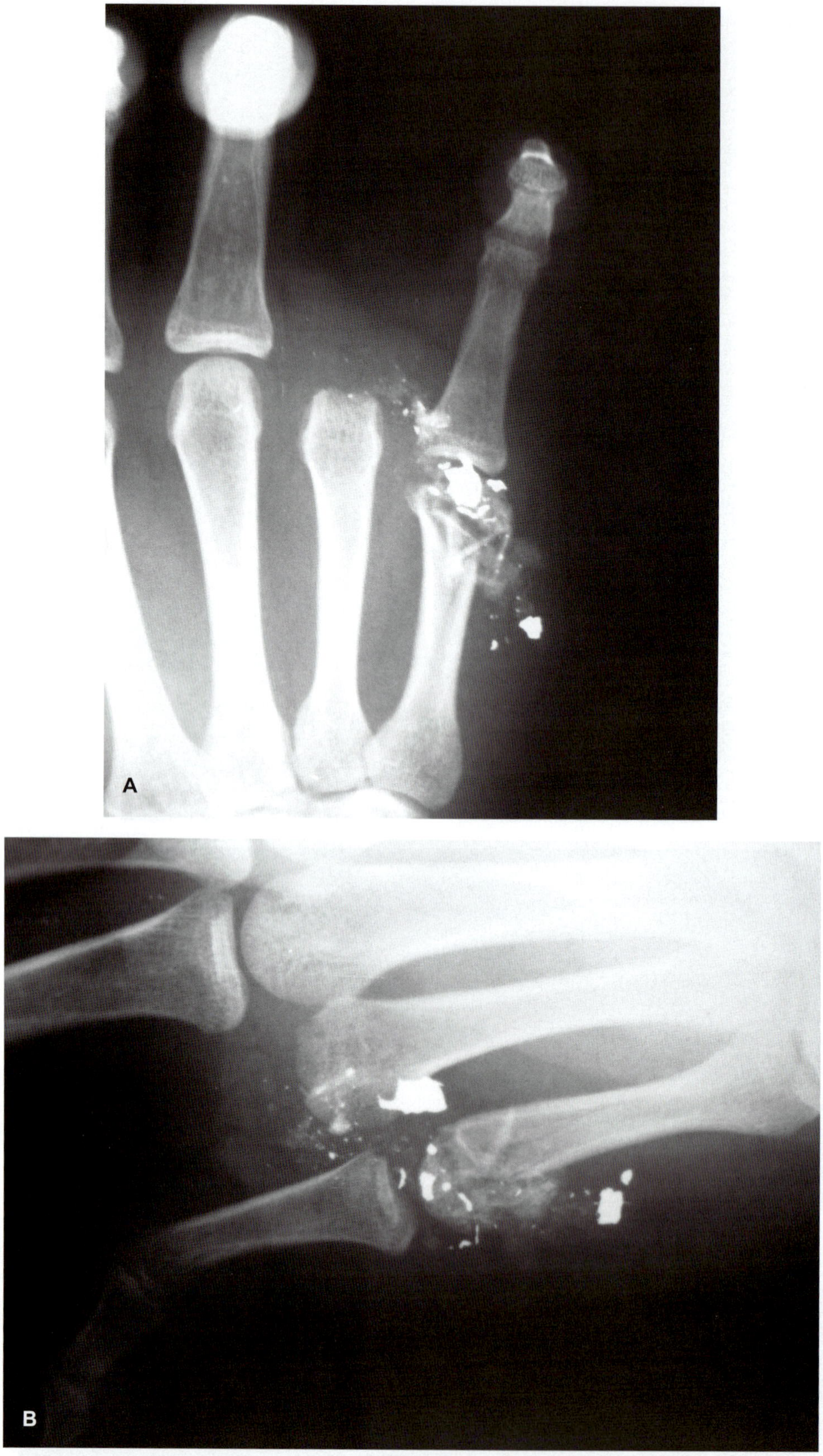

FIGURA 3-2 • A. Fratura cominutiva da cabeça do 5° metacarpiano por projétil de arma de fogo (AP). B. Fratura cominutiva da cabeça do 5° metacarpiano por projétil de arma de fogo (oblíqua).

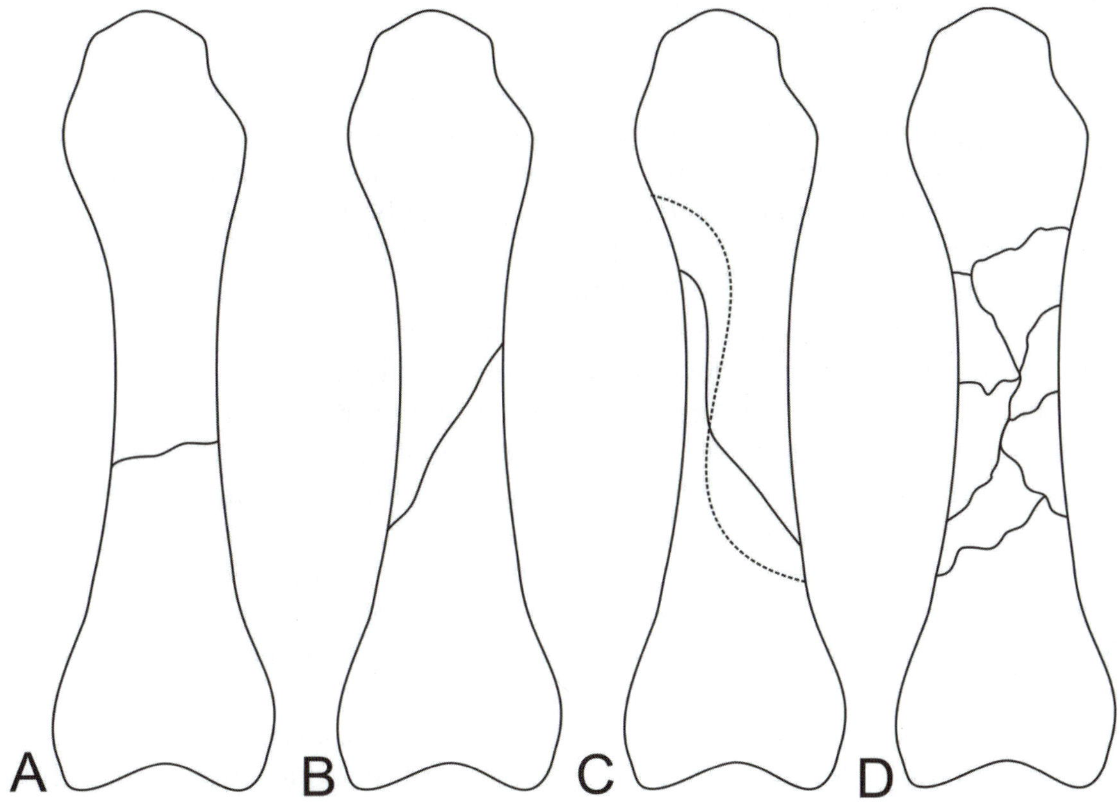

FIGURA 3-3 • Padrões de fraturas da diáfise dos metacarpianos. A. Transvesa. B. Oblíqua. C. Espiral. D. Cominuída.

DIAGNÓSTICO

O diagnóstico dessas fraturas é feito com base no quadro clínico e na história do mecanismo de trauma. Dor, edema e equimose local são achados esperados, assim como incapacidade funcional parcial. Fraturas do colo podem apresentar perda da proeminência da cabeça do metacarpiano. Desvios rotacionais são investigados solicitando ao paciente para fletir as articulações metacarpofalangeanas e interfalangeanas proximais; rotações de 5 graus podem promover a sobreposição completa de dedos adjacentes quando essa manobra é feita.

Na grande maioria dos casos, as radiografias convencionais são suficientes para confirmar a suspeita clínica e propor um plano terapêutico. Elas podem ser feitas nas incidências anteroposterior, em perfil e oblíquas (em pronação e supinação). A incidência em perfil, apesar de apresentar certa dificuldade de interpretação da fratura em função da sobreposição dos metacarpianos, pode auxiliar a mensurar eventual desvio. As fraturas da cabeça dos metacarpianos promovidas por avulsões dos ligamentos colaterais podem ser melhor visualizadas fazendo uso da incidência de Brewerton, com as articulações metacarpofalangeanas fletidas em 65 graus, os dedos estendidos e com a superfície dorsal sobre a mesa e o raios X angulado 15 graus na direção ulnar para radial. A tomografia computadorizada quase nunca é necessária; seu uso se justifica em fraturas articulares para investigar e mensurar eventuais incongruências.

TRATAMENTO

O tratamento das fraturas dos metacarpianos deve ser individualizado. A escolha depende da vários fatores, entre eles a localização (cabeça, colo, diáfise ou base; intra ou extra-articular), a geometria da fratura (transversa, oblíqua ou espiral, cominuída), a deformidade (angular, rotacional, encurtamento), se é fechada ou exposta, se há outras lesões associadas (ósseas ou de partes moles) e a estabilidade da fratura. Fatores relativos aos pacientes também devem ser considerados.

As fraturas da cabeça dos metacarpianos sem desvio e estáveis podem ser tratadas conservadoramente com imobilização por 3 semanas, mantendo a articulação metacarpofalangeana fletida entre 70 e 90 graus. Acompanhamento radiográfico semanal é mandatório para a identificação precoce de perda da redução e para a indicação do tratamento cirúrgico. Fraturas por avulsão ligamentar dos colaterais e as osteocondrais da cabeça com desvio podem ser tratadas com redução aberta e fixação interna (RAFI) com fios de Kirschner (FK) ou parafusos utilizando a técnica de compressão interfragmentária. Do mesmo modo, as fraturas em duas partes com desvio. Nestas duas últimas situações a redução fechada sob fluoroscopia e fixação com FK, apesar de não ser ideal, é possível. As cominuídas são de mais difícil tratamento uma vez que podem cursar com impacção metafisária e perda óssea. Nesses casos, a RAFI pode ser impossível e, como forma alternativa de tratamento, a tração esquelética ou a artroplastia com prótese de silicone devem ser consideradas. A principal complicação das fraturas intra-articulares da cabeça dos metacarpianos é a rigidez, que pode ser resultado de aderências do tendão extensor, de contraturas capsulares ou dos ligamentos colaterais e incongruência articular. A necrose avascular também pode acontecer.

Há grande controvérsia envolvendo o tratamento das fraturas do colo dos metacarpianos. Decidir qual tratamento é mais adequado depende de uma série de fatores, entre eles qual metacarpiano está fraturado, o grau de desvio e a presença de desvio rotacional. A maior mobilidade do quarto e do quinto raios possibilita que eles aceitem desvios maiores que os tolerados no segundo e no terceiro. Vários autores acreditam que um desvio significativo no colo do quinto metacarpiano não compromete a função da mão, aceitando desvios de até 40 graus para o tratamento conservador. Outros recomendam a opção pelo tratamento cirúrgico a partir de 20 graus para o quarto raio e 30 graus para o quinto. Em função da falta de compensação de mobilidade da articulação carpometacarpiana do segundo e terceiro raios, é praticamente consenso que desvios maiores que 10 ou 15 graus para as fraturas do colo desses metacarpianos não devem ser aceitos. A manobra de Jahss é usada para a redução fechada das fraturas do colo do quinto metacarpiano. Ela é realizada fletindo a articulação metacarpofalangeana em 90 graus para relaxar a musculatura intrínseca, que atua na deformidade, e para tensionar os ligamentos colaterais, o que possibilita que a base da falange proximal exerça força no sentido contrário ao da deformidade na cabeça do metacarpiano. Após a manobra, a redução deve ser mantida com imobilização gessada (calha ulnar) na posição *intrinsic-plus*. A redução fechada pode ser seguida da fixação com FK cruzados no sentido do eixo longitudinal do osso ou transversalmente utilizando o metacarpiano adjacente como suporte. A desvantagem desse método é que a estabilidade parcial da fixação faz com que alguma imobilização externa tenha que ser usada. Foucher recomenda uma técnica conhecida como *bouquet* para as fraturas do quinto metacarpiano, em que a fratura é reduzida, orifícios são feitos na metáfise proximal ulnar do metacarpiano e três FK pré-moldados são passados anterogradamente pelo canal medular, pelo foco de fratura, até o osso subcondral na cabeça do metacarpiano. A redução aberta é indicada quando a restauração do desvio para uma angulação aceitável ou a correção do desvio rotacional não obteve sucesso. Podem ser usadas placas em "L", em "T", placas-lâmina minicondilares, banda de tensão ou FK.

As fraturas diafisárias com desvio angular aceitável e sem desvio rotacional podem ser tratadas conservadoramente. A maioria dos autores concordam que não há necessidade de imobilização por tempo maior que 3 a 4 semanas, o que poderia levar à rigidez. A imobilização deve ser feita na posição *intrinsic-plus*, com o punho em extensão de aproximadamente 30 graus, as articulações metacarpofalangeanas em 80 a 90 graus de flexão e as interfalageanas proximais e distais estendidas. Desvios dorsais, característicos das fraturas transversas, costumam ser bem tolerados no quarto e no quinto metacarpianos, mas podem ser causa de proeminência da cabeça na palma causando dor e, também, hiperextensão compensatória da articulação metacarpofalangeana levando à deformidade secundária em pseudogarra. Costuma-se aceitar até 10 graus de desvio dorsal para o segundo e o terceiro raios; e até 20 graus para o quarto e o quinto. Não há concordância sobre quanto de encurtamento pode ser tolerado, geramente até no máximo 5 mm. A redução fechada pode, se necessário, ser seguida por fixação percutânea com FK cruzados, paralelos ao longo eixo do osso utilizando o metacarpiano adjacente como suporte e intramedular anterógrado ou retrógrado. As indicações de redução aberta são: fraturas expostas, múltiplas fraturas (e consequente perda de estabilidade promovida pelos metacarpianos adjacentes), fraturas instáveis ou insatisfatoriamente reduzidas por técnica fechada e desvios rotacionais. Nesses casos, as opções são: FK (em várias disposições), bandas de tensão, parafusos (Figura 3-4), placas e fixação externa.

Não há consenso sobre o tratamento mais adequado para as fraturas da base dos metacarpianos. Via de regra, as da base dos quarto e quinto raios costumam ser instáveis, e a melhor opção é a redução fechada e fixação percutânea com FK ou a redução aberta e osteossíntese com parafusos ou placas.

ACESSO DORSAL PARA REDUÇÃO ABERTA DE FRATURA DIAFISÁRIA DOS METACARPIANOS

Indicações

As indicações para redução aberta das fraturas diafisárias dos metacarpianos muitas vezes são as mesmas daquelas que necessitam de algum tipo de fixação, mesmo após redução fechada. Fraturas com desvio rotacional ou encurtamento maior que 5 mm em que houve falha na tentativa de manter a redução fechada; fraturas instáveis e, portanto, não passíveis de tratamento conservador; fraturas múltiplas dos metacarpianos; fraturas com desvio angular acima dos limites tolerados e politraumatizados. Situações mandatórias de redução aberta podem ser inseridas, tais como: fraturas expostas, fraturas irredutíveis

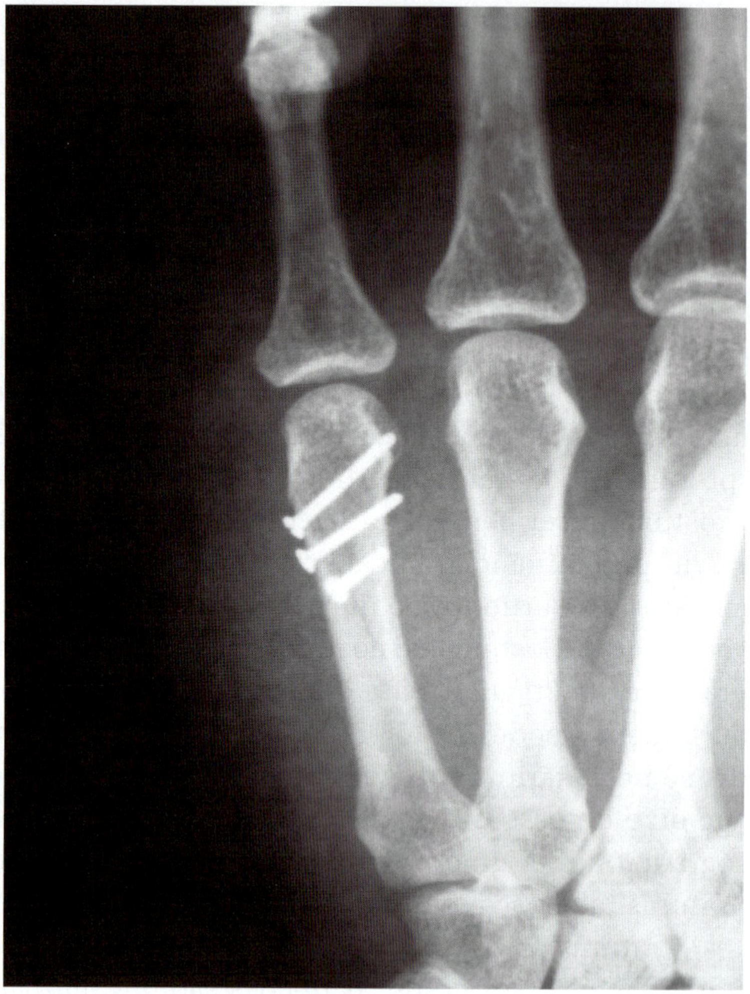

FIGURA 3-4 • Osteossíntese de fratura espiral do 5º metacarpiano com parafusos de tração.

por técnica fechada, quando associadas a lesão de partes moles que necessitem de reparo (nervos, vasos ou tendões), ou quando se deseja fixação estável o suficiente para iniciar reabilitação precoce.

Contraindicações

Não há contraindicação para se utilizar essa técnica. É fundamental indicar o tratamento cirúrgico quando estritamente necessário ou quando se tiver certeza que seu uso superará os resultados funcionais que seriam obtidos com o método conservador. Idade, profissão, comorbidades e opção do paciente devem ser considerados.

Anatomia relacionada

Os metacarpianos formam os limites lateral e medial da mão, o segundo e o terceiro funcionando como uma coluna central rígida e o primeiro, o quarto e o quinto como unidades móveis. A diáfise tem convexidade dorsal e é o lado de tensão, ao passo que a cortical palmar é côncava, é o lado de compressão. As bases dos metacarpianos se articulam com os ossos da fileira distal do carpo. A cabeça dos metacarpianos forma com a base das falanges proximais uma articulação condiloide e esse formato anatômico, combinado com a origem excêntrica dos ligamentos colaterais, faz com que eles estejam tensos em flexão e frouxos em extensão.

Técnica cirúrgica

O paciente é posicionado em decúbito dorsal com uso auxiliar de mesa de mão, que não necessita ser "radiotransparente" já que a redução da fratura é realizada sob visualização direta. A drenagem venosa pode ser gravitacional ou com o uso do Esmarch e o garroteamento ao nível do braço a fim de possibilitar, caso necessário, um tempo cirúrgico maior. A incisão longitudinal pode ser feita lateral ou medialmente em relação ao longo eixo de cada metacarpiano, no caso de fratura isolada, ou entre o segundo e o terceiro ou entre o quarto e o quinto para acesso de ambos os ossos vizinhos.

Cuidado deve ser tomado para preservar os pequenos ramos sensitivos dorsais e o peritendão. O tendão extensor é afastado lateral ou medialmente. Não há necessidade de descolamento excessivo dos interósseos. As extremidades da fratura são expostas subperiostealmente para, então, realizar a curetagem do foco, redução e colocação dos implantes escolhidos na fixação, conforme a configuração da fratura, material disponível e experiência do cirurgião.

Após a retirada do garrote e hemostasia cuidadosa, o fechamento deve ser feito por planos, evitando que os implantes, principalmente no caso de placas, fiquem em contato íntimo com o complexo extensor. Curativo oclusivo e imobilização com punho em discreta extensão e com as articulações metacarpofalangeanas fletidas entre 80 a 90 graus pode ser usado.

Pós-operatório

A imobilização, se usada, pode ser descontinuada em uma semana ou na retirada dos pontos. Caso a estabilidade da fixação seja possível, reabilitação ativa sob supervisão deve ser estimulada e iniciada nas primeiras 48 horas.

Caso clínico

Paciente masculino, 20 anos, praticante de artes marciais, refere dor intensa na mão direita após se defender de tentativa de chute há 1 dia. Refere persistência da dor e incapacidade funcional. Ao exame, apresenta edema e equimose na face ulnar da mão e dor à palpação. Sem alterações de perfusão e sensibilidade. Foram realizadas radiografias em 3 incidências (anteroposterior, perfil e oblíqua) e identificadas fraturas transversas na diáfise do 4º e do 5º metacarpianos (Figura 3-5A, B e C). O tratamento cirúrgico foi

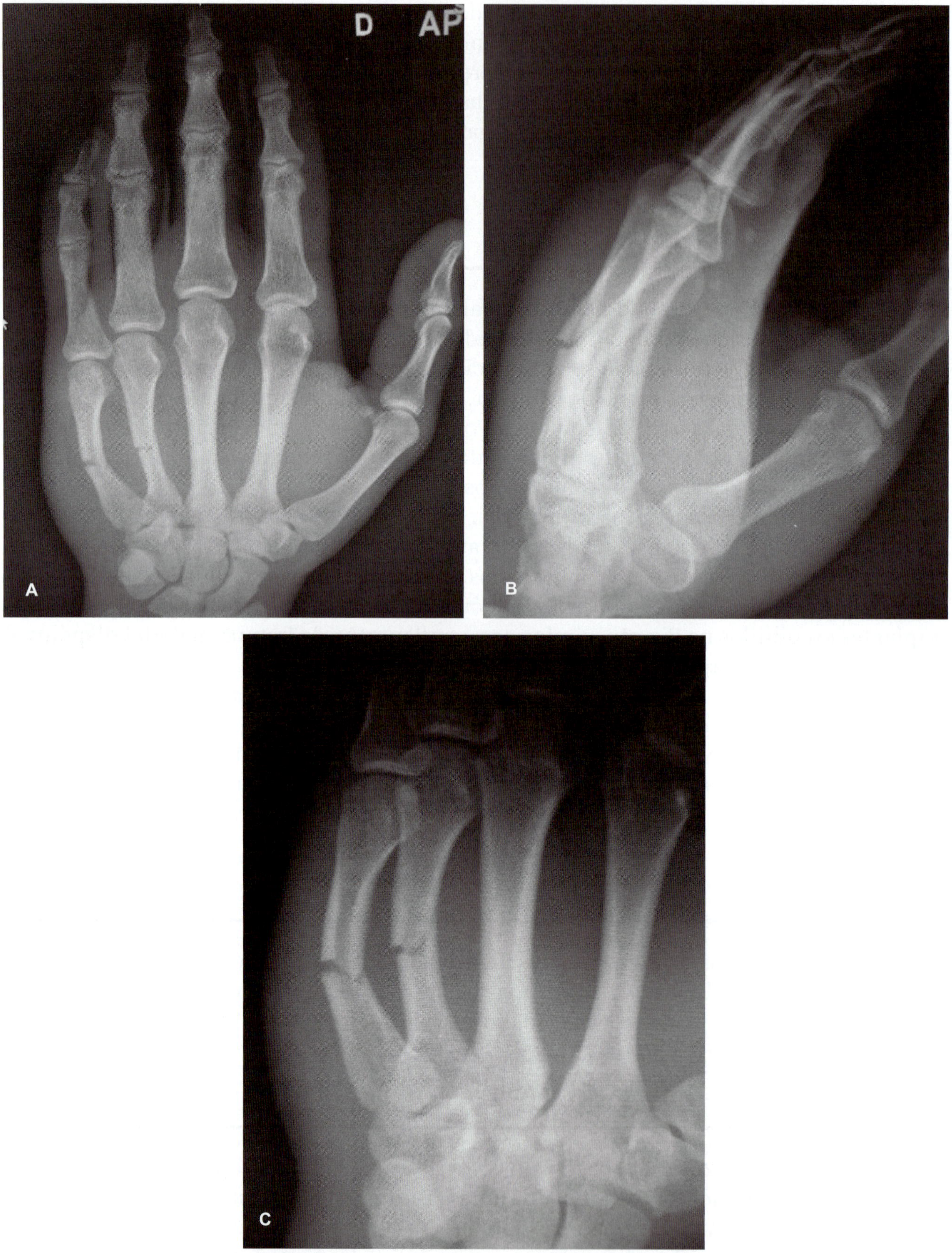

FIGURA 3-5 • A. Fratura diafisária transversa do 4º e do 5º metacarpianos (AP). B. Fratura diafisária transversa do 4º e do 5º metacarpianos (P). C. Fratura diafisária transversa do 4º e do 5º metacarpianos (oblíqua).

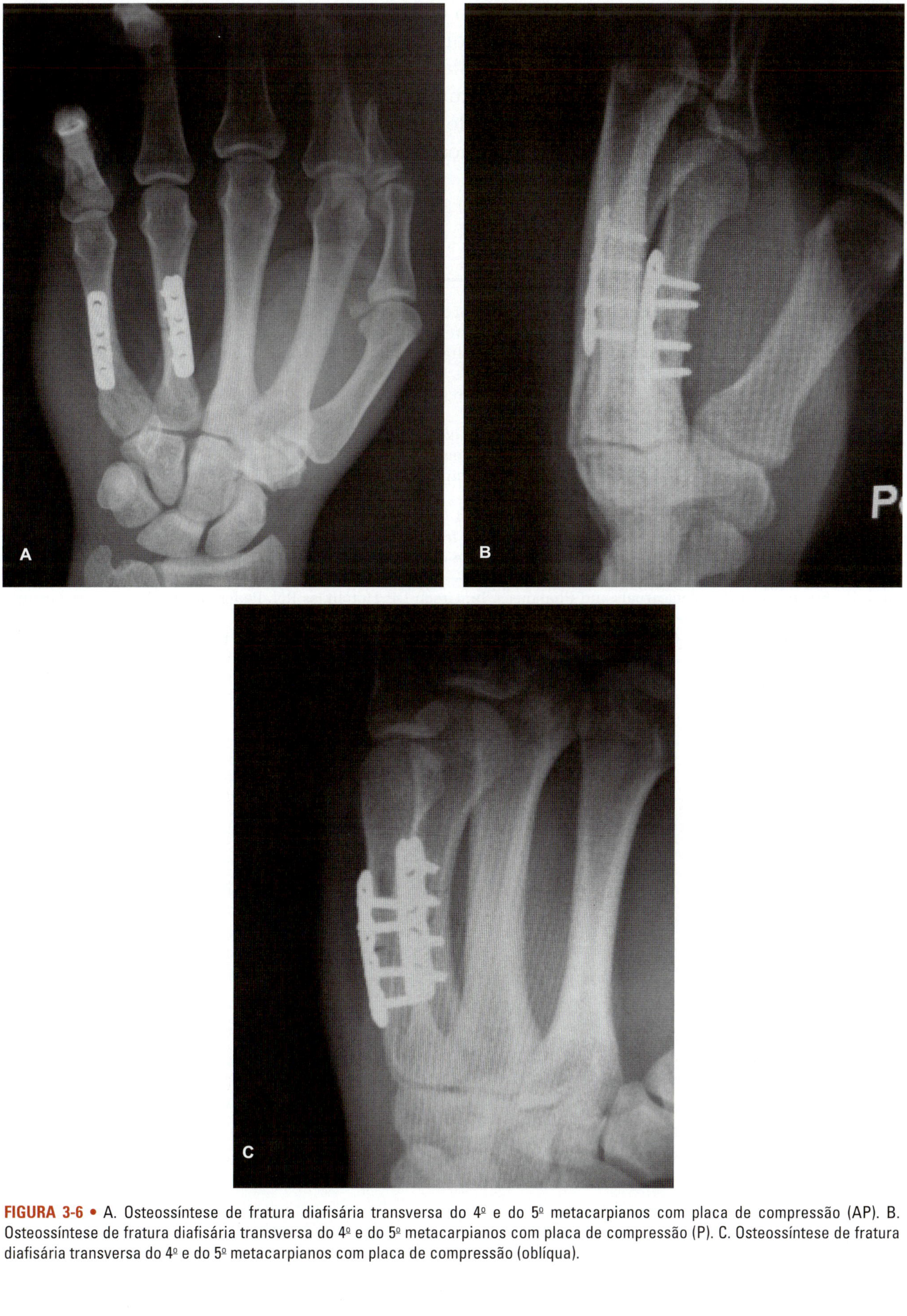

FIGURA 3-6 • A. Osteossíntese de fratura diafisária transversa do 4º e do 5º metacarpianos com placa de compressão (AP). B. Osteossíntese de fratura diafisária transversa do 4º e do 5º metacarpianos com placa de compressão (P). C. Osteossíntese de fratura diafisária transversa do 4º e do 5º metacarpianos com placa de compressão (oblíqua).

a opção em função da falha de manutenção da redução do desvio rotacional do 5º raio pelo tratamento conservador. A indicação foi redução aberta e osteossíntese com o princípio da estabilidade absoluta utilizando placas de compressão para ambas as fraturas (Figura 3-6A, B e C). Não foi utilizada nenhuma imobilização no pós-operatório imediato, porém, não há contraindicação ao uso de órtese para proteção e analgesia durante a primeira semana. A reabilitação fisioterápica teve início no 1º dia após a cirurgia por profissional capacitado para esse fim.

Referências

De Jonge JJ, Kingma J, van der Lei B, Klasen HJ. Fractures of the metacarpals: A retrospective analysis of incidence and aetiology and a review of the English-language literature. Injury 25:365-9, 1994.

Foucher G: "Bouquet" osteosynthesis in metacarpal neck fractures: A series of 66 patients. J Hand Surg [Am] 20:S86-S90, 1995.

Jahss SA. Fractures of the metacarpals: A new method of reduction and immobilization. J Bone Joint Surg 20:178-86, 1938.

Jupiter JB, Ring DC. Metacarpal, shaft-transverse fractures: compression plates. In: Jupiter JB, Ring DC. Hand and Wrist – AO Manual of Fracture Management. New York: Thieme; 2005: 81-4.

Jupiter JB. Mão. In: Rüedi TP, Buckley RE, Moran CG. Princípios AO do tratamento de fraturas. 2ª Edição. Porto Alegre: Artmed; 2007:761-77.

Lane CS. Detecting occult fractures of the metacarpal head. The Brewerton view. J Hand Surg 2:131-3, 1977.

McElfresh EC, Dobyns JH. Intra-articular metacarpal head fractures. *J Hand Surg [Am]* 8:383-93, 1983.

Pun WK, Chow SP, So YC et al. A prospective study on 284 digital fractures of the hand. J Hand Surg [Am] 14:474-81, 1989.

Stern PJ. Fractures of the Metacarpals and Phalanges. In: Green DP, Hotchkiss RN, Pederson WC, Wolfe SW. Green's Operative Hand Surgery – 5th Edition. Philadelphia: Elsevier; 2005: 277-341.

Tsiridis E, Kohls-Gatzoulis J, Schizas C. Avulsion fracture of the extensor carpi radialis brevis insertion. J Hand Surg [Br] 26:596-98, 2001.

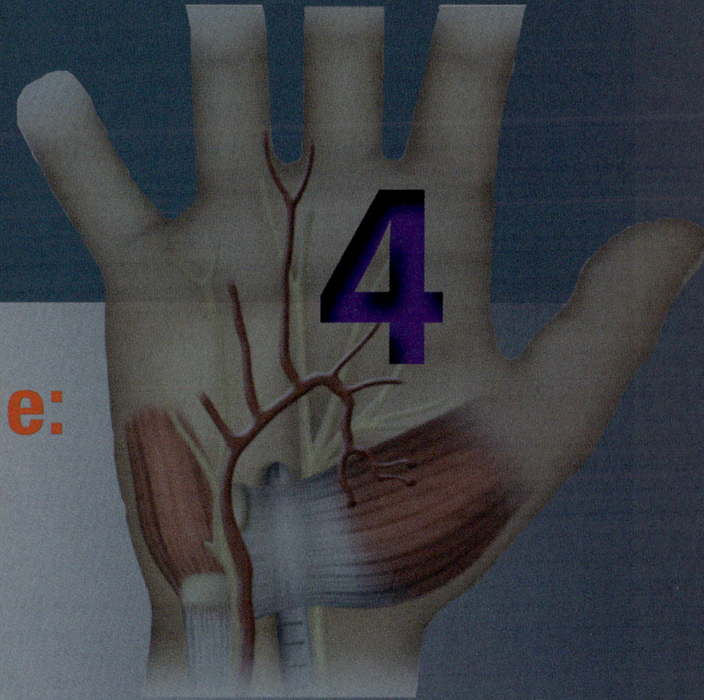

4

Fratura do escafoide: fixação percutânea via volar

Clarissa Pereira Ianoni
Antonio Carlos da Costa

INTRODUÇÃO

O escafoide é o osso mais comumente fraturado no carpo, com uma incidência de até 70%. Geralmente, essas fraturas decorrem de traumas com baixa energia, como lesões esportivas e quedas ao solo com a mão espalmada (Figura 4-1). Existe maior prevalência em indivíduos do sexo masculino, com esta proporção se igualando após a quinta década de vida.

CLASSIFICAÇÃO

Algumas classificações de fratura do escafoide são feitas para que se compreenda a lesão e indicar um tratamento adequado. A classificação de Herbert é a mais utilizada, e também a mais abrangente, baseando-se não apenas no tipo e na localização do traço (Figura 4-2), mas também na estabilidade da lesão e acrescentando a complicação mais comum desse tipo de fratura, que é a pseudoartrose.

DIAGNÓSTICO

O diagnóstico da fratura do escafoide é feito por meio da anamnese, na qual o paciente contará sobre o trauma inicial; do exame físico ortopédico, no qual poderá ser observado edema na mão, dor à palpação da tabaqueira anatômica e durante a pistonagem do polegar e algum déficit de mobilização do punho acometido; e de exames complementares, como radiografias e, em casos de dúvida, a ressonância magnética. As incidências radiográficas que devem ser utilizadas são quatro: posteroanterior e perfil do punho, além das oblíquas.

O diagnóstico deve ser feito o mais breve possível a fim de que o tratamento seja prontamente instituído. Fraturas que não são diagnosticadas até quatro semanas após sua ocorrência têm um risco substancialmente maior de retardo de consolidação e pseudoartrose.

TRATAMENTO

O tratamento para as fraturas do escafoide varia de acordo com a estabilidade e o grau de desvio dessas lesões. Fraturas incompletas, fraturas do tubérculo do escafoide, e mesmo aquelas do terço médio ou distal que são estáveis, sem desvio, são tratadas de modo conservador com imobilização gessada antebraquiopalmar, e bloqueio do polegar por 6 a 8 semanas.

As fraturas do polo proximal, por terem maior risco de pseudoartrose, idealmente devem sempre ser fixadas de modo aberto ou percutâneo.

Já para as fraturas instáveis, com desvio maior do que 1 mm, com perda óssea, cominutas, ou associadas a luxação, preconiza-se a fixação com parafuso de modo aberto ou percutâneo.

Existem diversos métodos de fixação das fraturas do escafoide. Fios de Kirsher, apesar de serem muito conhecidos e de fácil utilização, não possibilitam compressão interfragmentária e exigem imobilização no pós-operatório, além de uma segunda cirurgia para

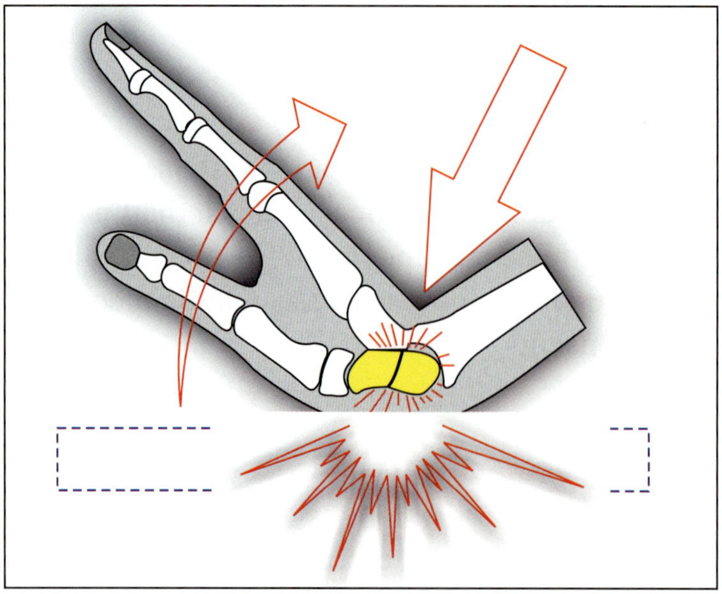

FIGURA 4-1 • Mecanismo de trauma mais comum para fraturas de escafoide.

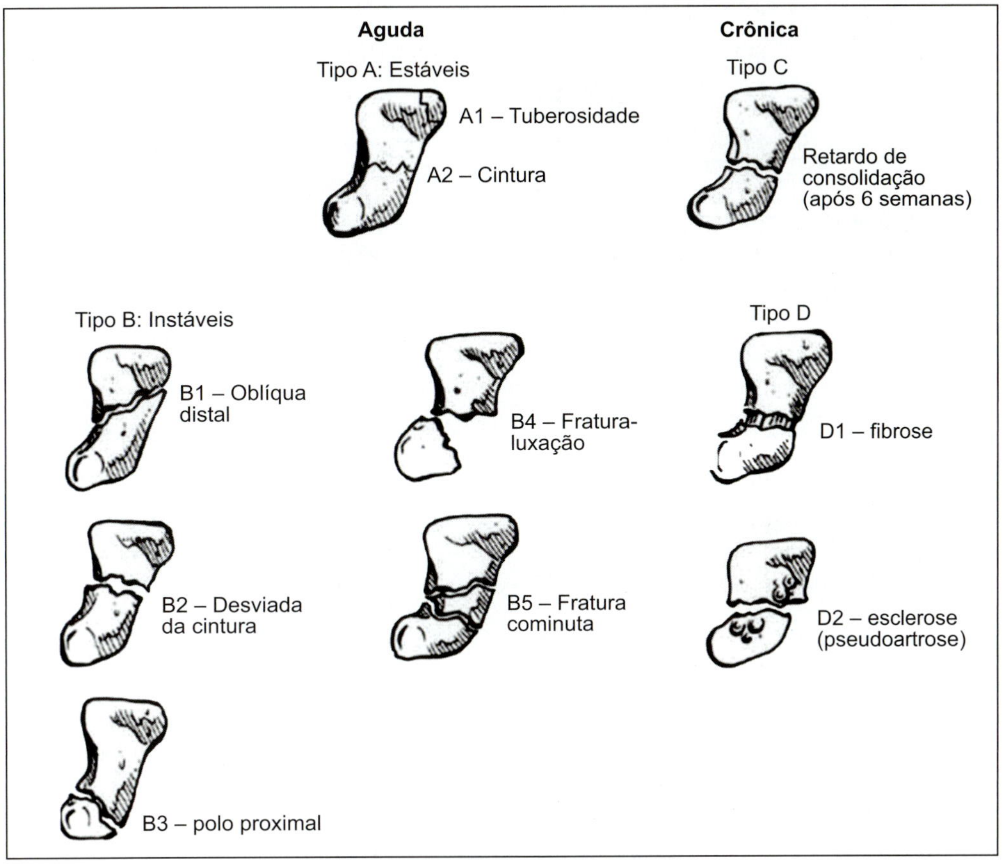

FIGURA 4-2 • Classificação de Herbert para fraturas do escafoide. (De Herbert TJ. The Fractured Scaphoid, St Louis, Quality Medical Publishing, 1990; traduzida.)

sua retirada. As placas são mais usadas em pseudoartroses. Recentemente, alguns trabalhos demonstraram a utilização de placas para o tratamento da pseudoartrose escafoide.

A fixação com parafuso tem se mostrado um método bastante seguro, relativamente fácil de se executar, e com resultados bastante satisfatórios. O uso do parafuso "sem cabeça" foi descrito por Herbert e Fisher em 1984, e revolucionou o tratamento dessas lesões. Este tipo de material foi progredindo e atualmente, existem parafusos canulados autocompressivos que possibilitam fixação interna rígida do escafoide e levam à consolidação óssea em um número substancial de casos. Esse tipo de fixação é executado por via aberta ou de modo percutâneo, com o mínimo de agressão às partes moles. Além disso, a técnica cirúrgica pode ser feita por via volar ou dorsal, dependendo da necessidade.

FIXAÇÃO PERCUTÂNEA DA FRATURA DO ESCAFOIDE (VIA VOLAR)

Indicações

Todas as fraturas do terço médio e algumas do terço proximal do escafoide, instáveis e/ou com desvio inaceitável, podem ser fixadas de modo percutâneo, de distal para proximal (Figuras 4-3 a 4-10).

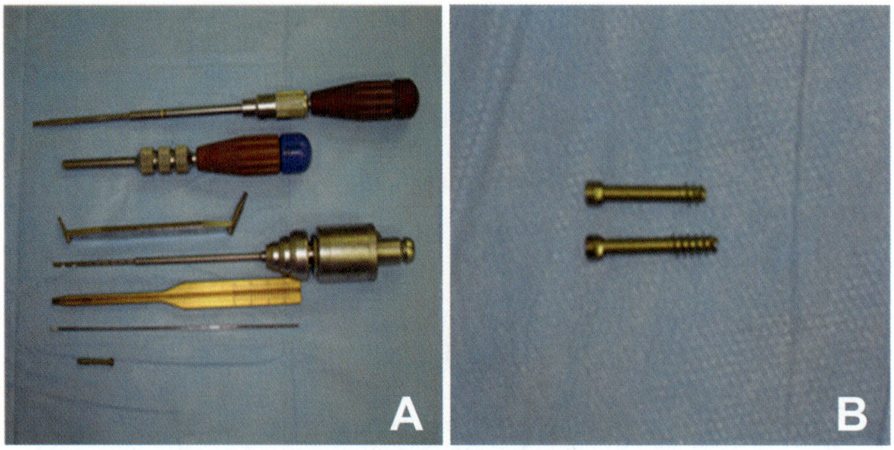

FIGURA 4-3 • A. Material. B. Parafusos HCS (*headless compression screw*).

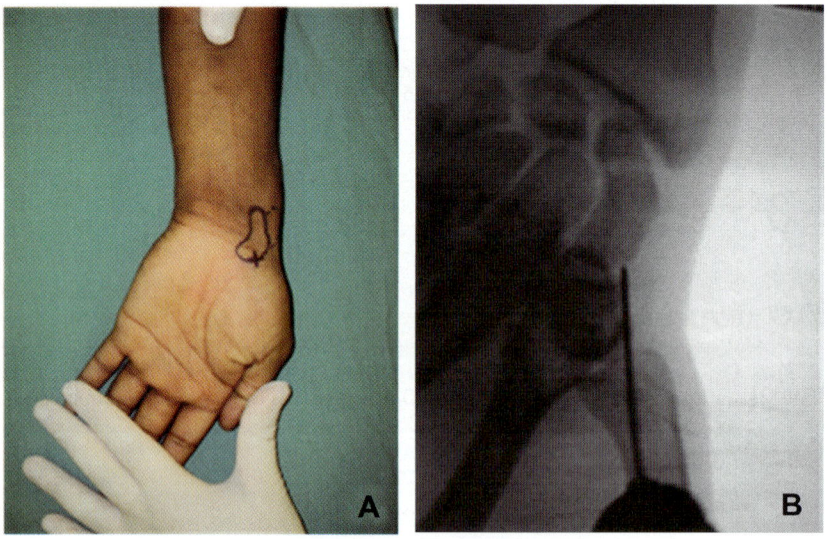

FIGURA 4-4 • A. Marcação do ponto de entrada do parafuso. B. Sob escopia.

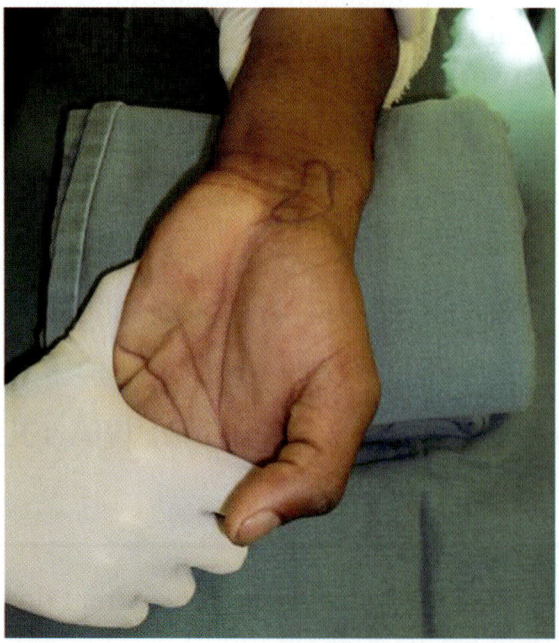

FIGURA 4-5 • Posicionamento do punho para a cirurgia.

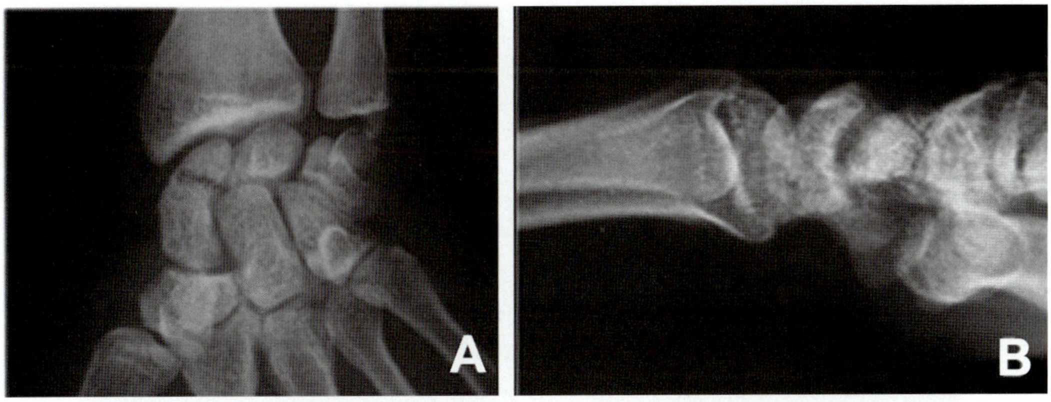

FIGURA 4-6 • A. Imagens radiográficas da fratura do escafoide em AP. B. Perfil.

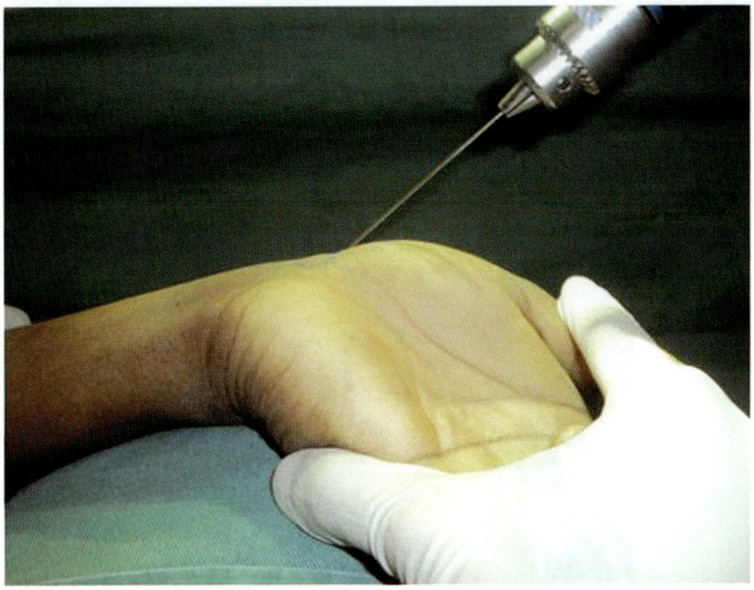

FIGURA 4-7 • Entrada do fio-guia com angulação de 45 graus.

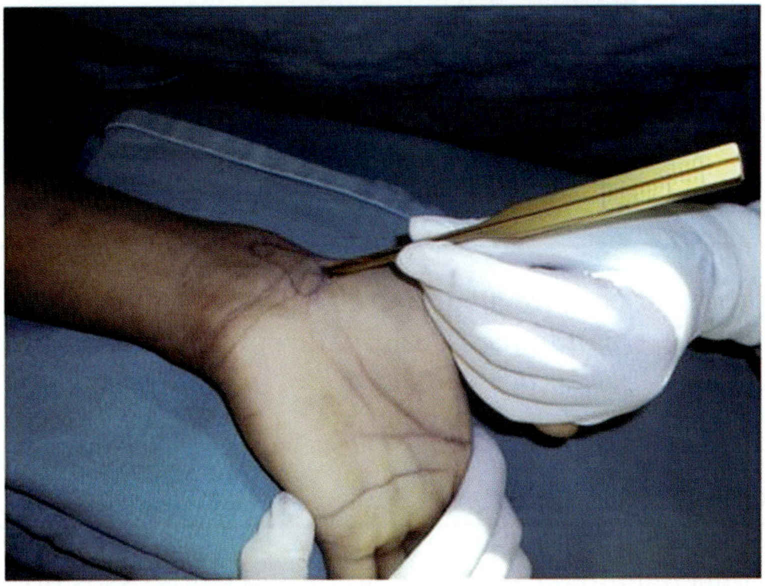

FIGURA 4-8 • Medição do tamanho do parafuso pelo fio-guia.

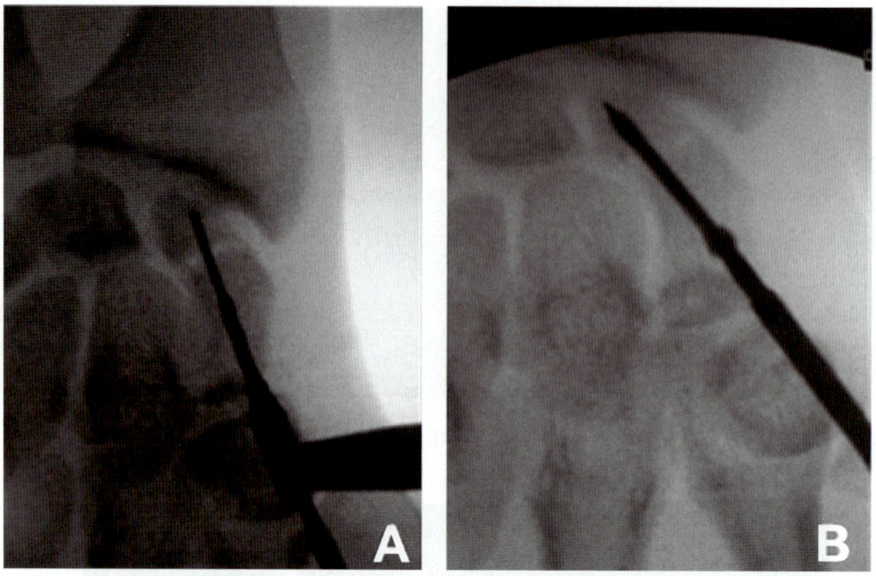

FIGURA 4-9 • A. Broqueamento. B. Passagem do parafuso.

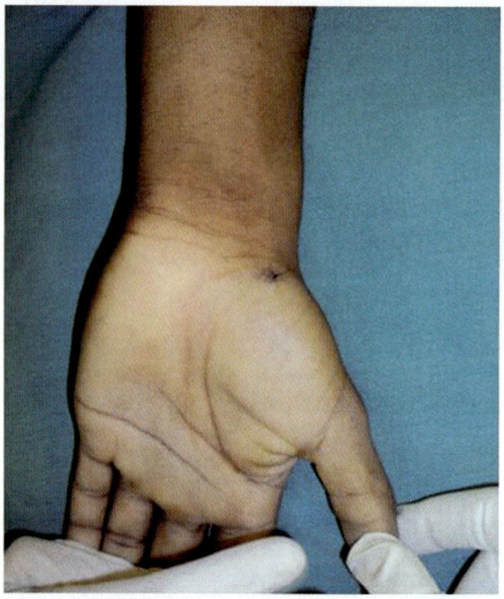

FIGURA 4-10 • Aspecto final da pequena incisão volar.

Contraindicações

Fraturas do polo proximal com fragmento muito pequeno devem ser fixadas via dorsal (de proximal para distal). Quando há deformidade em corcova, ou colapso do escafoide, é preferível que seja feita fixação por via aberta.

Anatomia relacionada

É necessário ter conhecimento da anatomia do punho e dos ossos do carpo para realizar a fixação percutânea. O tubérculo do escafoide pode ser palpado proximalmente à região tênar, quase na prega de flexão do punho, e é o ponto de entrada do parafuso. A posição deste parafuso deve seguir a angulação que o osso se apresenta. Leventhal *et al.* descreveram o ponto de entrada ideal do parafuso para que se aproveite seu maior comprimento longitudinal, 1,7 mm dorsal e 0,2 mm radial ao ápice do tubérculo do escafoide.

Técnica cirúrgica

Para se realizar a fixação percutânea da fratura do escafoide, é necessário uma mesa radiotransparente e aparelho de fluoroscopia.

O paciente é posicionado em decúbito dorsal, com o membro superior acometido abduzido e supinado sobre uma mesa própria para cirurgia de mão. O ponto de entrada do fio-guia é marcado, e o punho deve ser colocado em extensão e desvio dorsal, com ajuda de campos cirúrgicos e do auxiliar da equipe.

Após a introdução do fio-guia na pele, deve-se confirmar o posicionamento dele com a radioscopia. Passa-se o fio-guia com uma angulação de 45 graus no plano coronal e também 45 graus no plano axial, e depois é feita a medição do tamanho do parafuso. Após a medida ter sido confirmada, uma incisão mínima é feita para a passagem da broca. Todos os passos são executados com ajuda da imagem do aparelho de fluoroscopia, confirmando a posição no anteroposterior e no perfil. Após o broqueamento, é passado o parafuso e observada a compressão interfragmentária.

Pós-operatório

Por se tratar de um procedimento minimamente invasivo, e de uma síntese bastante estável, o paciente pode receber alta assim que bem desperto e sem queixas álgicas. É permitida mobilidade precoce, porém não é necessário nenhum tipo de imobilização gessada ou órtese. Deve-se apenas evitar atividades com peso na mão acometida. A fixação percutânea do escafoide possibilita rápida recuperação funcional.

Caso clínico

Paciente do sexo masculino, 26 anos, com história de queda ao solo com a mão espalmada durante uma partida de futebol. Apresentava edema discreto na mão esquerda, e dor à palpação da tabaqueira anatômica.

Após a realização de exames radiográficos, evidenciou-se uma fratura do escafoide esquerdo, do terço proximal, com fragmento grande. Optou-se pela fixação percutânea por via volar, com parafuso do tipo HCS (*headless compression screw*) (Figuras 4-3 a 4-10).

Referências

Arora R, Gschwentner M, Krappinger D et al. Fixation of nondisplaced scaphoid fractures: making treatment cost effective; prospective controlled trial. Arch Orthop Trauma Surg 2007; 127:34-9.

Geissler WB, Slade JF. Fractures of the Carpal Bones. In: Wolfe SW, Hotchkiss RN, Pederson WC, Kozin SH, eds. Green`s Operative Hand Surgery, Sixth Edition - Volume 1. Elsevier; 2011:639-707.
Haddad FS, Goddard NJ. Acute percutaneous scaphoid fixation: a pilot study. J Bone Joint Surg Br 1998; 80:95-9.
Herbert TJ, Fisher WE. Management of the fractured scaphoid using a new bone screw. J Bone Joint Surg [Br] 1984; 66-B:114-23.
Howe LM. Epidemiology of scaphoid fractures in Bergen, Norway, Scand J Plast Reconstr Surg Hand Surg 1999; 33:423-6.
Langhoff O, Andersen JL. Consequences of late immobilization of scaphoid fractures. J Hand Surg [Br] 1988; 13:77-9.
Leventhal EL, Wolfe SW, Walsh EF, Crisco JJ. A Computational Approach to the "Optimal" Screw Axis Location and Orientation in the Scaphoid Bone. J Hand Surg 2009; 34:677-84.
Van Tassel DC, Owens BD, Wolf JM. Incidence estimates and demographics of scaphoid fracture in the U.S. population. J Hand Surg [Am] 2010; 35(8):1242-45.

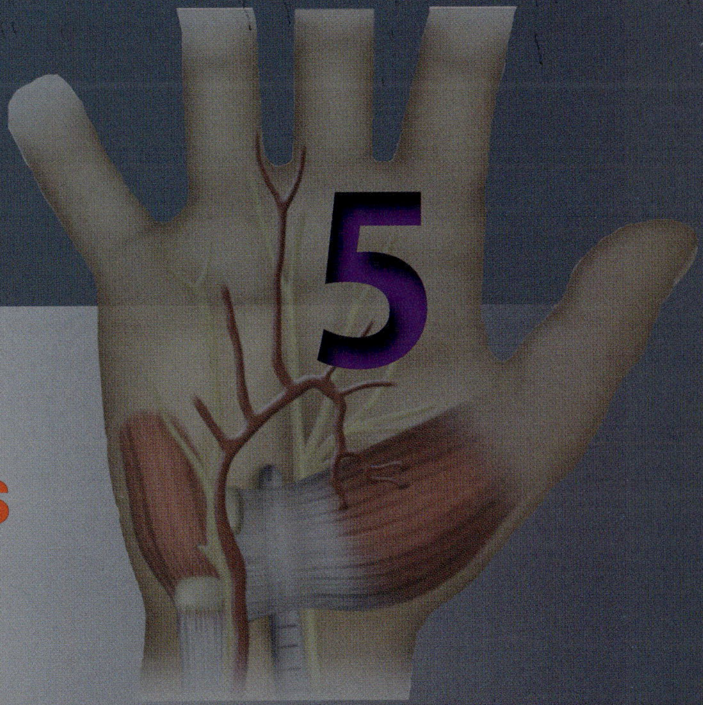

5

Pseudartrose do escafoide: enxertos convencionais

Nelson Mattioli Leite

INTRODUÇÃO

Podemos encontrar pseudartroses do escafoide após fraturas-luxações do carpo ou fraturas sem desvio. Aquelas que ocorrem em fraturas-luxações são mais graves: estão sujeitas a necrose do pólo proximal com maior frequência, têm lesões ligamentares associadas e desenvolvem rigidez articular. Contudo, as pseudartroses que ocorrem nas fraturas sem desvio geralmente são descobertas após novo trauma ou tardiamente quando se instalam as alterações secundárias de osteoartrite na articulação do punho. Portanto, devemos considerá-las situações patológicas diversas que devem ser analisadas separadamente.

O tratamento das pseudartroses do escafoide evoluiu de uma fase em que eram indicadas cirurgias para pacientes com pseudartroses sintomáticas, para uma fase em que o tratamento cirúrgico é a melhor opção, exceto para algumas poucas situações clínicas. Isto se deve ao desenvolvimento de técnicas cirúrgicas e de parafusos mais adequados.

O enfoque neste capítulo será preponderantemente sobre o tratamento cirúrgico das pseudartroses do escafoide com técnicas que utilizam enxertos ósseos não vascularizados, as ditas enxertias convencionais. Os objetivos do tratamento em qualquer técnica escolhida são: corrigir o encurtamento do escafoide, a deformidade em flexão e a pronação do fragmento distal, o desvio dorsal do fragmento proximal e consolidar a pseudartrose.

CLASSIFICAÇÕES

Herbert classificou as fraturas do escafoide de forma geral e inclui nela as pseudartroses: no grupo C os retardes de consolidação e no grupo D as pseudartroses constituídas (Quadro 5-1). Contudo, em termos práticos, para o tratamento de pseudartroses a visão deve ser mais profunda. As pseudartroses devem ser analisadas sob o aspecto anatômico, grau de deformidade, grau de osteoartrite degenerativa, quanto à presença de necrose.

QUADRO 5-1 Classificação de Herbert

Tipo A:
A1- fraturas da tuberosidade
A2- fratura incompleta através da cintura
Tipo B: (fraturas agudas – < 6 semanas)
B1- fratura distal oblíqua
B2- fratura completa na cintura (colo)
B3- fratura do pólo proximal
B4- fratura-luxação transescafoperilunar do carpo
Tipo C:
C1- retarde de consolidação
Tipo D: (não consolidadas > de 6 semanas)
D1- pseudartrose fibrosa
D2- pseudartrose (deformidade inicial)
D3- pseudartrose esclerótica (deformidade avançada)
Classificação de Herbert — Esta classificação foi originalmente publicada por Herbert & Fisher (1984)[10] e teve acréscimo dos tipos descritos como D3 e D4 na publicação de Filan & Herbert (1996)[7]. O tipo C dessa classificação é questionado, pois localiza-se em um limbo entre as fraturas agudas e as pseudartroses .

A classificação anatômica localiza as pseudartroses no terço proximal, no médio ou no distal.

Quanto à deformidade, são classificadas em pseudartroses sem desvio e com desvio. As sem desvio são estáveis e com mínima absorção óssea no foco fraturário. As com desvio são divididas em Grupo I – com encurtamento, pronação do fragmento distal, mas sem desvio rotacional do pólo proximal, e Grupo II – as pseudartroses que têm desvio dorsal do fragmento proximal.

Quanto à presença de osteoartrite (OA) elas são sem OA e com OA.

As pseudartroses com OA apresentam graus evolutivos e podem ser divididas em tipo I – estiloide do radioescafoide, tipo II – soma-se às alterações do tipo I a artrose entre o capitato e o escafoide e, na sequência tipo III, soma-se às alterações anteriores a degeneração da articulação entre o capitato e o semilunar.

Cooney propôs uma classificação específica para as pseudartroses e para o estágio da artrose secundária a ela, e denominou SNAC (Scaphoid Nonumion Advanced Collapse) (Quadro 5-2 e Figura 5-1).

QUADRO 5-2 Classificação de Cooney – SNAC – *Scaphid Nonunion Advanced Collapse*

SNAC I – OA entre o estiloide radial e o escafoide (estiloide-fragmento distal)
SNAC II – OA radioescafoide + OA escafoidecapitato
SNAC III – OA escafoide-capitato-semilunar
Cooney descreveu esta classificação para a evolução da osteoartrose (OA) em pacientes com pseudartrose do escafoide[3].

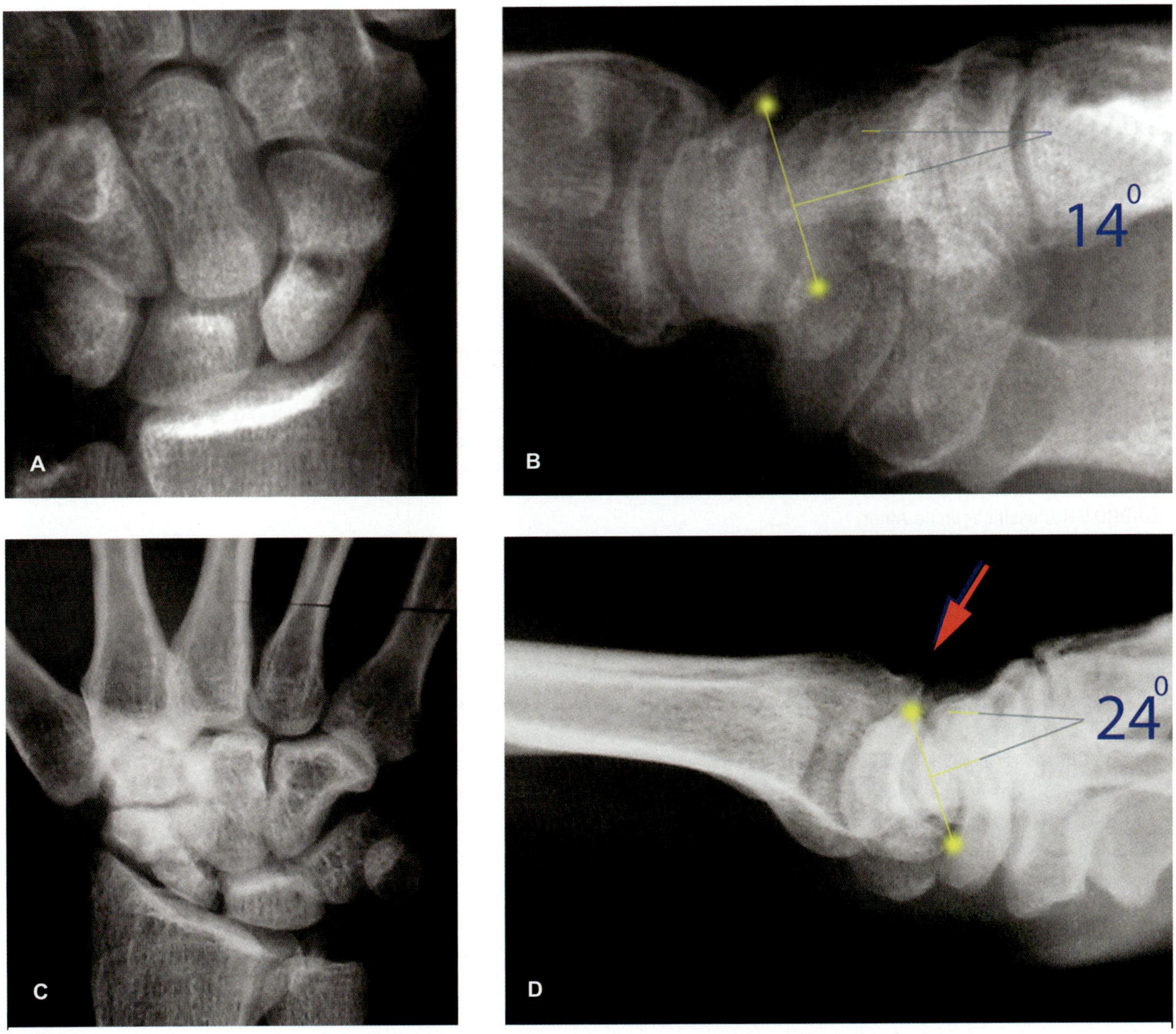

FIGURA 5-1 • Fotografias de exames radiográficos dos punhos de pacientes com pseudartrose do escafoide. Elas são apresentadas para demonstração dos aspectos da evolução da osteoartrite (OA) pós-traumática do punho, cuja gravidade está relacionada com o tempo de lesão. Este tempo foi estimado pela história de acidentes dos pacientes. Vemos em (A) a foto de uma incidência posteroanterior (PA) do punho esquerdo (E) de um paciente, em que se observa a presença de pseudartrose do escafoide, mas sem sinais de OA. O tempo estimado de lesão foi de 10 meses. Na imagem, há sinais radiográficos de absorção óssea no foco de pseudartrose, que ocorre por desuso e atrito entre os fragmentos. Observa-se em (B) uma foto da incidência de perfil do mesmo exame, em que há desvio dorsal do semilunar em 14 graus. O fragmento proximal do escafoide o acompanhou e este desvio dorsal contribui à formação da imagem de absorção óssea no foco de pseudartrose vista em (A). Nas fotos (C) e (D) observamos as imagens em PA e P do punho direito de outro paciente, o qual tem pseudartrose do escafoide, cujo tempo estimado de sua origem é de 8 anos. Nelas se observa artrose acometendo o dorso da estiloide radial, que aos movimentos se choca contra o fragmento distal do escafoide. Há um osteofito dorsolateral no rádio que é visto na incidência de perfil (D). A medida do ângulo entre o eixo do rádio e o eixo do semilunar é de 24 graus.

Watson já havia estudado o assunto osteoartrose do punho de forma abrangente e propôs uma classificação que estadia a OA do punho em dissociações escafoidesemilunar e pseudartroses, que denominou SLAC (Scapho Lunate Advanced Collapse) (Quadro 5-3).

Quanto à presença de necrose do fragmento proximal, são classificadas em pseudartroses sem necrose e com necrose. As com necrose podem ser divididas pelas imagens de ressonância magnética em necroses totais ou necroses parciais. Nestas últimas, observamos cortes de imagem com osso necrótico na parte ventral do pólo proximal e osso vital junto à parte dorsal deste fragmento, por onde penetram os vasos.

Alnot propôs uma classificação abrangente que engloba todos estes aspectos, contudo ficou muito complexa (Quadro 5-4).

Além disso, encontramos outra classificação, proposta por Mack e Lichtman, que busca enquadrar a maioria das situações que envolvem a pseudartrose do escafoide (Quadro 5-5).

QUADRO 5-3 Classificação de Watson

Estágio I – OA radioescafoide

Estágio II – OA adicional semilunar-capitato e com menor frequência escafoide-trapézio-trapezoide

Estágio III – OA rádio-semilunar

Watson & Ballet (1984) após observarem mais de 200 exames radiográficos de pacientes com osteoartrose do carpo, notaram características evolutivas. Descreveram uma classificação sobre a evolução da osteoartrose (OA) em punhos que apresentem lesão ligamentar escafoide-semilunar e também nas pseudartroses do escafoide [27].

QUADRO 5-4 Classificação de Alnot

Estágio I – Pseudartrose linear, estável, sem modificação da forma do escafoide, sem instabilidade carpiana (estimativa – 6 a 8 meses de evolução).

Estágio II – Há absorção óssea e presença de geodos, com aumento da mobilidade do foco de pseudartrose, fatos que a distinguem do estágio I, e são divididas em:

- **I A** – PAE estável, presença de geodos, absorção óssea, sem desalinhamento dos eixos do carpo;
- **II B** – PAE móvel, geodos, absorção óssea com desalinhamento (DISI) e uma osteoartrite pós-traumática inicial radioescafoide (afilamento do estiloide radial).

Estágio III – há um desalinhamento do carpo que agrava a osteoartrite:

- **III A** – PAE desviada e móvel, perda óssea palmar e artrose localizada radioescafoide mais acentuada;
- **III B** – PAE desviada e móvel, artrose mais global.

Estágio IV – PAE com necrose do pólo proximal

- **IV A** - PAE com necrose certa do pólo proximal, mau alinhamento (DISI), sem OA
- **IV B** – PAE com necrose do pólo proximal, DISI, OA radioescafoide e intercarpiana.

Classificação de Alnot para pseudartroses do escafoide. Alnot (1988)[1] publicou uma classificação abrangente específica para pseudartroses do escafoide. Nela são contemplados os problemas que encontramos em pseudartroses do escafoide: o desvio dos fragmentos, o giro dorsal do semilunar e a subluxação do capitato, a presença de osteoartrose e a presença de necrose.

QUADRO 5-5 Classificação de Mack & Lichtman

Tipo I – pseudartroses simples – presentam-se sem desvio ou alterações degenerativas, em qualquer das radiografias nem separação ou desvio de fragmentos vistos em radiografias, mesmo com desvio ulnar ou tração. Nesse tipo, o desvio quando estiver presente é menor do que 1 mm e a relação do semilunar com o rádio e com a fileira distal do carpo é normal. Nesse tipo, na avaliação dos parâmetros radiográficos, o terceiro metacárpico deverá ficar alinhado com o rádio, o ângulo escafoide-semilunar deverá ser menor do que 70 graus e o ângulo rádio-semilunar menor do que 10 graus.

Tipo II – pseudartroses instáveis – há desvios significantes ou instabilidade, mas sem alterações degenerativas. Há desvios maiores do que 1 mm. Quando os fragmentos não se apresentarem desviados em radiografias normais, mas se desviarem em radiografias sob tração, a PAE será considerada do tipo II. Nos parâmetros radiográficos, ao se apresentarem com um ângulo escafoide-semilunar maior do que 70 graus ou um ângulo rádio-semilunar maior ou igual a 10 graus, ou ambos, são desnecessárias as radiografias sob estresse.

Tipo III – pseudartroses com alterações degenerativas iniciais –a artrite radioescafoide está presente com inçamento articular, esclerose subcondral, ou afilamento da apófise estiloide do rádio, ou ambos. Desvio ou instabilidade carpal, ou ambos, podem ou não estar presentes.

Tipo IV – pseudartrose com degeneração articular tardia a osteoartrite degenerativa pós-traumática está presente na radiocárpica e na capitato-semilunar. Esta é a principal diferença para o tipo III. No tipo IV, a pseudartrose é dividida em:

a) aquelas com osteoartrite da capitato-semilunar, e

b) as com osteoartrite generalizada.

Classificação de Mack & Lichtman [17]. Esta classificação simplifica a análise, mas mantém a abrangência.

DIAGNÓSTICO

Suspeitamos de pseudartrose do escafoide quando os pacientes apresentam dor no lado radial do punho e sinais de sinovite. Na história, na maioria das vezes, os pacientes não se recordam de traumas prévios. Eles referem dor no punho afetado com evolução insidiosa e períodos de melhoria. Com muita frequência há uma queda recente, e as radiografias realizadas mostram a pseudartrose do escafoide. Geralmente falta o diagnóstico da fratura do escafóide, e a evolução natural será a pseudartrose.

O diagnóstico é feito por radiografias nas incidências posteroanterior (PA) com o punho em desvio ulnar, perfil absoluto alinhando o segundo metacárpico com o rádio e incidências oblíquas em pronação e supinação de 35 graus. Recomendamos que seja feito um estudo similar do punho oposto. Do mesmo modo, é indicada radiografia em PA para estudo comparativo de ambos os punhos na posição de desvio ulnar, usando uma régua chumbada para estimar o encurtamento e a zona de absorção óssea.

Nas incidências de perfil, os desvios avaliados comparativamente ao traçarmos os ângulos radiossemilunar e radiocapitato. O capitato desvia-se dorsalmente e perde seu alinhamento fisiológico com o eixo do rádio. Estes desvios caracterizam a *Dorsal Intercalary Segment Instability* (instabilidade segmentar intercalar dorsal) ou DISI.

Avaliamos se há artrose conforme descrito acima. A fim de avaliar a vitalidade do pólo proximal nas fraturas do terço proximal, pede-se o exame de ressonância magnética.

TRATAMENTO

A presença de artrose contraindica formalmente a tentativa de reparação do escafoide. Contudo, temos operado punhos usando métodos curativos em artroses do Tipo I (entre o rádio e o escafoide) obtendo resultados satisfatórios. Porém, os pacientes devem ser conscientizados que o resultado pode ser insatisfatório. O tratamento das pseudartroses geralmente é cirúrgico, mas temos que seguir um roteiro de avaliação: o paciente, a pseudartrose, a presença de necrose e a experiência do médico-cirurgião.

Quando pseudartrose do escafoide é diagnosticada, deve-se analisar em primeiro lugar o paciente. Qual a idade, a profissão e em que circunstância ocorreu a fratura do escafoide. Os pacientes idosos devem ser tratados incruentamente, já que tratamentos cirúrgicos indicam resultados funcionais piores. Há indícios que o limite de maior cautela para indicações cirúrgicas seja em torno dos 35 anos de idade. A partir desta idade é preferível utilizar técnicas cirúrgicas que possibilitem a mobilização imediata do punho. Sempre devemos avaliar o punho contralateral, pois podemos encontrar pseudartrose bilateral do escafoide em pacientes que tenham atividades profissionais com traumas frequentes.

Indicações

As Pseudartroses do Escafoide e as Indicações Cirúrgicas

A análise clínica do punho é importante. Quando há diminuição do arco de movimentos, o paciente deverá ser preparado antes de operar. Ele será encaminhado para fisioterapia para "amolecer" suas articulações. Qualquer cirurgia realizada em uma articulação com déficit de movimentos será agravante.

Na pseudartrose, há absorção óssea gradativa com o movimento anormal entre os dois fragmentos. Ela tende a ser mais intensa nas fraturas em pseudartrose que ocorram na transição do terço médio para o distal. Nelas, o fragmento proximal mantém alguma estabilidade ao apoiar seu lado ventral no ligamento radiocapitato, enquanto que o framento distal gira na margem distal deste potente ligamento. O movimento interfragmentar, o giro dorsal do semilunar e a rotação do pólo distal levam à absorção predominantemente do lado ventral dos fragmentos.

Ossos necróticos não participam da consolidação de fraturas. Ossos parcialmente necróticos têm retardo da consolidação. Contudo, há indícios que a associação de síntese estável e enxerto ósseo vascularizado são mais vantajosos que os enxertos convencionais.

A circulação intraóssea do escafoide normal é realizada por vasos dorsais que entram no osso e se dirigem proximalmente (são vasos recorrentes). Em alguns indivíduos os vasos penetram somente no dorso do terço médio, de modo que se houver uma fratura proximal a este ponto de entrada no fragmento proximal haverá isquemia. O sofrimento vascular transitório e a necrose podem ser vistos em radiografias sob a forma de um pólo proximal mais branco. Suspeitaremos de necrose em ressonâncias magnéticas em que haja baixo sinal tanto em T1 quanto em T2. Fragmentos proximais com ausência de sinal em T1-*weighted marrow* demonstraram presença de necrose, com lacunas vazias em exames antomopatológicos.

Porém, a necrose avascular também pode ser presumida se cruentizarmos a superfície de fratura do pólo proximal e em seguida soltarmos o garrote no intraoperatório, tornando visível a falta de sangramento nesta superfície.

É difícil de sabermos quais escafoides estão necróticos em que volume de sua massa óssea, exceto quando o fragmento está totalmente exangue ao soltarmos o garrote, e a ressonância magnética mostrar em todos os cortes sinal invertido em relação aos outros ossos carpianos.

Contraindicações

Há contraindicação formal para o tratamento cirúrgico de pseudartroses do escafoide à presença de osteoartrose (osteoartrite pós-traumática). Contudo, quando há OA em fase inicial (SLAC I) a cirurgia é indicada, alertando o paciente para maior risco de mau resultado. Associamos a este fato à estiloidectomia e à neurectomia dos nervos interósseo posterior e dos ramos para o punho que partem do ramo superficial do nervo radial. São contraindicações relativas a idade dos pacientes (> 35 anos) em que temos que adequar a técnica e a necrose avascular que atualmente é indicadas para enxertos vascularizados.

Técnicas cirúrgicas

As técnicas cirúrgicas que podem ser empregadas em pseudartroses do escafoide são divididas em curativas ou em paliativas. As técnicas curativas buscam a reconstrução anatômica do punho. Estão entre elas: a técnica de Matti-Russe, a enxertia de Fisk; a enxertia de Segmüler, a osteossíntese com parafusos, o uso de enxertos ósseos vascularizados. As técnicas paliativas buscam melhorar a condição dos pacientes por meio de procedimentos tais como: ressecções de ossos do carpo (a primeira fileira na carpectomia); a ressecção do escafoide acompanhada de artrodeses intracarpais; artrodeses pancarpais; neurectomias.

Neste capítulo abordaremos o tratamento com técnicas curativas que empregam enxertia óssea convencional (enxertos não vascularizados).

ESCOLHA DA TÉCNICA CIRÚRGICA

Na escolha da técnica cirúrgica para tratamento de pseudartroses do escafoide deve-se analisar: o paciente – sua idade, atividades esportivas e laborais e suas queixas; o punho – avaliar o movimento ativo e passivo do punho afetado e comparar como lado oposto (goniometria e dinamometria); a fratura – ver em qual 1/3 ela ocorreu, presumir a circulação dos fragmentos por RM, avaliar a deformidade e o grau de desvios do semilunar, do pólo proximal e também do fragmento distal do escafoide. Além disso, devem ser levados em conta o grau de absorção óssea e a presença de osteoartrite pós-traumática e a sua gradação.

A melhor técnica, dentre as dominadas pelo cirurgião, deve ser aquela adaptada a cada paciente. A idade do paciente é importante na escolha do que não fazer: os pacientes jovens suportam bem imobilizações prolongadas até três meses, o que permite a indicação de todas as técnicas disponíveis. Por outro lado, punhos de pacientes acima de 35 a 40 anos não suportam imobilizações prolongadas. Portanto, se a pseudartrose a ser tratada não possibilitar osteossíntese estável que permita iniciar imediata movimentação assistida do carpo em até, no máximo, duas semanas, outra técnica deve ser indicada (carpectomia, artrodese intracárpica com ressecção do escafoide), ou até mesmo o tratamento conservador. Nos pacientes acima de 60 anos, o tratamento deve ser conservador. Pode-se indicar cirurgias paliativas a estes pacientes, como as neurectomias.

Outro aspecto a ser considerado é o tamanho do fragmento proximal. Quando o fragmento proximal é muito pequeno não é possível fazer osteossíntese com parafusos e utilizaremos fios de Kirschner ou miniparafusos. Quando o pólo proximal é menor do que 1/5 de seu comprimento poderemos indicar a sua retirada com reinserção dos ligamentos no escafoide.

A fratura localizada no terço médio e sem absorção óssea tende a ter o melhor prognóstico, neste tipo de fratura qualquer tipo de enxerto deve evoluir bem. Para indivíduos jovens com fraturas deste nível, a técnica de Matti-Russe tem boa indicação já que torna possível obter a consolidação em praticamente 100% dos pacientes.

A técnica de Matti-Russe era indicada praticamente para todas as pseudartroses, contudo, com o desenvolvimento de materiais de osteossíntese eficientes, outras técnicas surgiram. Ademais, na presença de necrose do fragmento proximal esta técnica foi substituída por métodos que empregam enxertos vascularizados. Podemos dizer que hoje o emprego do método de Matti-Russe se restringe às pseudartroses nos terços médio e distal com pouca absorção óssea, naquelas do terço proximal sem necrose e com traço oblíquo.

Nas fraturas com grande absorção óssea (terços médio e distal) a correção com enxerto ósseo se impõe. A falha óssea é predominantemente ventral.

A técnica de Matti-Russe

Esta técnica é trabalhosa, porém tem a vantagem de colocar um enxerto ósseo no centro de ambos os fragmentos, que formará uma ponte óssea forte mecânica e biologicamente consolidando o escafoide.

A via de acesso ao escafoide é ventral. Incisamos a pele longitudinalmente entre o tendão do flexor radial do carpo e a artéria radial. Após a abertura da pele, seguimos no tecido subcutâneo na mesma direção, até encontrarmos a cápsula volar. Devemos isolar o ramo ventral da artéria radial. Este ramo varia seu ponto de passagem, e quando impede o acesso profundo deverá ser ligado. A seguir, a cápsula é aberta com bisturi nesta mesma direção e visualiza-se a face ventral do escafoide. Nesta incisão, seccionamos o ligamento radioescafocapitato, que deverá ser suturado no final do procedimento com fios inabsorvíveis.

Quando há grande deformidade e desvio dorsal do pólo proximal do escafoide, a deformidade deve ser corrigida com o auxílio de um intensificador de imagem. Flexionamos o punho com leve desvio ulnar, a fim de trazer o semilunar para uma posição neutra em relação ao rádio e, a seguir, o estabilizamos com um fio de Kirschner, passado a partir da diáfise do rádio. O fio de Kirschner de 1,5 mm é suficiente na maioria das vezes, mas não deve penetrar a articulação do semilunar com o capitato. Esta manobra fixará o semilunar e o pólo proximal do escafoide em posição anatômica. Voltando para o lado ventral, ao estendermos o punho até a posição neutra, o foco de pseudartrose se abrirá. Desbrida-se a interface dos fragmentos e avalia-se o grau de perda óssea ventral. Neste momento, o punho é supinado, desviando-o para o lado radial. Este movimento final corrigirá os desvios em pronação e radial do pólo distal. Quando a perda óssea é pequena, seguimos com a técnica de Matti-Russe habitual. Contudo, em perdas maiores, corrige-se com um enxerto em forma de cruz ou utiliza-se a técnica de Fisk.

Com a técnica de Matti-Russe, escava-se um nicho que abranja o fragmento proximal e o distal, conforme a proposição de Matti. Este oco será o mais largo e longo possível para abrigar um enxerto ósseo corticoesponjoso bastante forte. No pólo proximal, a escavação pode ter sua profundidade monitorada por intensificador de imagem, pois o osso do centro do fragmento deve ser retirado sem lesar a cartilagem articular. O nicho deve ser feito com miniosteótomos e curetas. O uso de brocas ou quaisquer ferramentas motorizadas é contraindicado, pois o calor desprendido com a perfuração poderá afetar a circulação que já é pobre no fragmento do escafoide.

Logo após o início da escavação do pólo proximal, o garrote é solto a fim de avaliar a circulação interna no pólo proximal. Desse modo, a qualidade da circulação do pólo proximal é avaliada. Na maioria das vezes, o sangramento demora um pouco e quando se inicia vem da parte dorsal do escafoide, por onde penetram os vasos que nutrem esta parte do osso.

Esta avaliação é importante, pois complementa o estudo de viabilidade e circulação, obtido por ressonância magnética no pré-operatório.

Consideremos aqui que houve sangramento abundante. O membro novamente é garroteado para seguir com a confecção do nicho.

O procedimento tem início no fragmento distal onde uma calha é confeccionada para facilitar o trabalho de escavação do pólo proximal. A seguir, obtém-se o comprimento do nicho dobrando a ponta de um fio de Kirschner. Um enxerto ósseo é retirado do ilíaco do tamanho e forma exatos seguindo as medidas tomadas. Com um saca-bocados pequeno, o enxerto é moldado à forma do nicho. Após confirmar adequação do enxerto corticoesponjoso, a parte proximal do nicho é forrada com pequenos fragmentos de enxerto esponjoso puro. Eles são empurrados com uma minicureta formando uma pasta. Sua finalidade é não deixar espaço morto após a colocação do bloco corticoesponjoso. O bloco de enxerto, uma vez colocado no nicho, tem seu posicionamento visto em radiografias. A seguir, fixamos o conjunto com 2 fios de Kirschner 0,8 mm, colocados paralelamente e no sentido longitudinal do escafoide. Por fim, o fio de Kirchner de bloqueio do semilunar que foi colocado no início do procedimento cirúrgico é retirado.

A cápsula e os ligamentos volares são reparados com fios de sutura inabsorvíveis e, após a hemostasia, suturamos a pele com pontos separados. O membro superior é imobilizado com um gesso do tipo "papelão" braquiopalmar, ao circularmos ataduras gessadas sobre o enfaixamento. Um detalhe importante é não tracionar o membro pela mão, a fim de evitar deslocamento do enxerto ósseo.

Depois de 15 dias, coloca-se um novo aparelho gessado circular braquiopalmar englobando o polegar com a articulação interfalângica livre. A imobilização do cotovelo será mantida até a sexta semana, quando somente o punho e o polegar são imobilizados, na forma acima descrita. A imobilização seguirá deste modo até que se observe a integração radiográfica do enxerto ósseo.

A revascularização do enxerto ocorre em 2 a 3 semanas e a consolidação da interface enxerto e pólo distal do escafoide ocorre em 4 semanas em praticamente todas as vezes, pois há uma rica circulação nesta região. Contudo, a interface entre o pólo proximal do escafoide e o enxerto demora um pouco mais, pois a vascularização é deficitária. A consolidação proximal deverá ocorrer entre 8 a 12 semanas. Muitas vezes já há consolidação radiográfica mas a imobilização é mantida por mais 2 a 3 semanas como garantia. A vantagem desta técnica está no seu alto índice de consolidações e na recuperação da situação dos punhos afetados. Como desvantagens, a imobilização prolongada e a impossibilidade de se colocar um parafuso.

A Técnica de Fisk

A técnica de Fisk é similar à técnica de Matti-Russe até a chegada no foco de pseudartrose. Realiza o desbridamento da interface dos fragmentos e coloca um enxerto em forma de cunha no lado volar do punho para corrigir a deformidade do escafoide. Na evolução desta técnica de enxertia, a estabilização do enxerto e dos fragmentos passou a ser realizada com parafuso de Herbert colocado na direção do eixo longitudinal do escafoide em sentido de distal para proximal (retrógrado).

Nas fraturas mais proximais, a osteossíntese pode ser feita por uma pequena via de acesso dorsal, de apoio, para a fixação com o mesmo tipo de parafuso colocado no sentido anterógrado.

A técnica de Segmüller

Esta técnica tem conceitos diferentes: a via de acesso é dorsal, as margens dos fragmentos são ressecadas de modo que possibilitem a colocação de um enxerto corticoesponjoso em bloco, entre os dois polos do escafoide, corrigindo assim sua deformidade. As linhas de contato dos fragmentos com o enxerto devem ficar quase perpendiculares à direção do parafuso, que é colocado na entrada dorsal em sentido retrógrado. Originalmente, Segmüller empregava os menores parafusos existentes, que tinham diâmetro de 3,5 mm. A evolução possibilitou o uso de parafusos de Herbert canulados ou miniparafusos canulados. A boa estabilidade da osteossíntese permite que se inicie a mobilização assistida do punho entre a segunda e a terceira semana após a cirurgia. Segue-se usando uma órtese até a consolidação.

Técnica híbrida

Em pseudartroses com grande absorção óssea que resulte em um pólo proximal pequeno pode-se utilizar uma técnica híbrida: moldamos um enxerto ao modo de Segmüller para

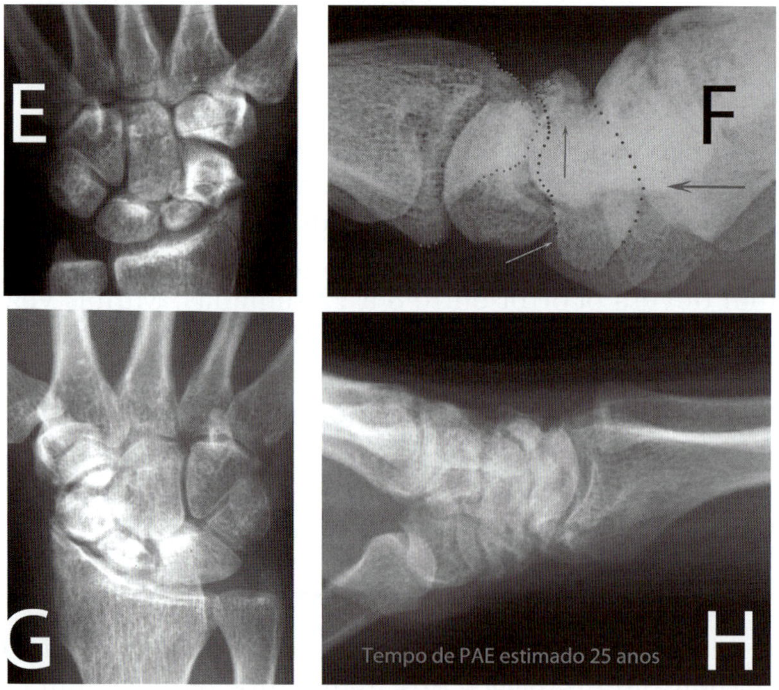

FIGURA 5-2 • Fotografias de exames radiográficos de pacientes com pseudartrose do escafoide apresentadas para efeitos demonstrativos dos aspectos da evolução da osteoartrite (OA) pós-traumática do punho. Vemos (E) a imagem da incidência radiográfica em PA do punho esquerdo de um paciente portador de pseudartrose do escafoide, com o tempo estimado em 16 anos. Nela se observa grande afilamento da estiloide do rádio, um osteofito em posição lateral no fragmento distal do escafoide e uma desproporção de largura entre o fragmento proximal e o distal. Este último aspecto da imagem se deve ao encurtamento, à pronação e à translação dorsal do fragmento distal, enquanto que o fragmento proximal girou dorsalmente junto com o semilunar. O giro do semilunar pode ser concluído na incidência PA, pela projeção distal do seu pólo ventral. Há OA inicial entre o capitato e o escafoide, representada na radiografia pelo apagamento da margem da cabeça do capitato. Também pela presença de um osteofito, que é visto medialmente no fragmento distal em continuidade com a sua linha na pseudartrose. (F) observa-se o giro dorsal do semilunar, a translação dorsal do pólo distal e flexão. Foram pontilhadas: as imagens da estiloide radial em verde salientando o osteofito dorsal e do fragmento distal em vermelho e seus respectivos desvios já assinalados com flechas. Há um grande osteofito no ponto de contato do fragmento distal com a apófise estiloide radial. (G) vemos a radiografia em PA de um punho direito de um paciente com o tempo estimado de sua pseudartrose do escafoide em 25 anos. Há sinais de OA em todas as articulações do escafoide, inclusive a entre o rádio e o fragmento proximal e a do pólo distal com o trapézio. Há destruição completa das articulações laterais do punho. A apófise estiloide do rádio tem a forma pontiaguda e é formada por um osso forte que foi desenvolvido por anos de choques do fragmento distal do escafoide com o rádio. (H) vemos a destruição total das articulações do carpo. A osteoartrite pós-traumática destruiu as articulações do escafoide com os ossos vizinhos e também comprometeu a articulação do capitato com o semilunar. Cabe salientar que apesar de toda esta situação de grande destruição a articulação entre o rádio e o semilunar foi preservada, como podemos ver na incidência em PA (G) e na de perfil (H). Isto se deve à forma esférica do semilunar proximal, que por isso continua congruente com o rádio, mesmo girando dorsalmente.

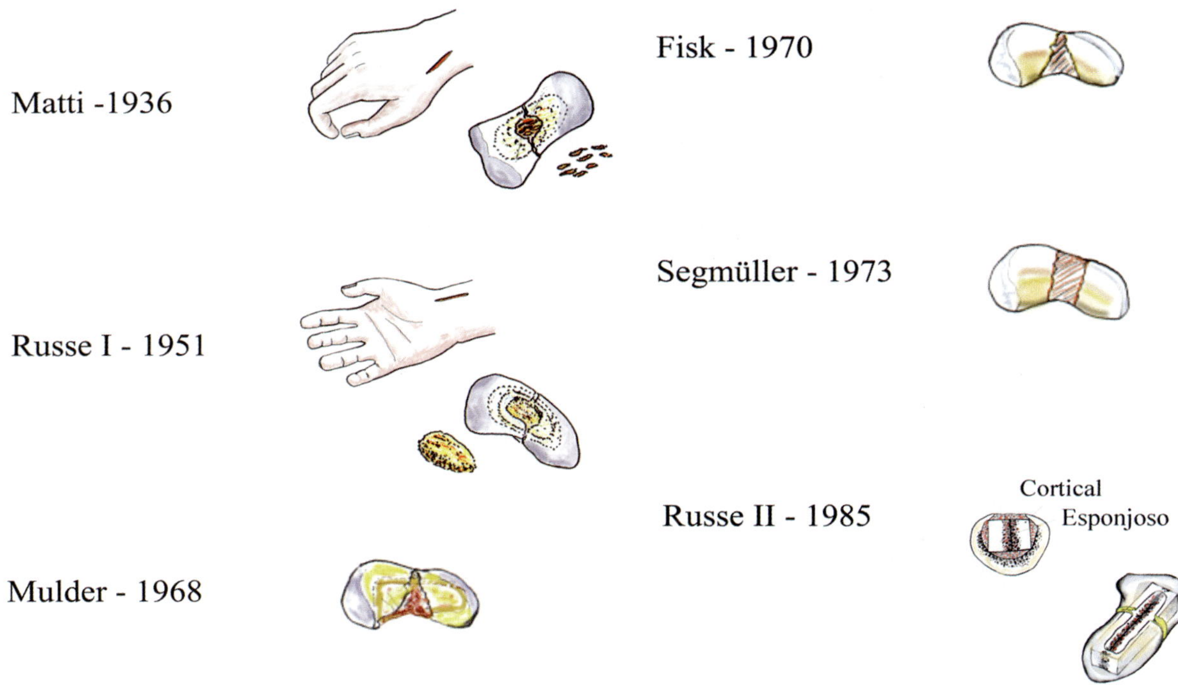

FIGURA 5-3 • Série de desenhos que descrevem a evolução cronológica das técnicas ainda atuais para a correção de pseudartroses do escafoide e que empregam enxertos ditos "convencionais". Enxertos convencionais são aqueles não vascularizados. As primeiras imagens mostram a técnica de Matti, a qual usava uma via de acesso dorsal e fazia o escavamento dos fragmentos do escafoide em pseudartrose, formando um nicho. O buraco era preenchido com pequenos enxertos esponjosos, socados como se fosse a "obturação de um dente", dizia Matti em 1936. Russe, em 1951, mudou a via de acesso da técnica de Matti, de dorsal para ventral, por ser mais segura para a vascularização do pólo proximal do escafoide. Além dessa mudança, colocava no nicho um bloco de enxerto de osso esponjo puro. Passou esta técnica a ser denominada Técnica de Matti-Russe independentemente do tipo de enxerto a ser colocado. Mulder, em 1968, mudou o tipo de enxerto na técnica de Matti-Russe ao colocar dentro do nicho um bloco corticoesponjoso, para dar maior estabilidade e resistência à ponte entre os dois fragmentos. Fisk, em 1970, valorizou estudos sobre instabilidade do carpo e indicou a colocação de um enxerto em forma de cunha no lado ventral para compensar a falha óssea resultante neste lado do carpo. A osteossíntese era realizada com fios de Kirschner. Na evolução, esta mesma técnica foi melhorada com a introdução de parafusos na osteossíntese. Segmüller, em 1973, introduziu um novo conceito em que o foco de pseudartrose é desbridado de modo a possibilitar a colocação de um bloco ósseo corticoesponjoso, cujas interfaces com os fragmentos proximal e distal ficam perpendiculares à direção do futuro trajeto de um parafuso. Segmüller usava um parafuso 3,5 (pequenos fragmentos) usando a técnica de tração, para comprimir o enxerto entre os fragmentos ao modo de um "sanduíche". A melhora tecnológica nos trouxe os parafusos canulados e os parafusos de menor diâmetro. Herbert e Fisher apresentaram em 1984 um parafuso especial que desenvolveram. A ideia aplicada constava de um parafuso sem cabeça e com rosca com passos diferentes na parte proximal e distal, que, ao serem colocados, fazem a compressão entre os fragmentos. Este avanço tecnológico possibilitou a fixação do escafoide e de fragmentos articulares em geral enterrando o parafuso no osso subcondral. No início, estes parafusos não eram canulados como atualmente. Russe mudou, em 1985, o enxerto em bloco de osso esponjoso puro, para a colocação de dois corticoesponjosos retirado com serra do rádio distal. É esta técnica conhecida como Russe II ou Matti-Russe II, que foi publicada por Green em 1985, descrevendo o conteúdo de cartas que ele recebeu de Russe.

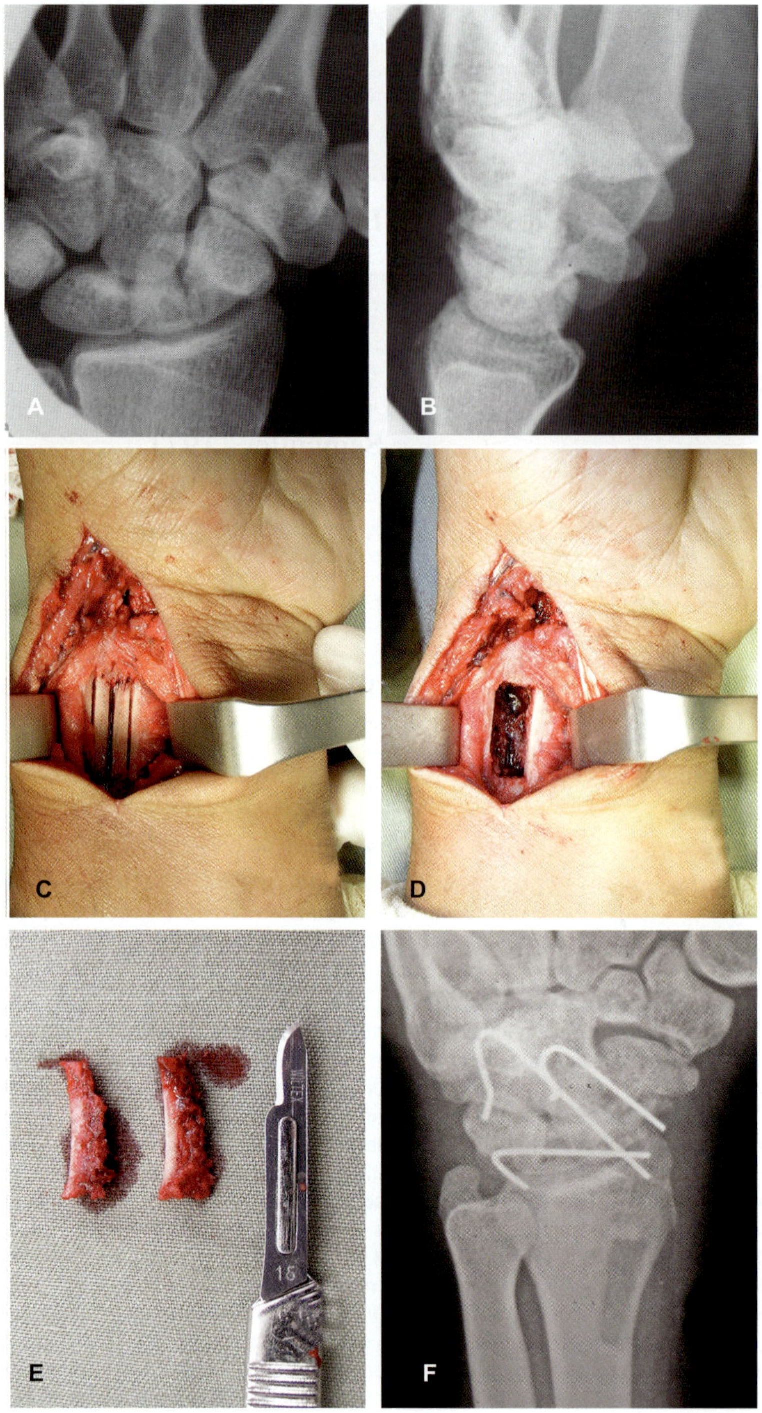

FIGURA 5-4 • Fotografias de radiografias e de intraoperatório do paciente ESS de 21 anos, com a profissão de motoboy, o qual apresentava pseudartrose do escafoide no punho esquerdo, que, anteriormente, já havia sido operado de carpectomia no punho direito. Não lembrava qual entre as quedas da moto causou o seu problema no lado esquerdo, porém relatou que o lado direito foi lesado há um ano e três meses e que pela gravidade da lesão os médicos que o operaram tiveram que retirar os ossos que saíram do lugar em seu punho direito. A. Observa-se imagem de radiografia do punho esquerdo na incidência PA a presença de pseudartrose do escafoide na transição do pólo proximal para o médio com imagens de radiotransparência localizadas em ambos fragmentos junto à linha de pseudartrose. Porém, sem sinais de artrose com o rádio ou necrose do pólo proximal. B. Vemos a incidência de perfil em que o semilunar estava com alinhamento normal com o rádio e o capitato, mas a pseudartrose do escafoide apresentava um abaulamento dorsal. Neste paciente, foi realizada a técnica de Matti-Russe com enxertos do rádio distal ao modo Russe II. C. É visível o preparo da retirada de dois enxertos do rádio distal no lado ventral, que é feito com serra. D. Se observa a zona doadora do enxerto. E. Temos a imagem dos enxertos corticoesponjosos colocada ao lado de um bisturi 15. F. A radiografia-controle do punho em incidência oblíqua em que se observa os enxertos intraósseos colocados paralelamente dentro do nicho e estabilizados transversalmente a cada fragmento do escafoide, com fios de Kirschner que foram fixados percutaneamente.

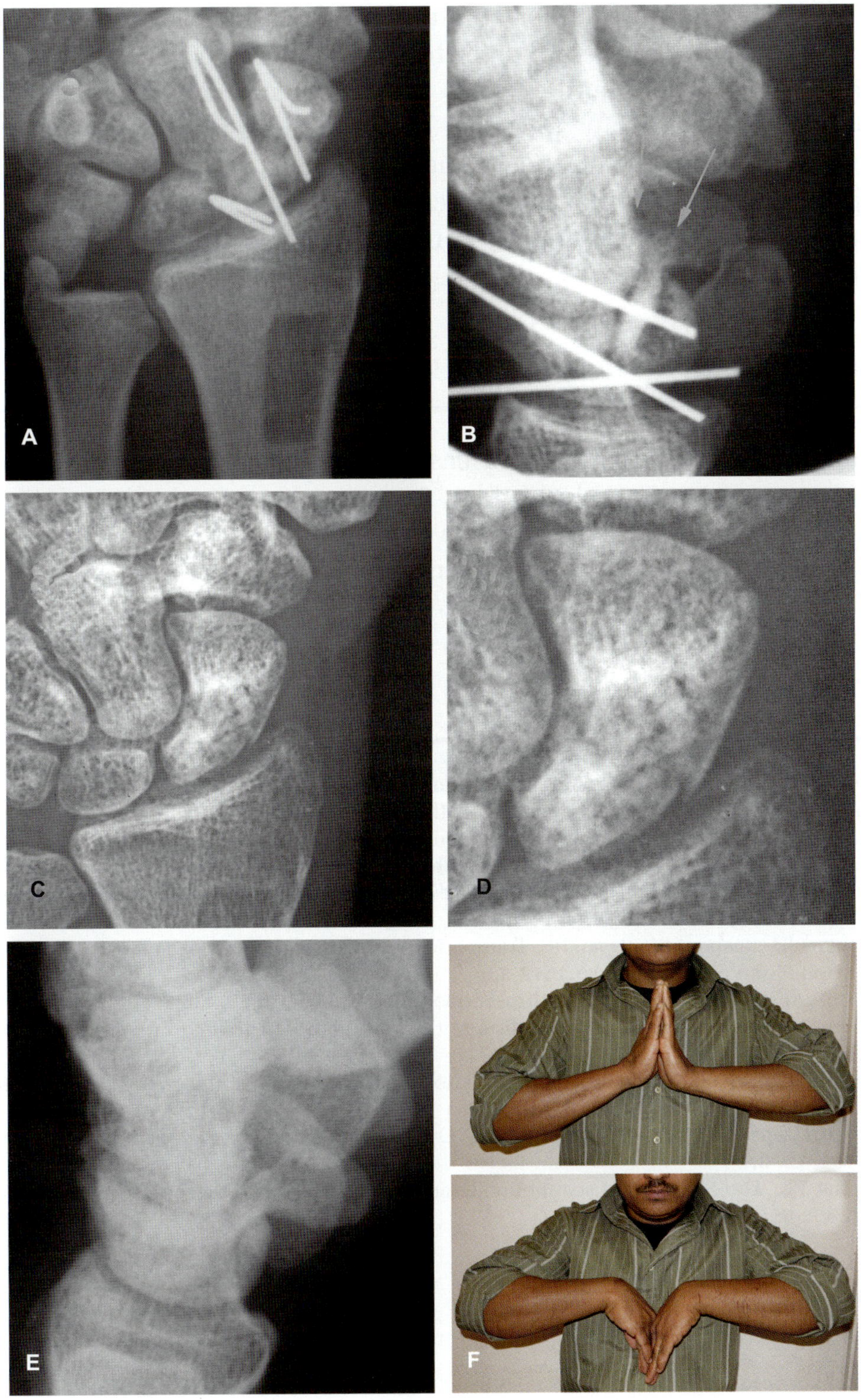

FIGURA 5-5 A e B. • Vemos as radiografias de controle com seis semanas e já há sinais de consolidação da parte distal dos enxertos. C. Encontram-se as imagem de radiografia do punho esquerdo em PA, feita com 1 ano e 6 meses de pós-operatório. D. Corresponde a um corte da foto anterior, com magnificação para melhor observar o escafoide operado. Há boa qualidade na consolidação do escafoide e a sombra de um dos enxertos é ainda perceptível. E. Corresponde à incidência de perfil desta mesma revisão de 1 ano e 6 meses, que mostra bom alinhamento dos ossos do carpo. F e G. Na mesma ocasião, o paciente foi fotografado, e é vista a comparação de resultados de extensão e flexão do punho esquerdo com o do lado direito, que teve a primeira fileira do carpo ressecada (carpectomia) em cirurgia anteriormente realizada. Há déficit no final do arco de movimento, tanto na extensão quanto na flexão, mas ele era menor do que o do lado direito que foi carpectomizado. O paciente voltou a sua profissão anterior e só referia dor quando forçava no final da extensão e da flexão.

corrigir a forma do escafoide, fixamos com um parafuso de Herbert e a seguir o parafuso é afrouxado para que se coloque um enxerto vascularizado ao modo de Zaidemberg em um nicho previamente criado entre o pólo proximal e o bloco de enxerto. Uma vez encaixado, o parafuso é novamente apertado. Esta indicação híbrida possibilita que se use um enxerto volumoso retirado do ilíaco, que se associe a osteossíntese com um parafuso passado de proximal para distal e a colocação de um enxerto vascularizado na interface problemática, entre o pólo proximal e o enxerto. Tem a vantagem de possibilitar uma osteossíntese sólida.

Caso clínico

No vídeo em anexo são apresentados 2 casos clínicos em que se indicou a técnica de Matti-Russe com enxerto ao modo Mulder, 2 casos em que se indicou a técnica de Segmüller; o último apresentava SNAC I e teve boa evolução. Além disso, um caso em que a indicação foi a técnica de Fisk. Aproveito aqui para apresentar um caso em que a técnica de Russe II foi utilizada (Figuras 5-2 a 5-5).

Referências

Alnot JY. Fractures et pseudarthroses du scaphoïde carpien. Symposium de la SOFCOT. 2 – Les pseudarthroses a- Les différents stades de pseudarthrose. 1988; Rev Chir Orthop 74:714-7.

Fisk GR. Carpal instability and the fractured scaphoid. Ann R Coll Surg Engl. 1970; 46:63-76.

Herbert TJ, Fisher WE. Management of the fractured scaphoid using a new bone screw. 1984;66B: 114-23.

Leite NM. Fraturas e luxações dos ossos do carpo. In: Pardini Jr. AG. & Freitas A Traumatismos da Mão. MedBook, Rio de Janeiro, 2008, Cap. 20, 487-544.

Linscheid RL, Dobyns JH, Beabout JW, Bryan RS. Traumatic instability of the wrist: Diagnosis, classification, and pathomechanics. J Bone Joint Surg. 1972;54A:1612-32.

Matti H. Technik und resultate meiner pseudarthrosenoperation. Zbl für Chir. 1936;63:1442-53.

Mulder JD. The results of 100 cases of pseudarthrosis in the scaphoid bone treated by Matti-Russe operation. J Bone Joint Surg. 1968;50B:110-5.

Russe O. Fracture of carpal navicular: Diagnosis, non-operative treatment and operative treatment. J bone Joint Surg.1960;42A(5):759-68.

Segmüller G. Navikularepseudarthrose In: Segmüller G. Operative Stabilisierung am Handskelett. Verlag Hans Huber, Bern. pp. 99-104, 1973.

Watson HK & Ballet FL. The SLAC wrist:scapholunate advanced collapse pattern of degenerative arthritis. J Hand Surg. 1984;9A:358-65.

6

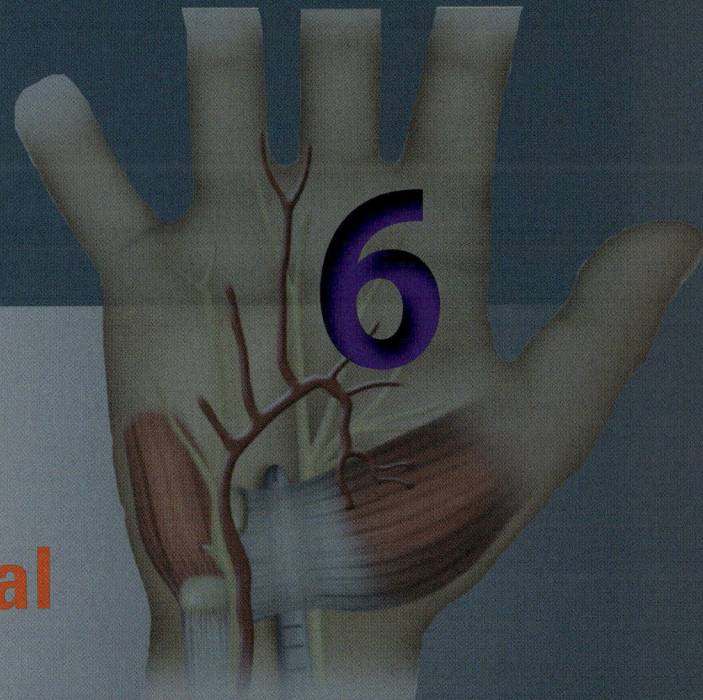

Pseudoartrose do escafoide: enxerto vascularizado dorsal

Carlos Eduardo Sáenz
Eduardo Murilo Novak

INTRODUÇÃO

Braun, em 1983, descreveu o uso de enxertos ósseos vascularizados locais para o tratamento da pseudoartrose do escafoide com necrose avascular do polo proximal, utilizando um enxerto do rádio distal com base em um pedículo do pronador quadrado, depois modificado por Kawai e Yamamoto. Em 1988, Zaidenberg, relatou o uso de enxerto ósseo vascularizado do dorso do rádio distal. Mais tarde, em 1995, Sheetz descreveu detalhadamente a vascularização do rádio distal compreendendo 4 pedículos dorsais: as artérias suprarretinaculares intercompartimentais 1-2 e 2-3, e as artérias dos compartimentos extensores 4º e 5º que se elevam de um ramo da artéria interóssea anterior. Em nosso meio, Ribak e Caporrino, fizeram estudos sobre as indicações e resultados utilizando o enxerto ósseo vascularizado com base na artéria suprarretinacular intercompartimental 1-2 para o tratamento da pseudoartrose do escafoide.

Indicações

1. Quando há um fragmento esclerótico não vascularizado do polo proximal do escafoide. Isto é observado durante o procedimento cirúrgico e com o torniquete insuflado; a simples evidência de esclerose ou "brancura" radiográfica nem sempre está associada à falta de vascularização durante a cirurgia.
2. Tratamento de pseudoartrose malsucedido em uma tentativa anterior com enxerto ósseo convencional.

Contraindicações

1. Presença de alterações degenerativas nas superfícies articulares ao redor do escafoide.
2. Necrose do polo proximal, isto é, osso mole e fragmentado.
3. Fratura do rádio da extremidade prévia distal do rádio.
4. Deformidade em corcóva grave.

Relativas

1. Paciente idoso.
2. História de lesão da artéria radial.
3. Doença vascular periférica grave.
4. Tabagismo.

Anatomia relacionada

São 4 as artérias que nutrem o rádio distal dorsalmente e são descritas pela sua relação com os compartimentos extensores do punho e o retináculo extensor (Figura 6-1):

1. Artéria suprarretinacular intercompartimental 1-2.
2. Artéria suprarretinacular intercompartimental 2-3.
3. Artéria compartimental extensora 4.
4. Artéria compartimental extensora 5.

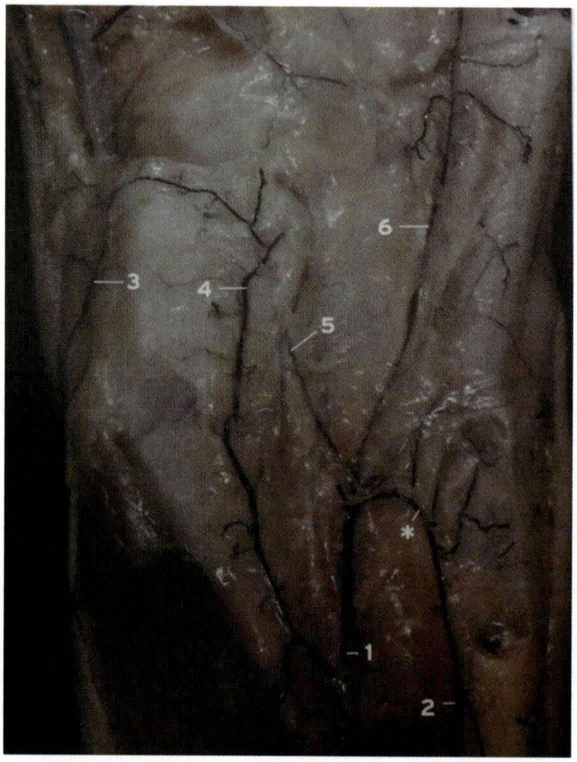

FIGURA 6-1 • Arcada arterial (*) entre o ramo dorsal da artéria interóssea anterior (1) e a artéria interóssea posterior (2). Artéria suprarretinacular intercompartimental 1-2 (3) e 2-3 (4). Artérias compartimentais do quarto (5) e quinto (6) compartimento. (Carrera A, Forcada P, Garcia-Elias M, Llusá Pérez M. Atlas de Disección Anatomoquirurgica de la Muñeca y de la Mano. Elsevier/Masson; 2007.)

A artéria suprarretinacular intercompartimental 1-2 (ASRIC 1-2 ou 1-2 ICSRA), que se origina do ramo dorsal da artéria radial, superficial ao retináculo extensor entre o primeiro e segundo compartimentos em uma área onde este retináculo encontra-se firmemente inserido ao osso, possibilitando às artérias nutrientes penetrar na cortical (Figura 6-2).

Técnica cirúrgica

A cirurgia é realizada sob anestesia plexular. O membro superior a ser operado é elevado e o garrote, insuflado.

A fixação pode ser feita com fios de Kirschner, estabilizando o enxerto vascularizado aos fragmentos proximal e distal e também entre eles. O parafuso sem cabeça pode ser utilizado se o enxerto for colocado dentro da cavidade e se faz compressão entre os fragmentos proximal e distal. Atualmente, ambos métodos de fixação são aceitáveis, com os fios de Kirschner fixamos o enxerto aos fragmentos proximal e distal, às vezes é necessário incluir o semilunar na fixação do polo proximal e um parafuso sem cabeça é colocado entre os fragmentos proximal e distal.

Sutura da cápsula articular; evitar a inclusão do pedículo vascular. Sutura da pele.

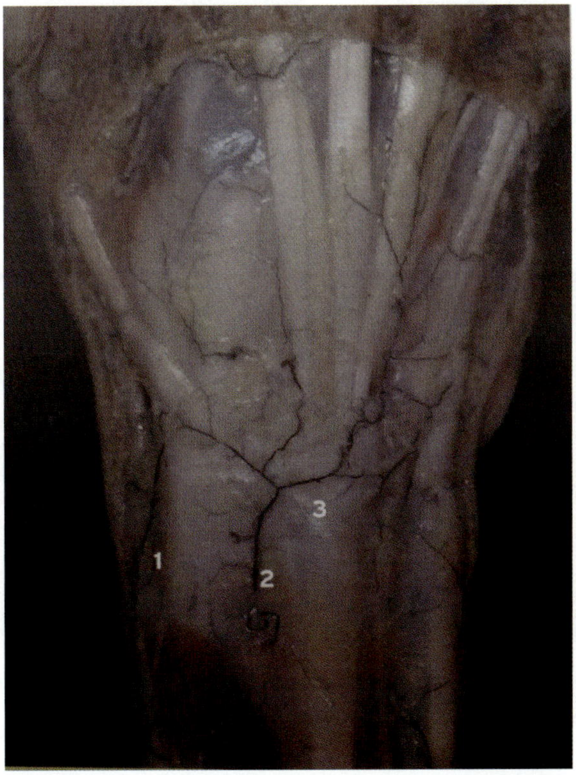

FIGURA 6-2 • Artérias suprarretinaculares intercompartimentais 1-2 (1) e 2-3 (2). Arco arterial suprarretinacular (3). (Carrera A, Forcada P, Garcia-Elias M, Llusá Pérez M. Atlas de Disección Anatomoquirurgica de la Muñeca y de la Mano. Elsevier/Masson; 2007.)

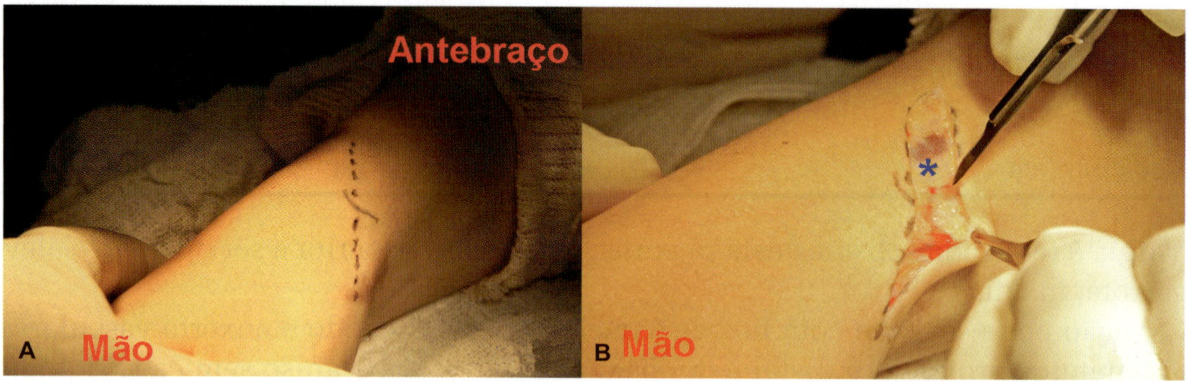

FIGURA 6-3 • A. Incisão dorsorradial no punho, seguindo o trajeto dos tendões do primeiro compartimento extensor. B. Deve-se tomar cuidado para não lesar os ramos sensitivos do nervo radial (*).

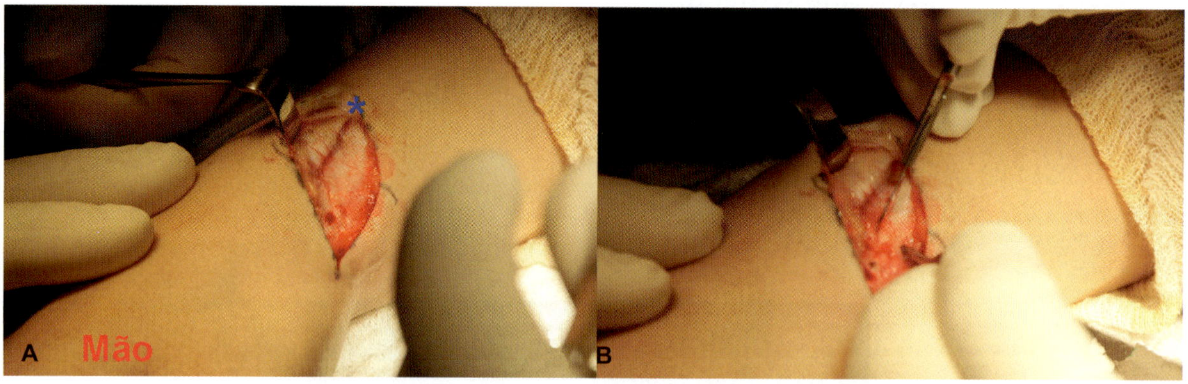

FIGURA 6-4 • A. Entre o primeiro e o segundo compartimentos se localiza a artéria suprarretinacular intercompartimental 1-2 (*). B. Os compartimentos são abertos para poder separar o pedículo; o centro do enxerto deve ficar a 1,5 cm da borda distal da estiloide radial.

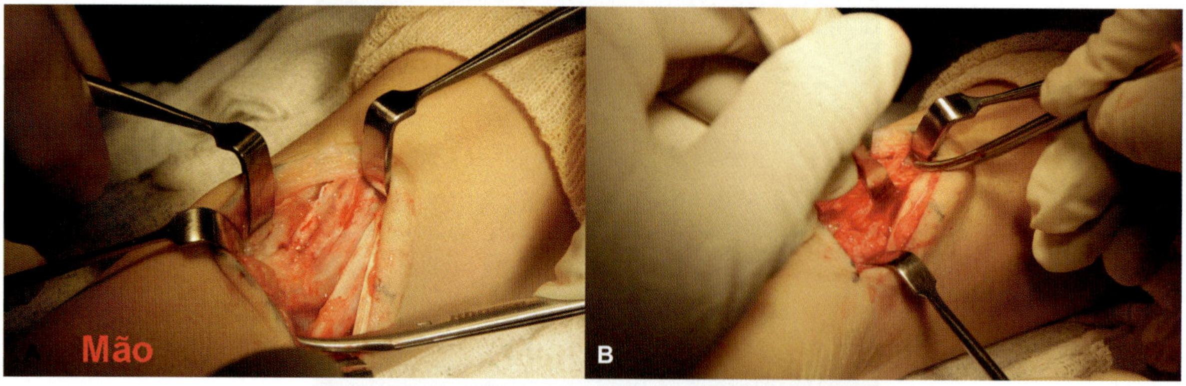

FIGURA 6-5 • A. Uma vez abertos os compartimentos. B, Se secciona-se transversalmente o limite proximal do enxerto e liga-se a artéria retinacular no coto proximal (B).

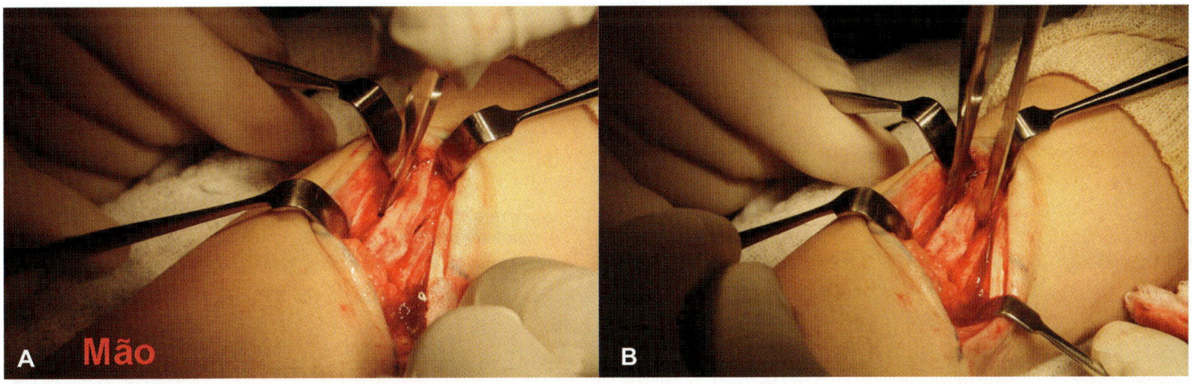

FIGURA 6-6 • A. Com um osteótomo delicado, o enxerto é osteotomizado. B. O sentido desta osteotomia deve ser divergente, pois, pelo formato do rádio no local, se for realizado perpendicular à superfície óssea, há risco de ficar com pouco tecido esponjoso e um enxerto em cunha.

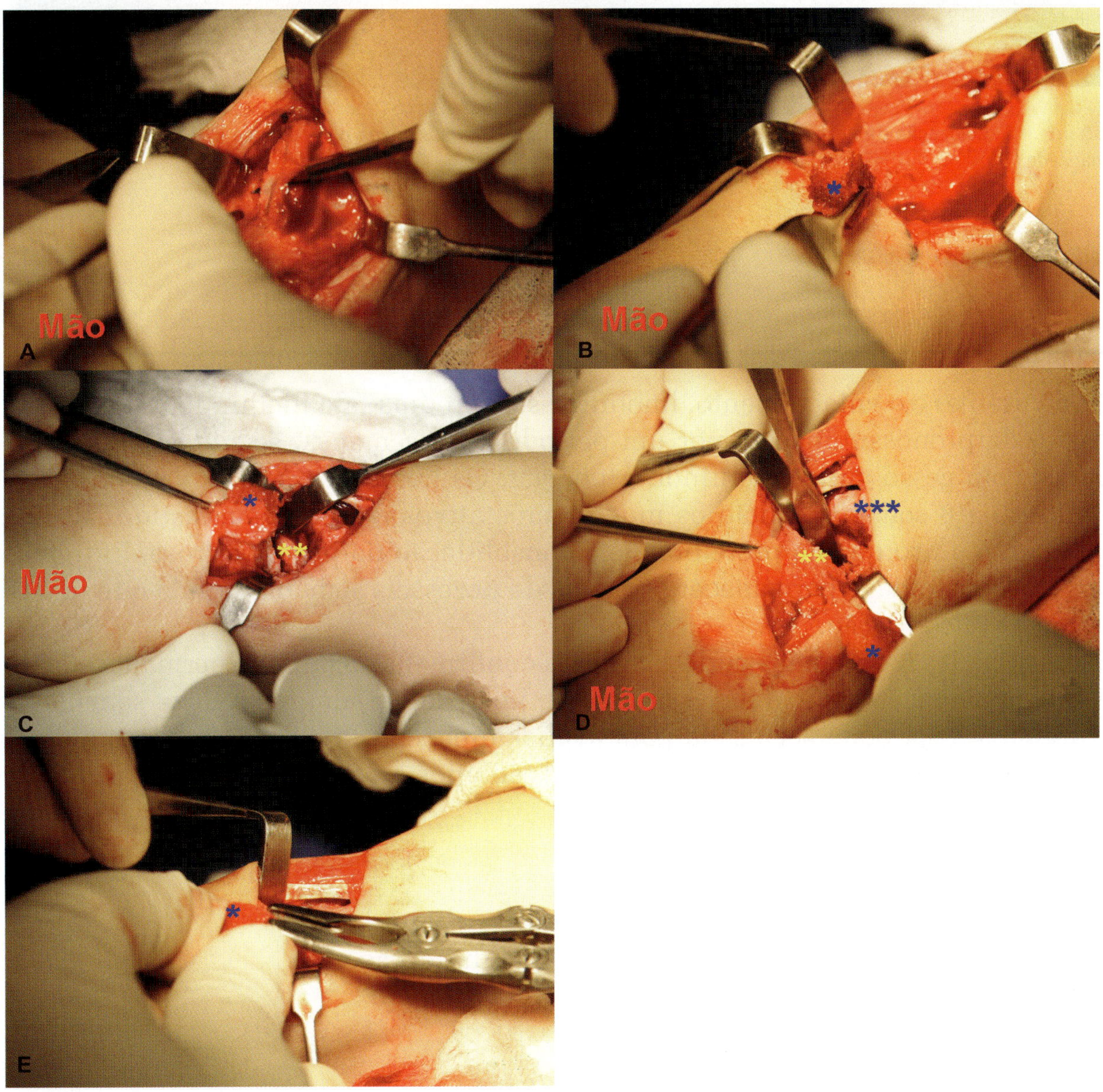

FIGURA 6-7 • A. Dissecção do pedículo. B. Elevação do enxerto ósseo vascularizado. C. Após realizar uma estiloidectomia radial, a cápsula articular é aberta, e se localiza a área de pseudoartrose do escafoide. D. Prepara-se o local receptor do enxerto. E. O enxerto vascularizado é modelado. (*enxerto vascularizado, **foco da pseudoartrose, ***estiloide radial osteotomizada.)

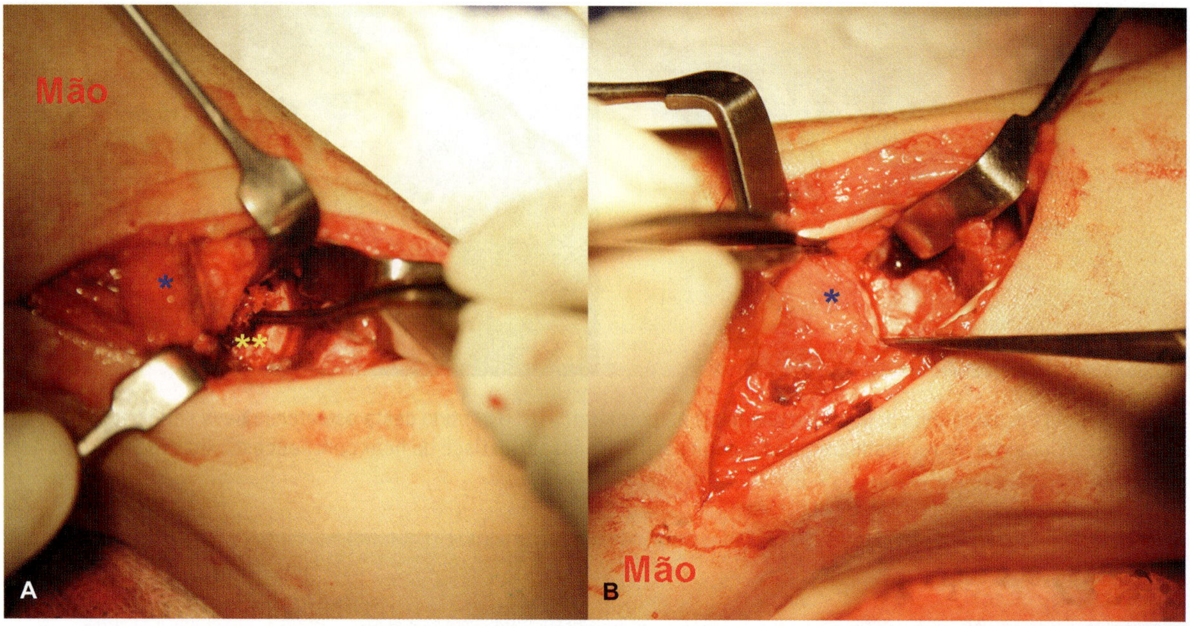

FIGURA 6-8 • A. Colocação de enxerto ósseo esponjoso no fundo da cavidade criada no escafoide (**). B. Colocação do enxerto vascularizado (*).

Pós-operatório

Após o curativo e o enfaixamento, imobiliza-se com uma tala incluindo o polegar e com bloqueio da pronossupinação, por um período de 4 semanas, seguidas por mais duas semanas com gesso curto, incluindo o polegar. Os fios de Kirschner devem ser retirados entre 6 a 8 semanas, então os movimentos ativos e passivos assistidos do punho têm início, e o uso de tala protetora até a consolidação da pseudoartrose. Entretanto, a imobilização não deve permanecer por mais de dezesseis semanas, ainda que não tenha ocorrido a consolidação.

São realizadas radiografias periódicas para confirmar se o enxerto permanece no local, pois, a consolidação radiográfica geralmente aparece em até dez a doze semanas após a cirurgia. A TAC pode ser usada para avaliar precocemente a consolidação e a RNM pode ser realizada para avaliar a vascularização após a retirada do material de fixação interna.

Complicações:

1. Lesão do ramo superficial do nervo radial.
2. Dano ao pedículo vascular no momento da dissecção.
3. Perda do posicionamento do enxerto.
4. Infecção no trajeto dos pinos.
5. Persistência da pseudoartrose.
6. Rigidez articular.
7. Calcificação do pedículo, uma vez que este é levantado junto com o periósteo radial.

Caso clínico

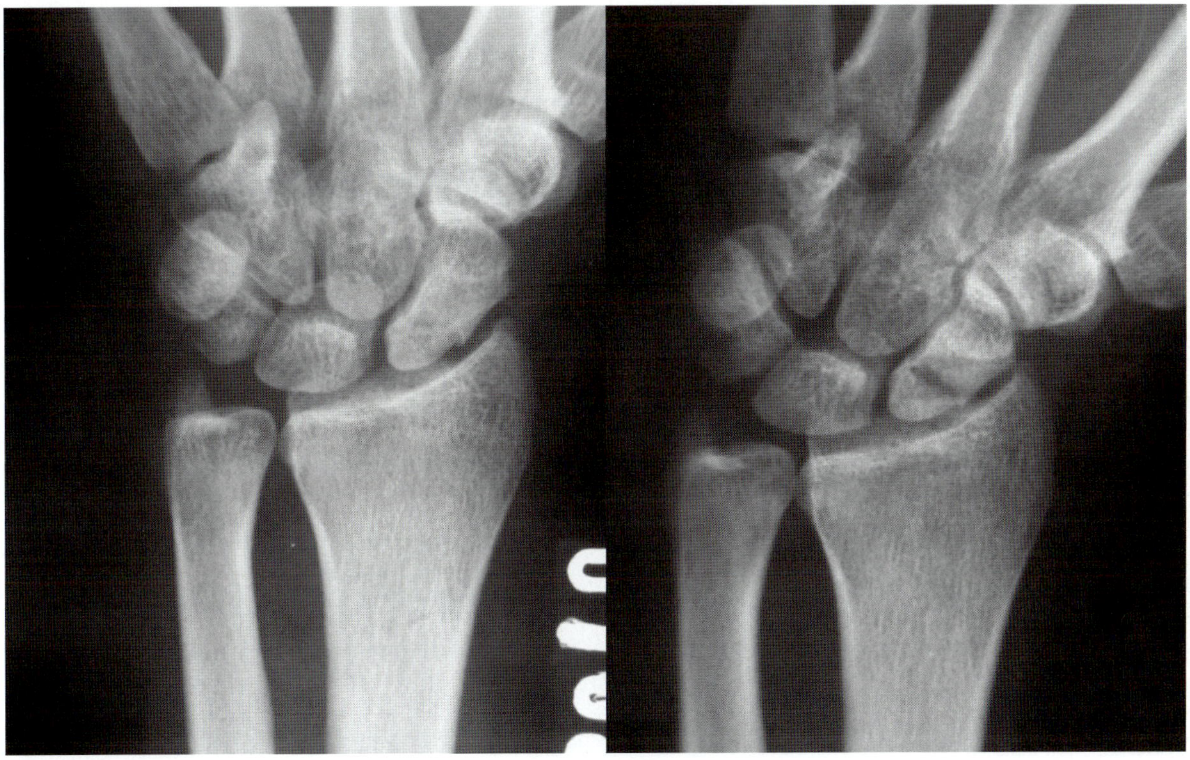

FIGURA 6-9 • Paciente de 31 nos com pseudoartrose do pólo proximal do escafoide.

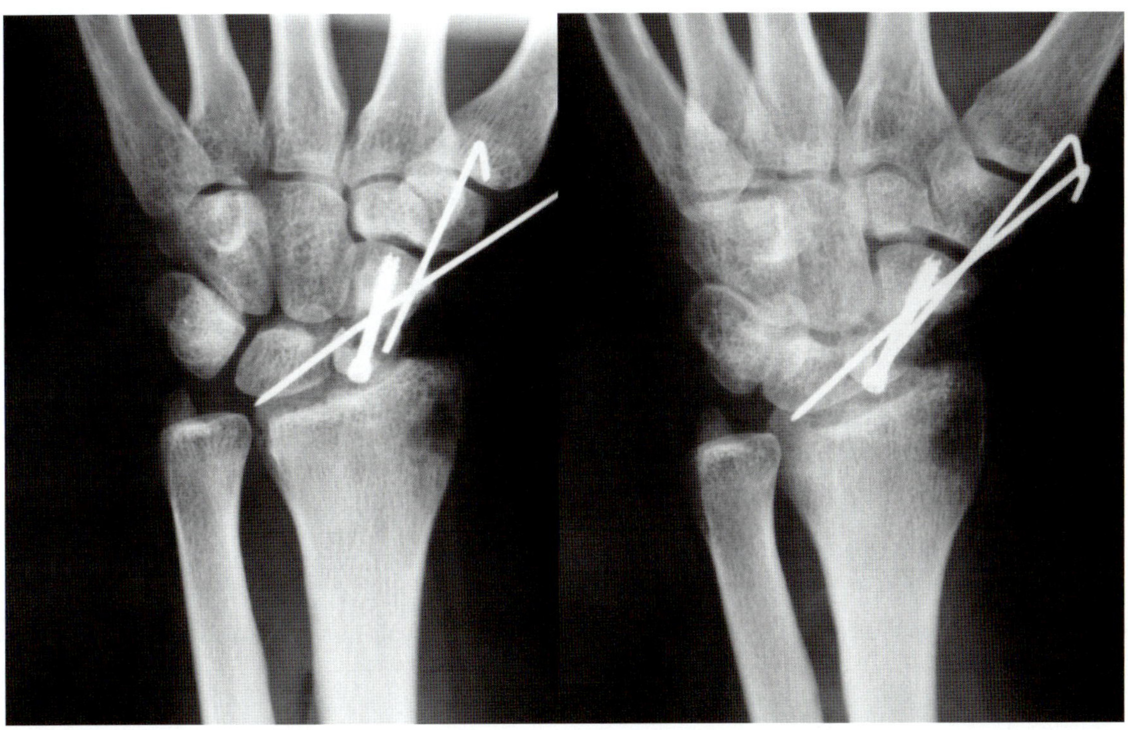

FIGURA 6-10 • Submetido a tratamento cirúrgico com enxerto ósseo vascularizado do rádio distal baseado na artéria suprarretinacular intercompartimental 1,2 e fixação do mesmo com fios de Kirschner em direção ao fragmento distal e outro em direção ao pólo proximal e semilunar. A estabilização entre o pólo proximal e o fragmento distal foi feita com um parafuso sem cabeça.

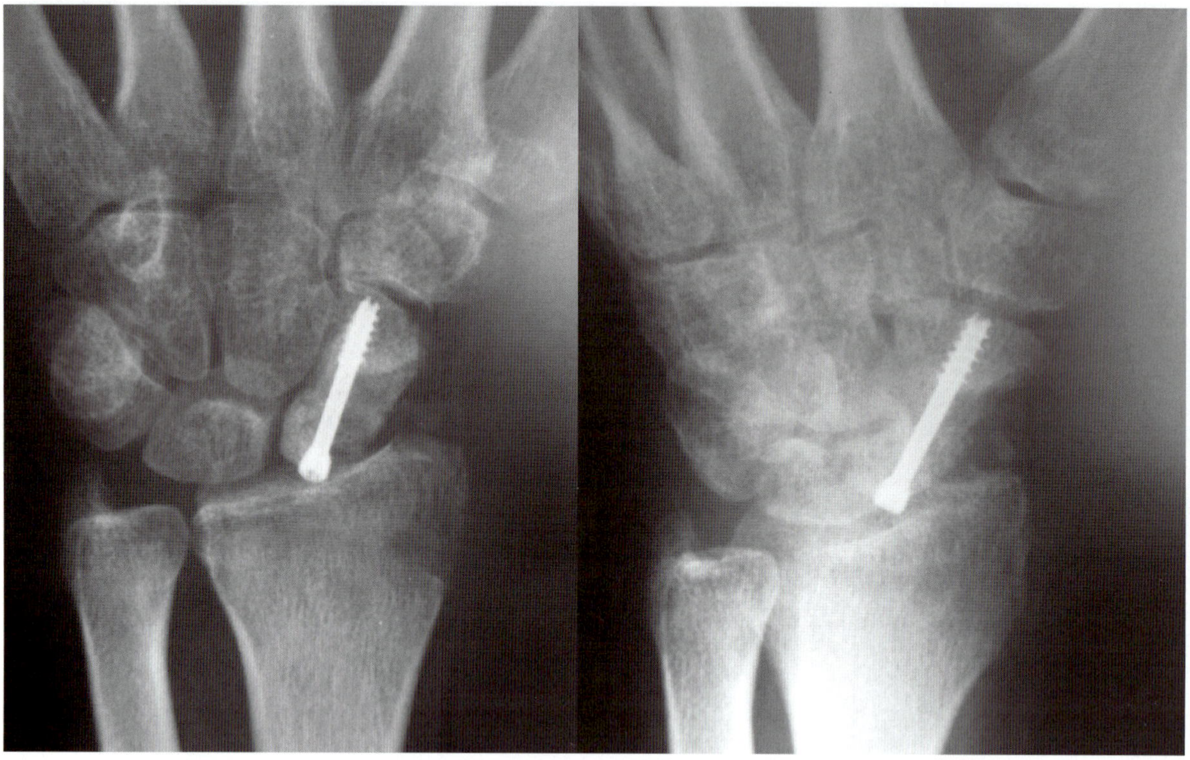

FIGURA 6-11 • Após 6 semanas foram retirados os fios de Kirschner.

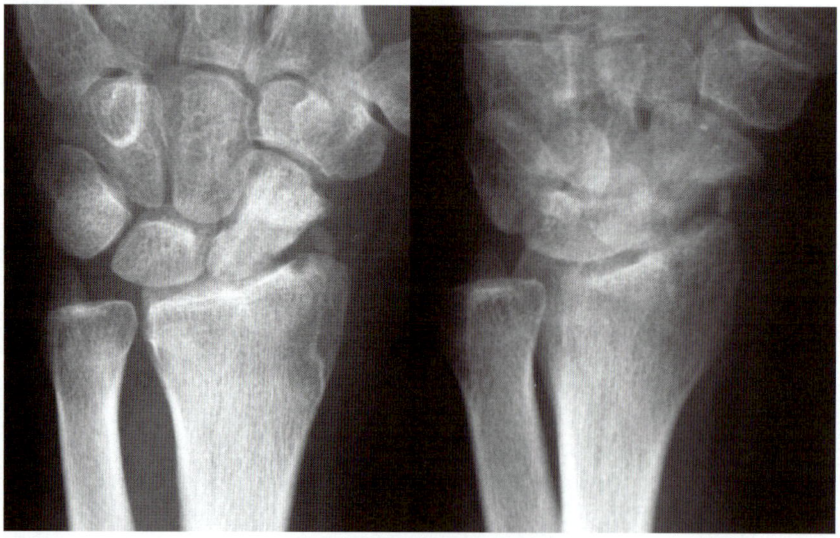

FIGURA 6-12 • Aos 5 meses de pós-operatório, depois de observar a consolidação da pseudoartrose foi retirado o parafuso por ter ficado saliente na rádiocárpica.

Referências

Caporrino FA, Faloppa F, Gomes dos Santos et al. Tratamento cirúrgico da pseudoartrose do escafoide com enxerto ósseo vascularizado da extremidade dorsal e distal do rádio, baseado na artéria suprarretinacular intercompartimental 1,2. RBO. 2003;38(9):522-33.

Carrera A, Forcada P, Garcia-Elias M, Llusá Pérez M. Atlas de Disección Anatomoquirurgica de la Muñeca y de la Mano. Elsevier/Masson. 2007.

López-Graña G, Beredjiklian PK, Weiland AJ. Vascularized bone grafting for scaphoid nonunion. Techniques in Hand and Upper Extremity Surgery. 1999;3(2):105-9.

Mih AD. Vascularized bone graft for scaphoid nonunions. Techniques in Hand and Upper Extremity Surgery. 2004;8(3):156-60.

Muzaffar AR, Carter PR. Vascularized bone grafting and Herbert screw fixation of scaphoid nonunions with avascular proximal poles. Techniques in Hand and Upper Extremity Surgery. 2002;6(3):155-64.

Pokorny JJ, Davids H, Moneim MS. Vascularized bone graft for scaphoid nonunion. Techniques in Hand and Upper Extremity Surgery. 2003;7(1):32-6.

Ribak S, Gonzalez Medina CE, Mattar Jr R, et al. Treatment of scaphoid nonunion with vascularised and nonvascularised dorsal bone grafting from the distal radius. International Orthopaedics (SICOT). 2010;34:683-8.

Sheetz KK, Bishop AT, Berger RA. The arterial blood suply of the distal radius and ulna and its potential use in vascularized pedicles boné grafts. J Hand Surg Am. 1995;20:902-14.

Wolfe S, Hotchkiss RN, Pederson WC, Kozin SH. Green's Operative Hand Surgery, 6th Edition.

Zaidenberg C, Siebert JW, Angriniani C. A new vascularised bone graft for scaphoid nonunion. J Hand Surg Am. 1991;16:474-8.

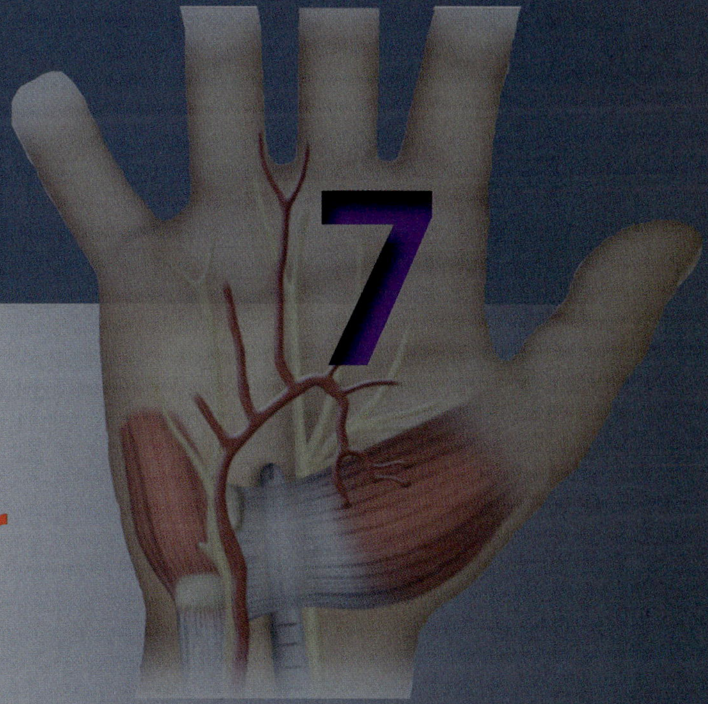

7

Pseudoartrose de escafoide: enxerto vascularizado volar

Luis Renato Nakachima
Fábio Augusto Caporrino
Carlos Henrique Fernandes
João Baptista Gomes dos Santos
Marcela Fernandes

INTRODUÇÃO

A pseudoartrose do escafoide é tema frequente de pesquisa na literatura mundial. Faz parte da evolução natural da fratura do escafoide não tratada, seja por omissão do próprio paciente que não procura auxílio médico devido à pobreza de sinais e sintomas, seja por falta dos diagnósticos clínico e radiográfico, bem como por tratamento com tipo ou tempo de imobilização inadequados. A importância da fratura do escafoide reside no fato de ser o osso do carpo mais frequentemente traumatizado, muitas vezes de difícil diagnóstico e por necessitar de períodos prolongados de imobilização gessada. As fraturas do escafoide apresentam índice de consolidação superior a 90% quando diagnosticadas precocemente e tratadas corretamente. Aquelas com desvio ou associadas a instabilidades cárpicas apresentam pior resposta ao tratamento clínico. As fraturas não consolidadas constituem as pseudoartroses, cujo tratamento ainda gera muitas discussões, variando desde a conduta expectante até o tratamento cirúrgico. O fato é que atualmente acredita-se que a evolução natural dessas pseudoartroses seja a artrose progressiva do punho, mesmo em indivíduos pouco sintomáticos, sem que se possa prever quando ela irá ocorrer. O objetivo do tratamento é restabelecer a consolidação, o formato e o comprimento do escafoide, promovendo mínima lesão às estruturas ligamentares, a fim de evitar a progressão para o colapso do carpo. Apesar de diversos tipos de tratamento, com técnicas de enxertia e osteossíntese cada vez mais diferenciadas, observamos que os índices de consolidação, que giram em torno de 90%, não apresentam melhora significativa, bem como o tempo de imobilização pós-operatória, que permanece bastante elevado, levando a grandes períodos de afastamento do trabalho e consequentes implicações socioeconômicas. Algumas técnicas descritas com enxertos ósseos vascularizados vêm sendo estudadas ao longo dos últimos anos no tratamento da pseudoartrose do escafoide, com índices e tempo de consolidação promissores. Apesar de apresentarem dificuldade técnica superior aos enxertos ósseos convencionais, podem ser úteis nas pseudoartroses associadas ou não a possíveis fatores de mau prognóstico, como necrose óssea, devido à sua vascularização peculiar, à cirurgia prévia e ao tempo prolongado de evolução da pseudoartrose.

Neste capítulo, abordaremos o tratamento cirúrgico da pseudoartrose do escafoide, por meio de técnica proposta por Mathoulin e Haerle (1998), utilizando enxerto vascularizado ventral do rádio distal, baseado no arco palmar do carpo (Figura 7-1), descrito por Kuhlmann e Surville (1980a).

CLASSIFICAÇÃO

A localização do traço de uma fratura de escafoide pode determinar diferentes tipos de evolução e consequentemente nos orientar em relação ao tipo de tratamento e prognóstico, tanto no tratamento da lesão aguda, como nas pseudoartroses já instaladas. Elas são divididas em lesões do terço proximal, médio (cintura) e distal (Figura 7-2). As do polo proximal apresentam pior prognóstico e estão mais frequentemente associadas à necrose.

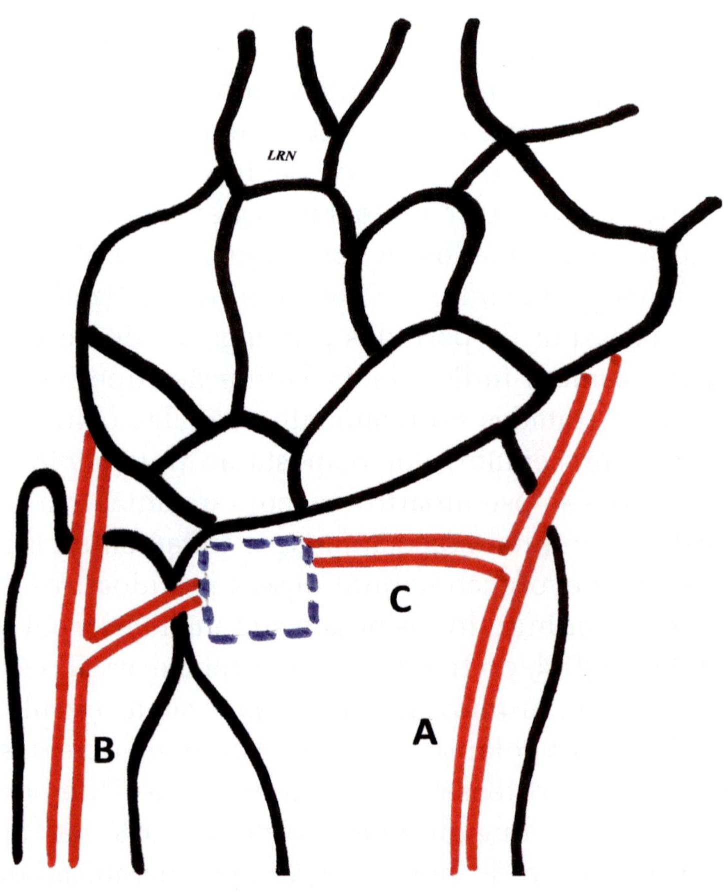

FIGURA 7-1 • A. Artéria ulnar. B. Artéria radial. C. Ramo radial do arco palmar do carpo.

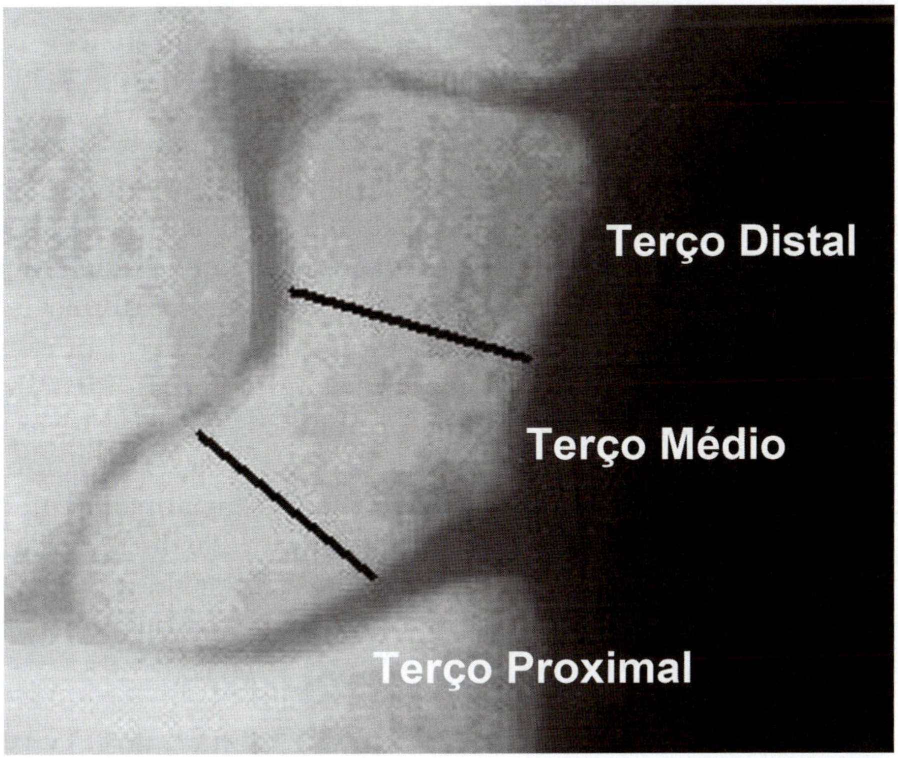

FIGURA 7-2 • Localização do traço.

A conduta e o prognóstico nas pseudoartroses de escafoide dependem de uma série de fatores, como formato do escafoide, presença de instabilidade, artrose e necrose associadas. A Classificação de Alnot (Tabela 7-1), leva em consideração estes dados, nos auxiliando no entendimento dos processos evolutivos da lesão.

TABELA 7-1 Classificação de Alnot para pseudoartrose de escafoide

Grau		Descrição
I		Linear sem alteração de forma, instabilidade ou desalinhamento carpal
II	A	Estável, com reabsorção incipiente sem instabilidade ou desalinhamento carpal
	B	Defeito volar com reabsorção e flexão do polo distal, associado a deformidade em DISI (*dorsal intercaleted segment instability*)
III	A	Com artrose isolada no estiloide radial
	B	Com artrose radiocarpal ou intracarpal
IV	A	Com necrose do polo proximal, com desalinhamento carpal e sem artrose
	B	Com necrose do polo proximal e com artrose radiocarpal e/ou intracarpal

DIAGNÓSTICO

O diagnóstico clínico da pseudoartrose de escafoide deve ser suspeitado na queixa de dor localizada no lado radial do punho, muitas vezes associado à diminuição de força de preensão e arco de movimento e com história de trauma prévio normalmente em hiperextensão do punho. Os exames subsidiários de utilidade no diagnóstico da patologia são: raios X simples, tomografia computadorizada e ressonância magnética.

Nos exames de imagem podemos observar a ausência de consolidação óssea do escafoide, com presença de reabsorção no foco (Figura 7-3) e eventual presença de cistos e esclerose na medular. Devemos avaliar ainda o formato do escafoide, sinais de instabilidade e desalinhamento carpal, bem como a presença de necrose óssea e presença de artrose, fatores estes que interferem na conduta a ser tomada. O aumento de densidade óssea do polo proximal ao raios X simples sugere mas tem pouca acurácia na necrose óssea. A ressonância magnética (Figura 7-4) tem sensibilidade de 55%, especificidade de 94% e acurácia de 79% no diagnóstico da necrose avascular do escafoide. A real situação vascular só pode ser determinada no intraoperatório, observando-se o sangramento ósseo com a perfuração da parte avaliada.

EXAMES COMPLEMENTARES

Raios X do punho direito: pseudoartrose do escafoide no terço médio (cintura) (Figura 7-5).

- Ausência de sinais de osteonecrose.
- Ausência de sinais de osteoartrose.

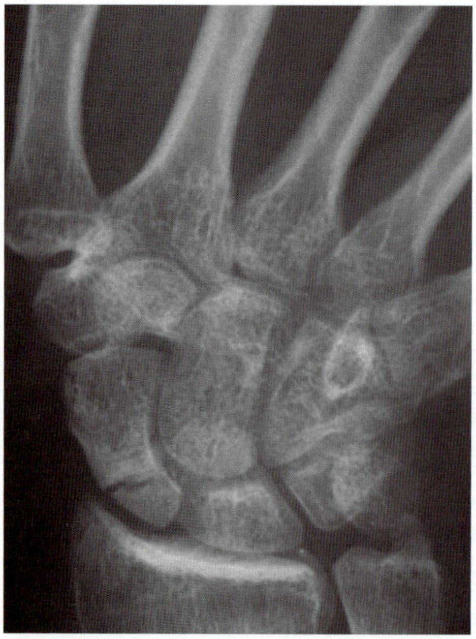

FIGURA 7-3 • Raios X do punho em incidência posteroanterior e desvio ulnar, evidenciando pseudoartrose do polo proximal do escafoide.

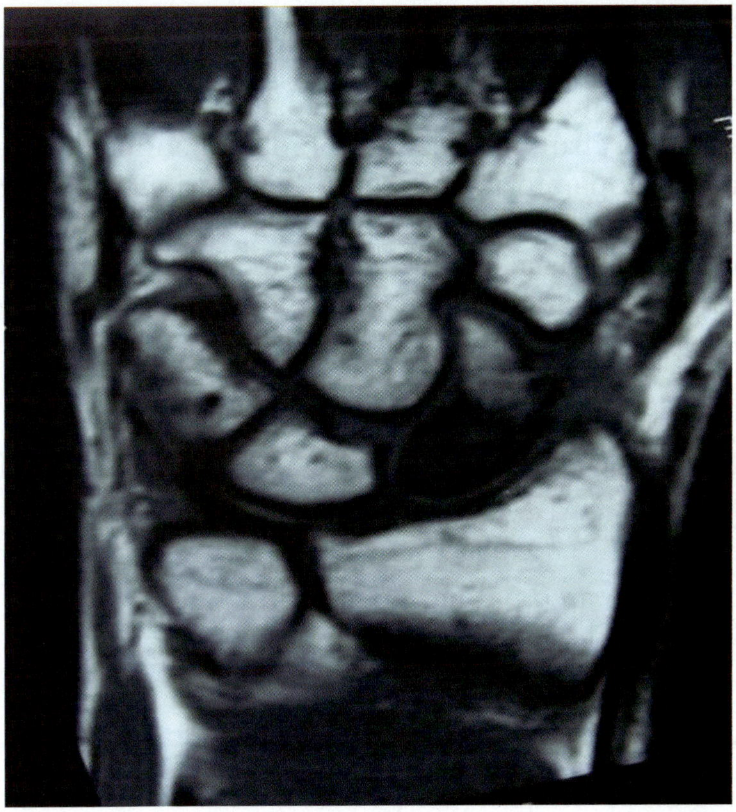

FIGURA 7-4 • Ressonância magnética sugestiva de necrose do pólo proximal.

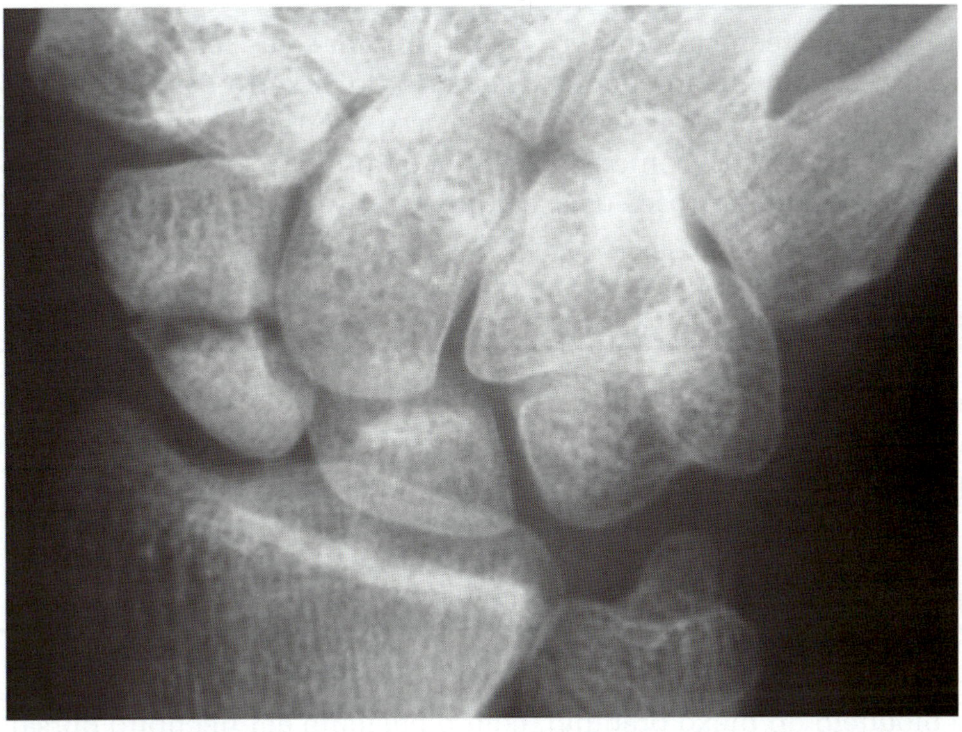

FIGURA 7-5 • Pseudoartrose da cintura do escafoide.

TRATAMENTO

Como discutido anteriormente, o tratamento da pseudoartrose do escafoide é eminentemente cirúrgico, e a técnica cirúrgica a ser escolhida dependerá das características radiográficas, da avaliação intraoperatória da lesão e da experiência do cirurgião. Em meio as técnicas conhecidas, podemos escolher entre as vias de acesso dorsal ou volar, utilização ou não de parafusos na estabilização, enxertos avasculares do rádio distal ou ilíaco e os vários modos de enxertos vascularizados. Eventualmente, na presença de artrose no estiloide radial, pode-se associar a estiloidectomia limitada.

TRATAMENTO CIRÚRGICO DA PSEUDOARTROSE DO ESCAFOIDE COM ENXERTO ÓSSEO VASCULARIZADO VENTRAL DO RÁDIO DISTAL

Com base no ramo radial do arco palmar do carpo.

Indicações

A técnica pode ser realizada em qualquer pseudoartrose do escafoide com ou sem necrose do polo proximal do escafoide, instabilidades ou qualquer outro fator de mau prognóstico, como cirurgia prévia.

Contraindicações

As contraindicações à técnica são relativas, e limitam-se às lesões com grandes perdas e reabsorções ósseas, devido à pequena dimensão do enxerto e a possibilidade de lesão do pedículo vascular, em cirurgia prévia por acesso ventral. A presença de artrose radiocarpal e intracarpal constitui contraindicação a qualquer técnica para restabelecimento e consolidação nas pseudoartroses de escafoide.

Complicações

Ainda que não frequente, a possibilidade de calcificação do pedículo e fraturas articulares na fossa do semilunar ou incisura ulnar, devido à localização da retirada do enxerto, é uma complicação a ser considerada.

Técnica cirúrgica

O paciente deve ser submetido à anestesia locorregional do membro superior acometido, por meio de bloqueio do plexo braquial, com o paciente em decúbito dorsal horizontal, associado ou não à anestesia geral, quando necessária.

Inicia-se o procedimento com a antissepsia e assepsia do membro, seguida de colocação de campos estéreis, sobre uma mesa lateral, como apoio para o membro a ser operado, com abdução de 90 graus e rotação externa do ombro, cotovelo em extensão total e antebraço supinado. A seguir, procede-se o esvaziamento gravitacional, somente com a elevação do membro por um período de cinco minutos e, a seguir, o garroteamento com aparelho pneumático.

A incisão da pele é realizada em traço longitudinal na topografia do tendão do flexor radial do carpo, com tamanho aproximado de 8 cm, em linha quebrada no nível da prega do punho, com leve inclinação radial (Figura 7-6).

A seguir, a incisão do tecido celular subcutâneo e bainha do tendão flexor radial do carpo é realizada em linha com a incisão da pele. O tendão é afastado para o lado radial e procede-se a abertura de seu assoalho, também em sentido longitudinal. Efetua-se dissecção romba do tecido adiposo, onde se encontra a origem do ramo radial do arco palmar do carpo na artéria radial, sem que se realize sua esqueletização, expondo o músculo pronador quadrado, recoberto pela sua fáscia, e a cápsula articular do punho. Incisamos a cápsula da articulação radioulnar distal, em sentido longitudinal, com extensão aproximada de 1 cm, para locar afastador tipo Bennet, que auxilia no distanciamento dos tendões flexores e do nervo mediano para o lado ulnar. A abertura da fáscia do músculo pronador quadrado é realizada por meio de incisão transversa, localizada aproximadamente 1 cm proximal à transição com a cápsula articular (Figura 7-7).

Nesse momento, com o afastamento proximal do músculo, o ramo radial do arco palmar do carpo em toda sua extensão é visibilizado, juntamente com suas veias comitantes (Figura 7-8).

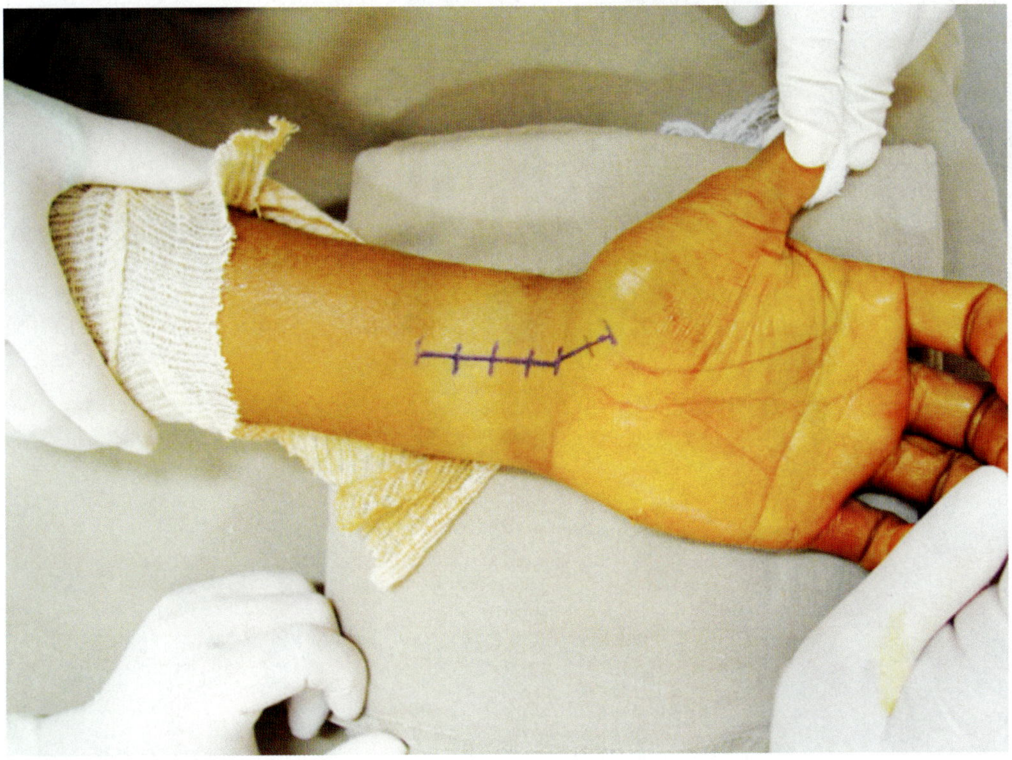

FIGURA 7-6 • Via de acesso.

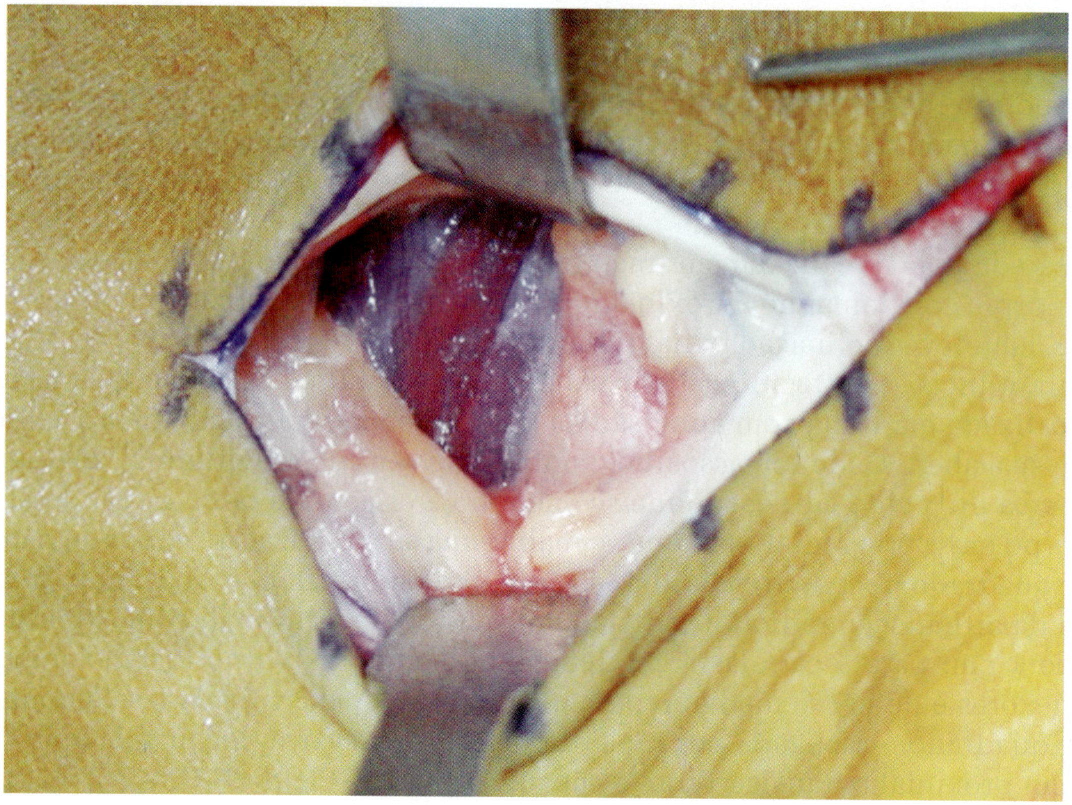

FIGURA 7-7 • Exposição profunda do acesso.

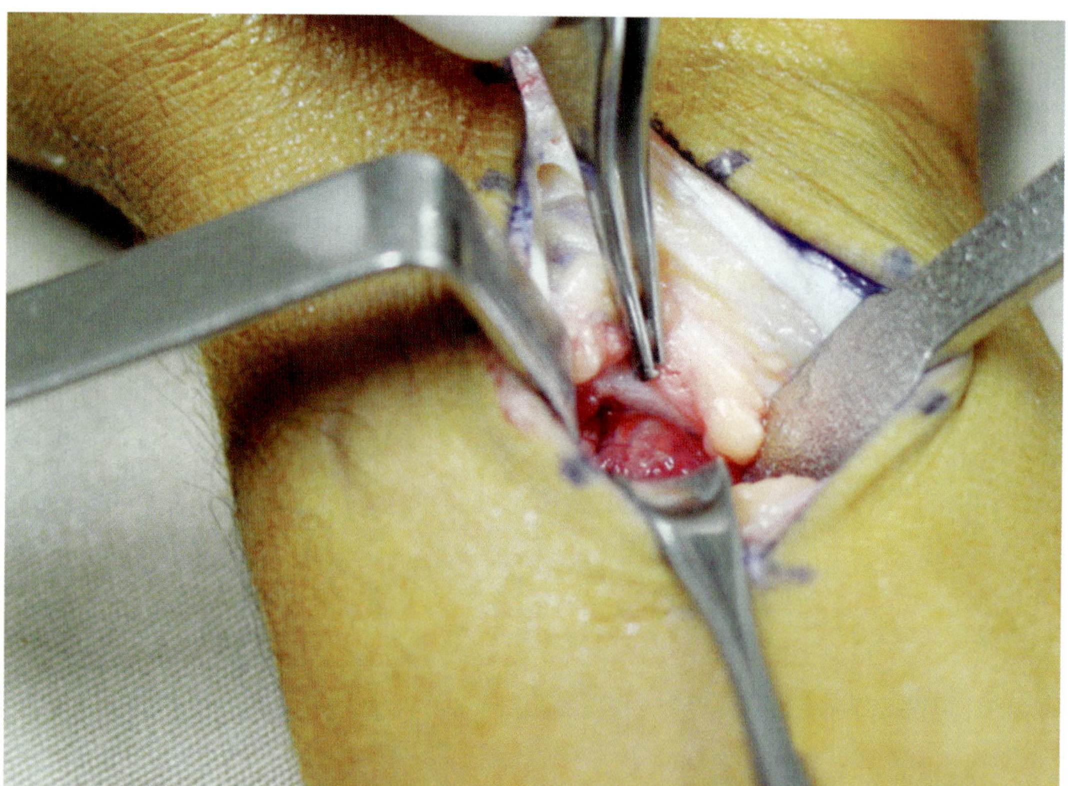

FIGURA 7-8 • Ramo radial do arco palmar do carpo.

Localiza-se a articulação radiocárpica com o auxílio de agulha hipodérmica, e a hemostasia é realizada no território que circunda o pedículo e o enxerto. A seguir, efetua-se incisão transversa da cápsula ventral, distal à margem articular do rádio até a região próxima à articulação radioulnar distal. Uma incisão longitudinal é feita no sentido proximal até o término da cápsula. Com o auxílio de osteótomos delicados, é realizada a elevação de enxerto ósseo de aproximadamente 1 cm^3 da região ventral do rádio, próximo às articulações radiocárpica e radioulnar distal (Figura 7-9).

A dissecção do pedículo é realizada de modo subperiostal, de ulnar para radial, e apresenta dimensões aproximadas de 4 cm de comprimento e 1 cm de largura (Figura 7-10). Esse tamanho possibilita sua rotação e utilização do enxerto em qualquer nível do escafoide.

Neste momento, o garrote é esvaziado para verificação de sangramento proveniente do enxerto (Figura 7-11), sendo a seguir novamente insuflado.

Na segunda etapa da cirurgia, efetua-se incisão oblíqua da cápsula na topografia do escafoide. O foco da pseudoartrose é identificado (Figura 7-12), e as bordas da lesão curetadas, bem como todo osso de aspecto esclerótico dos fragmentos proximal e distal, tomando-se cuidado com a cartilagem articular em todas as faces, promovendo uma abertura com o formato retangular na face ventral do escafoide, constituindo assim, o futuro leito receptor para o enxerto obtido (Figura 7-13).

A seguir, o escafoide é reduzido e alongado, quando necessário, e fixado com um fio de Kirschner (diâmetro = 0,8 mm), do tubérculo do escafoide em direção proximal, cruzando o foco de pseudartrose, próximo à sua superfície ventral (Figura 7-14).

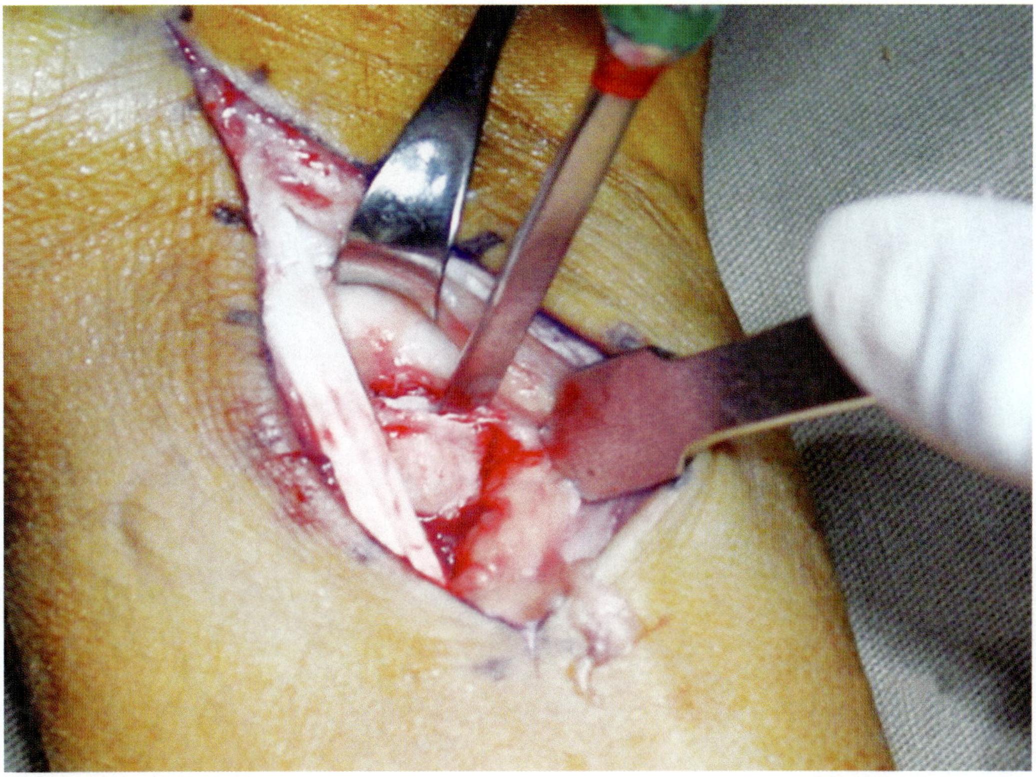

FIGURA 7-9 • Elevação do enxerto.

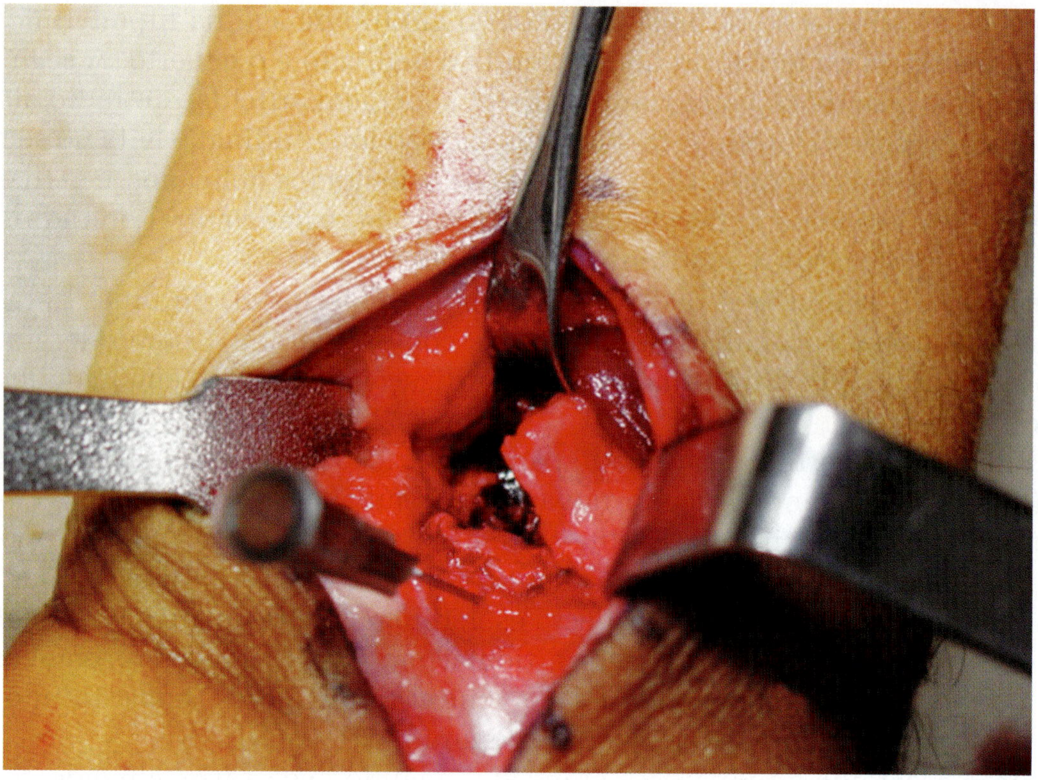

FIGURA 7-10 • Pedículo vascular com o enxerto ósseo elevado.

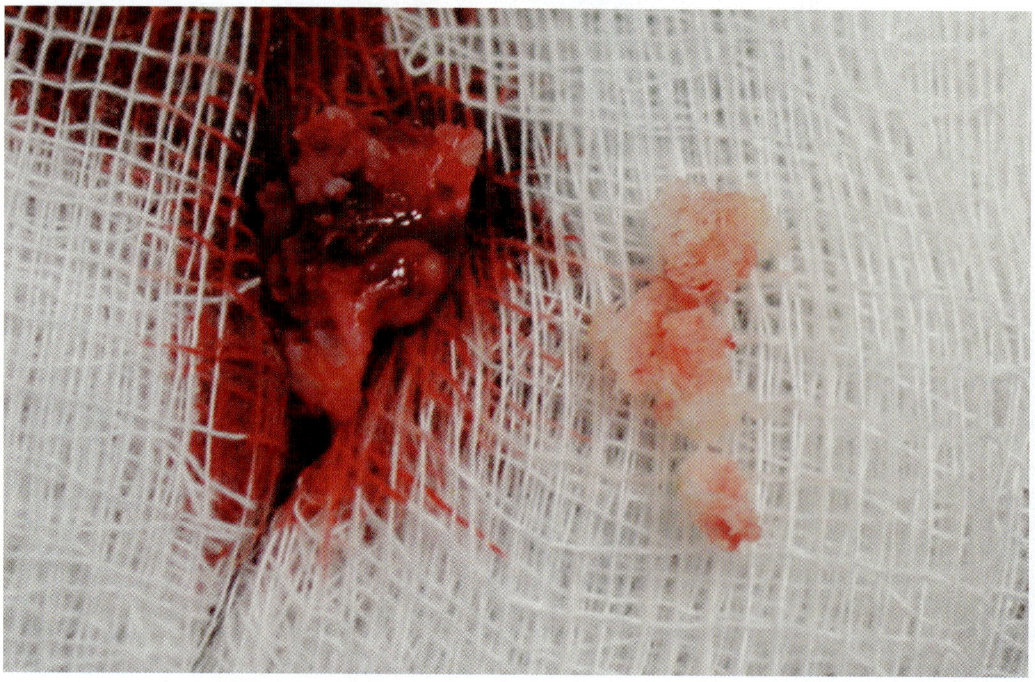

FIGURA 7-11 • Enxerto ósseo vascularizado, comparado a fragmentos de osso esponjoso avascular.

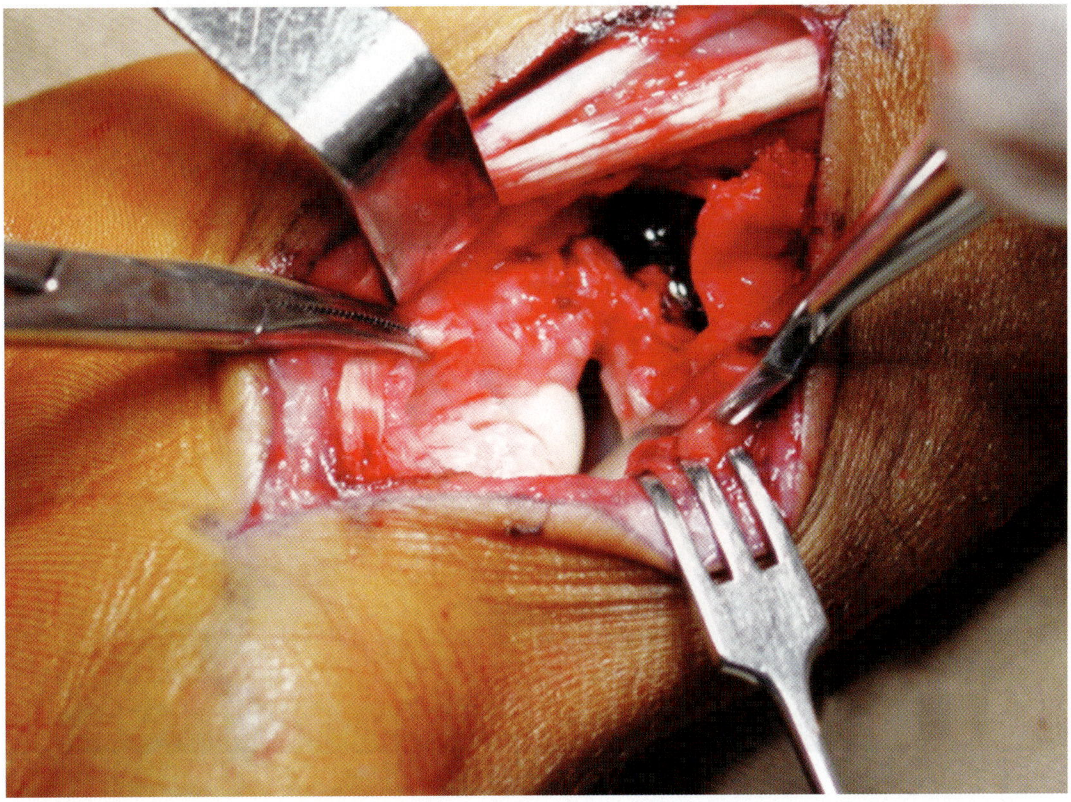

FIGURA 7-12 • Foco da pseudoartrose do escafoide.

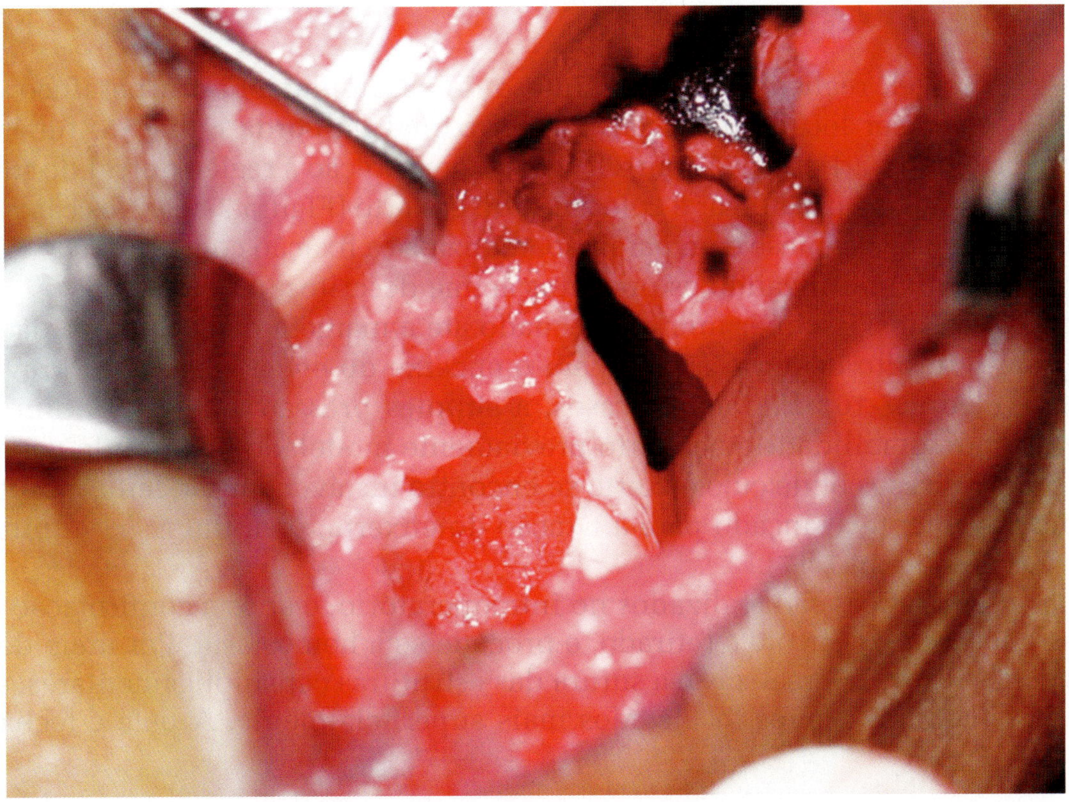

FIGURA 7-13 • Preparo do leito receptor do enxerto.

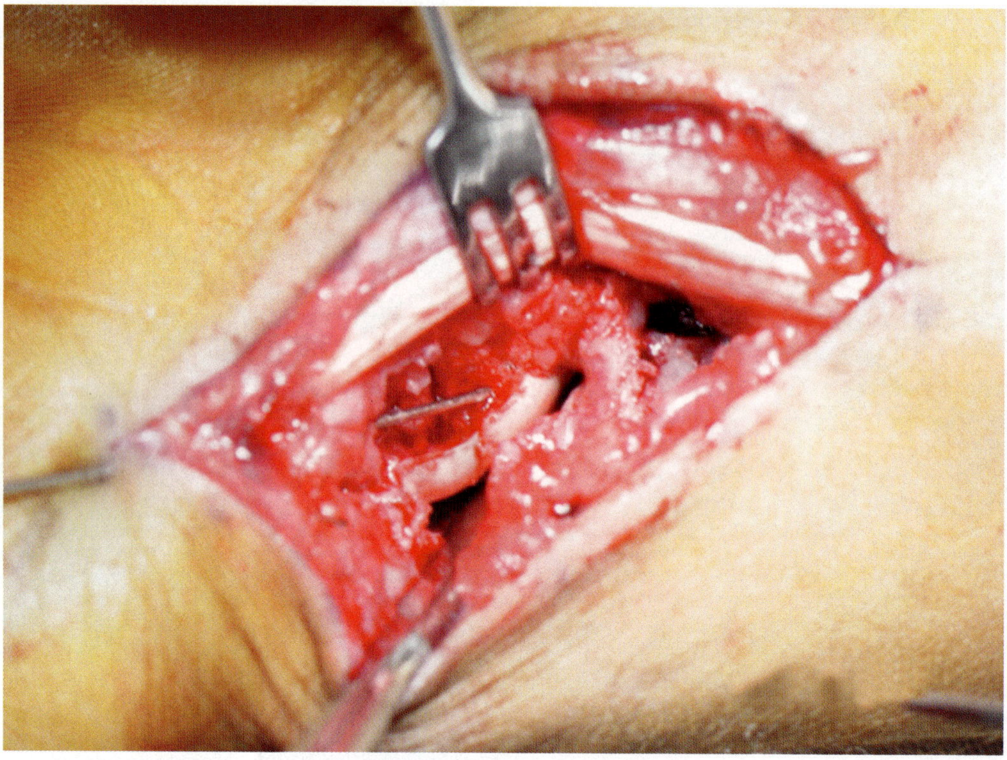

FIGURA 7-14 • Estabilização inicial do escafoide.

Quando possível, realiza-se a osteossíntese do escafoide com um parafuso de compressão. Ele deve ser locado de distal para proximal da borda radial do tubérculo do escafoide, próximo à articulação com o trapézio, em direção à região dorsal do fragmento proximal, a fim de não prejudicar a colocação do enxerto (Figura 7-15). Nos casos em que não é possível a osteossíntese com parafuso, realiza-se a fixação com um fio de Kirschner (diâmetro = 1,5 mm), utilizando os preceitos acima descritos.

A seguir, o fio de Kirschner inicial é recuado até a margem distal do foco da pseudoartrose, com o intuito de abrir espaço para o encaixe do enxerto, no leito previamente preparado (Figura 7-16). Em alguns casos, a simples pressão associada a um perfeito encaixe confere estabilidade ao enxerto previamente modelado, não sendo necessária a sua fixação. Nos casos onde cujo enxerto se encontra instável em seu leito receptor, o fio recuado é novamente avançado para a fixação do enxerto, com um risco mínimo à sua vascularização (Figura 7-17).

Exames radiográficos são realizados no intraoperatório, e após a confirmação de osteossíntese adequada, o garrote é retirado, e procede-se a hemostasia. Por meio de pontos simples com Vicryl® 2.0, realiza-se a sutura das estruturas capsuloligamentares, seguida, quando possível, dos planos localizados mais superficialmente. A pele é fechada com Nylon® 5.0.

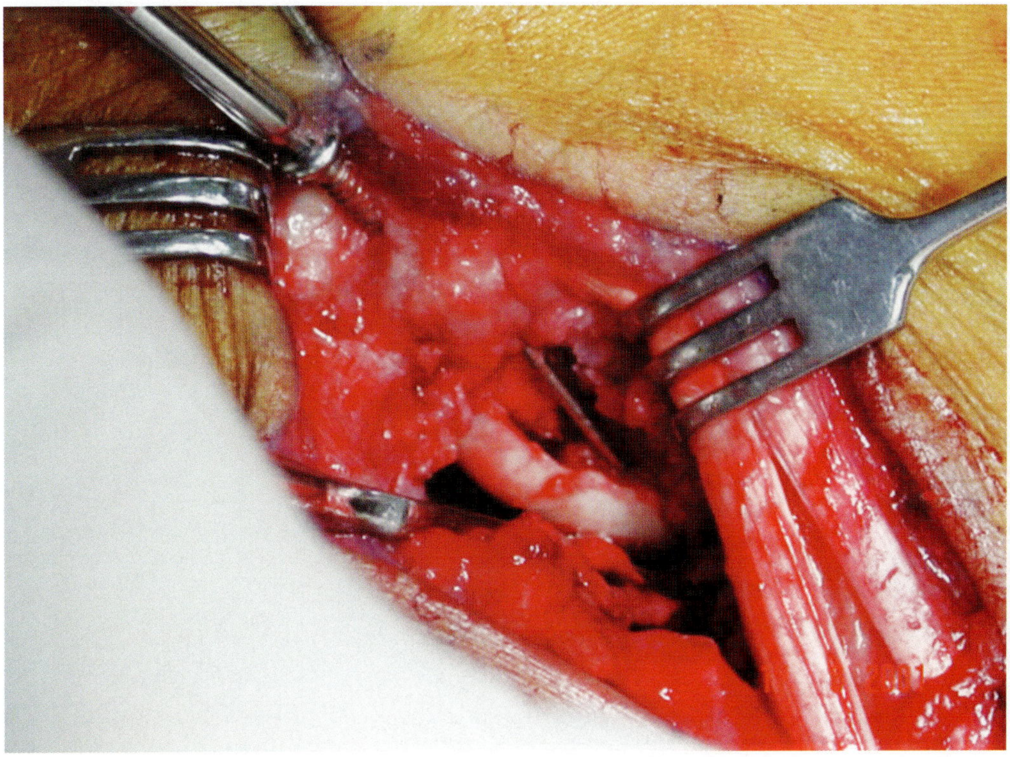

FIGURA 7-15 • Osteossíntese com parafuso.

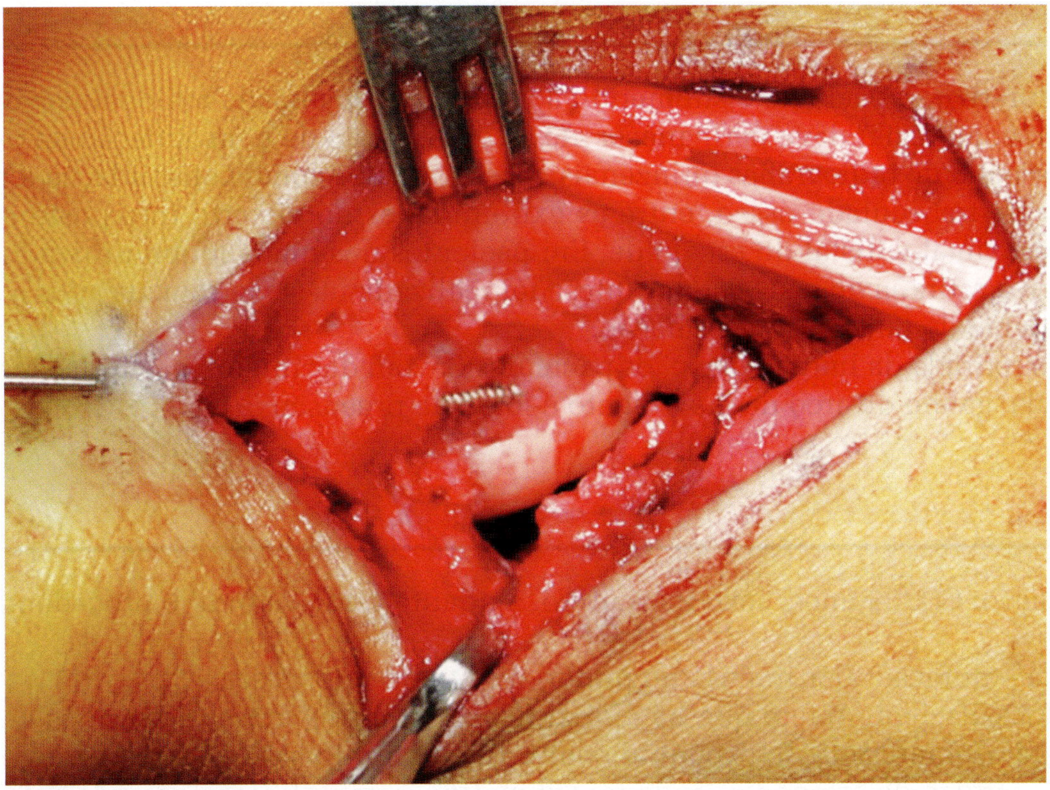

FIGURA 7-16 • Cavidade preparada.

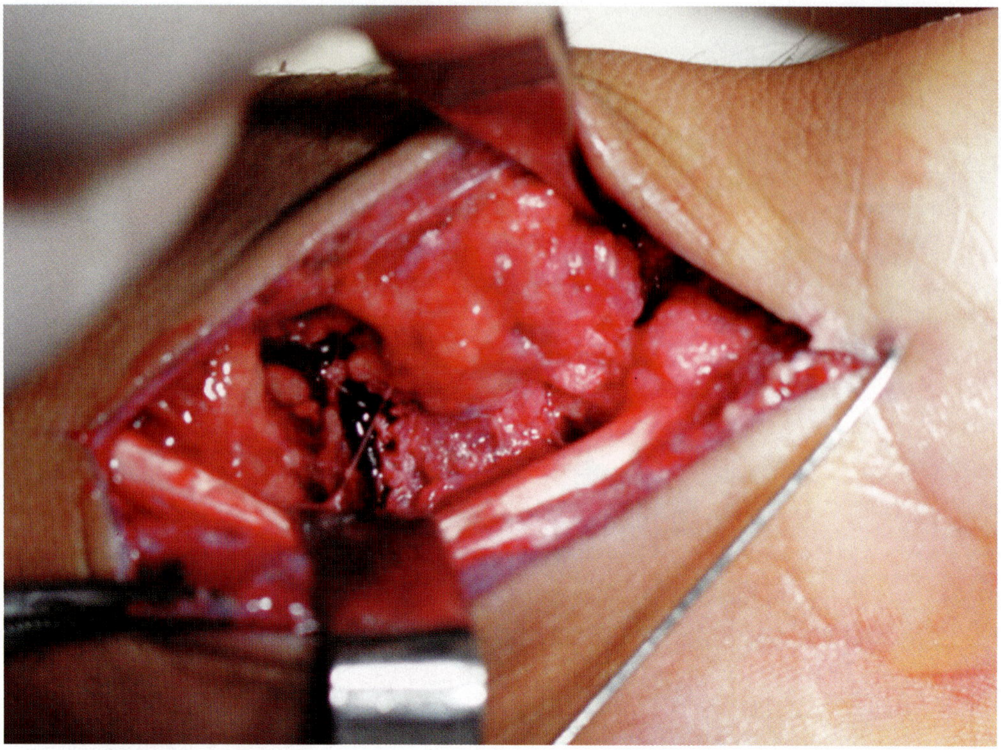

FIGURA 7-17 • Enxerto locado.

Pós-operatório

Após o curativo, o paciente é submetido à imobilização gessada axilopalmar incluindo o polegar, com a qual deve permanecer até a confirmação de consolidação da pseudoartrose, por meio de radiografias quinzenais. Interpretamos como consolidação a presença de ponte de trabeculado ósseo, entre as extremidades do enxerto interposto e os fragmentos proximal e distal do escafoide. Em pacientes nos quais foram utilizados fios de Kirschner, a retirada de material de síntese foi realizada na sexta semana após a cirurgia, independente do fator de consolidação.

Após a retirada da imobilização, os pacientes devem dar início à reabilitação, visando a analgesia, ganho de arco de movimento e força de preensão.

Caso clínico

Identificação: CG, 32 anos, sexo masculino, ajudante geral, natural e procedente de São Paulo.

Queixa – duração: Dor intensa no punho direito há seis meses.

H.P.M.A.: Paciente refere que há aproximadamente seis meses sofreu queda da própria altura, durante luta de capoeira, com trauma em hiperextensão do punho direito. Procurou serviço de ortopedia, onde foi submetido à imobilização gessada antebraquiopalmar por uma semana, tendo alta a seguir. Devido à persistência da dor e à diminuição de força, apesar de não acompanhada de edema, procurou outros serviços, evoluindo sem melhora do quadro.

Exame físico ortopédico

- Dor à palpação da tabaqueira anatômica.
- Edema leve.
- Força de preensão palmar D: 42 Kgf.
- Força de preensão palmar E: 40 Kgf.
- Flexão D: 60°.
- Flexão E: 90°.
- Extensão D: 55°.
- Extensão E : 90°.
- Desvio radial D: 6°.
- Desvio radial E: 15°.
- Desvio ulnar D: 48°.
- Desvio ulnar E: 50°.

Conduta

Paciente submetido a tratamento cirúrgico da pseudoartrose do escafoide, com enxerto ósseo vascularizado do rádio distal, baseado no ramo radial do arco palmar do carpo, pela técnica descrita por Mathoulin e Haerle. Foi realizada a osteossíntese com um parafuso de microfragmentos de diâmetro 2,0 mm. Permaneceu com imobilização gessada por oito semanas, sendo submetido a exames radiográficos a cada duas semanas, até a oitava semana, quando foi constatada a consolidação (Figura 7-18). A seguir, o paciente foi encaminhado para reabilitação.

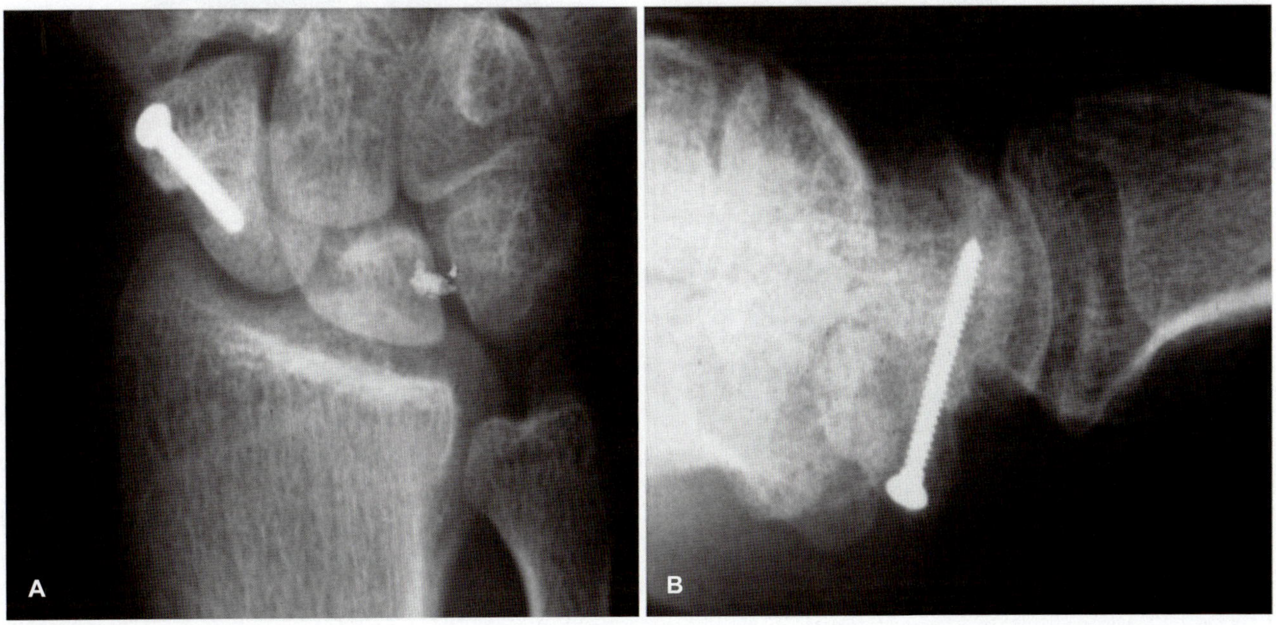

FIGURA 7-18 • A e B. Consolidação óssea na oitava semana pós-operatória.

Evolução

Após oito meses de reabilitação, o paciente se encontrava sem dor, tendo retornado às atividades de trabalho e capoeira sem restrições, com o seguinte exame físico (Figura 7-19):

- Força de apreensão palmar: 48 Kgf.
- Flexão: 90°.
- Extensão: 80°.
- Desvio radial: 15°.
- Desvio ulnar: 40°.

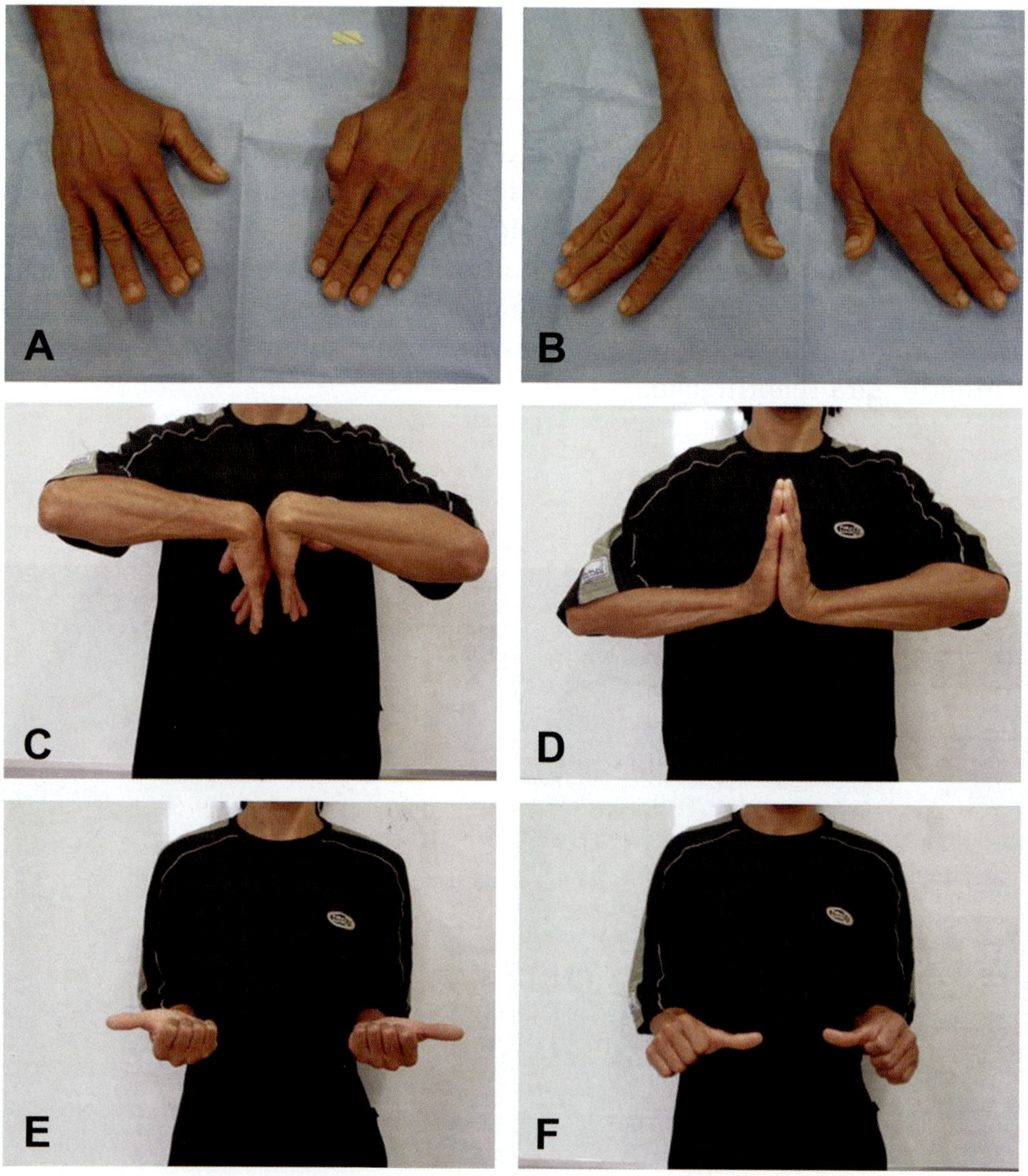

FIGURA 7-19 • A. Desvio radial. B. Desvio ulnar. C. Flexão. D. Extensão. E. Supinação. F. Pronação.

Referências

Andrews J, Miller G, Haddad R. Treatment of scaphoid nonunion by volar inlay distal radius bone graft. J Hand Surg. 1985; 10B:214-6.

Belsole RJ, Hilbelink R, Lewellyn JA et al. Computed analyses of the pathomechanics of scaphoid waist nonunion. J Bone J Surg. 1991; 16A:899-906.

Berná JD, Abaledejo F, Sanchez-Cañizares MA et al. Scaphoid fractures and nonunions: a comparison between panoramic radiography and plain x-rays. J Hand Surg. 1998; 23B:328-31.

Boyer MI, Von Schroeder HP, Axelrod TS. Scaphoid nonunion with avascular necrosis of the proximal pole. J Hand Surg. 1998; 23B:686-90.

Caporrino FA. Tratamento cirúrgico da pseudartrose do escafoide com enxerto ósseo vascularizado dorsal do rádio distal, baseado na artéria suprarretinacular intercompartimental 1,2. São Paulo, 2001. [Tese – Doutorado — UNIFESP - Escola Paulista de Medicina].

Dailiana ZH, Malizos KN, Zachos V et al. Vascularized bone grafts from the palmar radius for the treatment of waist nonunions of the scaphoid. J Hand Surg Am. 2006; 31(3):397-04.

Fox MG, Gaskin CM, Chhabra AB et al. Assessment of scaphoid viability with MRI: a reassessment of findings on unenhanced MR images. AJR Am J Roentgenol, 2010 Oct; 195(4):W281-6.

Gras M, Mathoulin C. Vascularized bone graft pedicled on the volar carpal artery from the volar distal radius as primary procedure for scaphoid non-union. OrthopTraumatol Surg Res. 2011 Dec; 97(8):800-6.

Green DP. The effect of avascular necrosis on Russe bone grafting for scaphoid nonunion. J Hand Surg. 1985; 10A: 5:597-605.

Guimberteau JC, Panconi B. Recalcitrant non-union of the scaphoid treated with a vascularized bone graft based on the ulnar artery. J Bone J Surg. 1990; 72A:88-97.

Jessu M, Wavreille G, Strouk G et al. Scaphoid nonunions treated by Kuhlmann's vascularized bone graft: radiographic outcomes and complications. Chir Main. 2008 Apr-Jun;27(2-3):87-96.

Kawai H, Yamamoto K. Pronador quadratus pedicled bone graft for old scaphoid fractures. J Bone Joint Surg. 1988; 70B:829-31.

Kuhlmann JN, Surville G. Greffon Osseux Pedicule Sur L`Artere Transverse du Carpe (Ramus Carpeus Palmares). Bull Assoc Anat. 1980a;185: 243-52.

Kuhlmann JN, Minoun M, Boabighi A. Vascularized bone graft pedicled on the volar carpal artery for non-union of the scaphoid. J Hand Surg. 1987; 12B:203-10.

Mack CG, Bosse LCMJ, Gelberman RH, Yu E. The Natural Histoty of Scaphoid Non-Union. J Bone J Surg. 1984; 6A:4: 504-9.

Mathoulin C, Haerle M. Vascularized bone graft from the palmar carpal artery for treatment of scaphoid nonunion. J Hand Surg. 1998; 23B: 3:318-23.

Merrel GA, Wolfe SW, Slade JF 3rd. Treatment of scaphoid nonunions: quantitative meta-analysis of the literature. J Hand Surg Am. 2002 Jul; 27(4):685-91.

Molen ABMVD, Groothoff JW, Visser GJP et al. Time off work due to scaphoid fractures and other carpal injuries in the netherlands in the period 1990 to 1993. J Hand Surg. 1999; 24B:193-8.

Nakachima LR. Tratamento cirúrgico da pseudoartrose do escafoide com enxerto ósseo vascularizado ventral do rádio distal, baseado no ramo radial do arco palmar do carpo. São Paulo, 2001. [Tese – Doutorado – UNIFESP - Escola Paulista de Medicina].

Rayan GM. Fractures and nonunions of the scaphoid. J Okla State Med Assoc. 1996; 89:315-23.

Roy-Camille. Fractures et pseudarthroses du scaphoide moyen. Utilisation d'un greffon pedicule. Actual Chir Ortho R Poincare. 1965; 4:197-214.

Russe O. Fracture of the carpal navicular. J Bone Joint Surg. 1960; 42A: 759-68.

Shah J, Jones WA. Factors affecting the outcome in 50 cases of scaphoid nonunion treated with herbert screw fixation. J Hand Surg. 1998; 23B:680-5.

Schuind F, Haentjens P, Innis FV et al. Prognostic factors in the treatment of carpal scaphoid nonunions. J Hand Surg. 1999; 24A:761-76.

Taleisnik J, Kelly PJ. The extraosseous and intraosseous blood supply of the scaphoid bone. J Bone Joint Surg. 1966; 48A:1125-37.

Watson HK, Pitts EC, Ashmead IV et al. Dorsal aprroach to scaphoid nonunion. J Hand Surg. 1993; 18A:359-65.

Yuceturk A, Isiklar ZU, Tuncay C et al. Treatment of scaphoid nonunions with a vascularized bone graft based on the first dorsal metacarpal artery. J Hand Surg. 1997; 22B:425-7.

Zaidemberg C, Siebert JW, Angriani C. A new vascularized bone graft for scaphoid nonunion. J Bone J Surg. 1991; 16A:474-8.

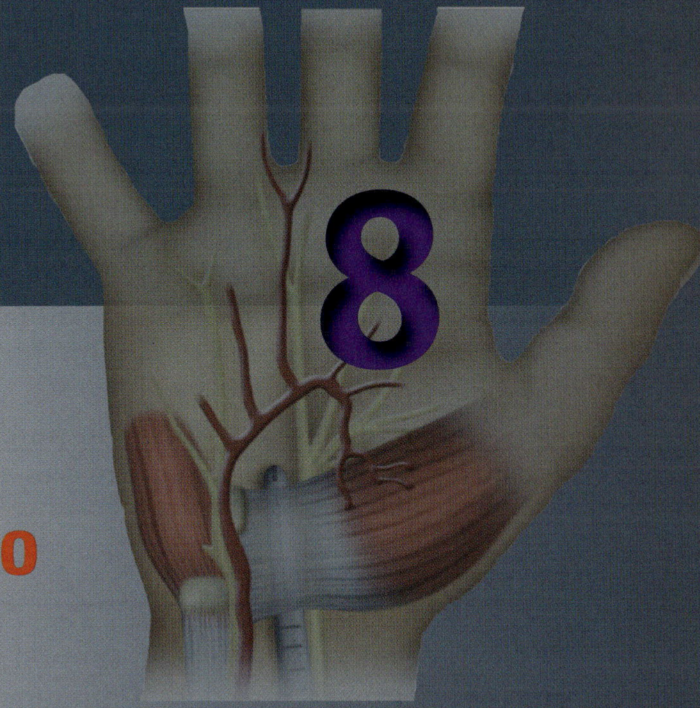

8

Pseudoartrose do escafoide: enxerto ósseo vascularizado do polegar

Jayme Augusto Bertelli
Cristiano Paulo Tacca

INTRODUÇÃO

Pacientes portadores de pseudoartrose do escafoide necessitam tratamento por diversas razões, incluindo dor, diminuição de movimento e força no polegar e punho afetados. O aparecimento dos sintomas tende a ser gradual, já que os pacientes se adaptam evitando movimentos dolorosos e alterando seus hábitos. A dor pode ocorrer durante a noite após uso intenso do punho e do polegar durante o dia. Eventualmente, os sintomas podem ser amplificados por um segundo trauma, no qual a pseudoartrose de escafoide pode ser detectada com radiografias simples. Quando sintomática, a pseudoartrose do escafoide requer tratamento cirúrgico.

O enxerto vascularizado tem obtido mais atenção no tratamento da pseudoartrose do escafoide devido a sua maior efetividade na promoção da cicatrização óssea em relação ao enxerto convencional, principalmente em situações difíceis como necrose avascular e pseudoartrose de longa data.

Em 1992, foi descrito o enxerto ósseo do polegar, pediculado na artéria dorsal do primeiro metacarpiano. Com base na nossa investigação anatômica, Yuceturk *et al.* reportou o uso bem-sucedido do enxerto vascularizado do polegar em quatro pacientes para o tratamento da pseudoartrose do escafoide. Mais recentemente, nós relatamos nossos resultados clínicos em uma série maior de pacientes. O enxerto vascularizado do polegar pode ser obtido tanto por abordagem volar como dorsal, dependendo da localização da pseudoartrose, o que representa a principal vantagem dessa técnica.

DIAGNÓSTICO

Ao exame, detectamos aumento de volume na inspeção no lado dorsorradial do punho, percebido principalmente quando a pseudoartrose tem longa evolução. Ocorre também limitação na amplitude de movimento, força de preensão e força da pinça. A palpação do estiloide radial e da tabaqueira anatômica é dolorosa, bem como o desvio radial forçado associado a flexão do punho incita dor no aspecto radial do punho na pseudoartrose do terço médio e distal do escafoide. Nos pacientes com pseudoartrose do terço proximal, a dor é percebida no lado dorsal do punho. Nestes pacientes, o teste de Watson pode provocar dor e crepitação, mas a pressão axial no polegar raramente é dolorosa.

Exames complementares

Radiografias do punho devem ser obtidas bilateralmente. Na incidência em perfil, o ângulo escafolunar é aferido e a diferença igual ou maior de 10 graus em relação ao lado não afetado é considerada patológica. O ângulo radiolunar maior de 15 graus é consistente com *dorsal intercalated segmental instability* (DISI). O comprimento do escafoide é medido na incidência posteroanterior (PA) com desvio ulnar. Alterações nos ângulos carpais e DISI são encontradas em 60% das pseudoartroses que envolvem o terço médio e distal do escafoide. Alterações do ângulo escafolunar e do comprimento do escafoide não são observadas na pseudoartrose do polo proximal. Alterações da altura carpal não são achado comum na pseudoartrose do escafoide. A incidência anteroposterior (AP) com preensão do punho é obtida para excluir lesão escafolunar. Na incidência PA determinamos o local da pseudoartrose e a existência de degeneração articular. O estiloide afilado (com osteófito) e a diminuição do espaço articular são comuns, mas geralmente não contraindicam a cirurgia reconstrutiva. Entretanto, alterações degenerativas que envolvem a articulação mediocarpal podem impedir a reconstrução do escafoide e resultar em cirurgias de salvação. Raramente usamos tomografia computadorizada (TC) ou ressonância magnética (RM) quando avaliamos pseudoartrose do escafoide. Ocasionalmente, a TC pode ser usada para diferenciar pseudoartrose de consolidação fibrosa do escafoide. A RM é usada para estudar o estado vascular do polo proximal do escafoide, porém atualmente há controvérsia em relação a seus achados. O padrão-ouro para acessar a vascularização do polo proximal do escafoide é o sangramento dele durante a cirurgia. Como sempre tratamos a pseudoartrose do polo proximal com enxerto vascularizado, a RM não interfere no nosso processo de decisão cirúrgica.

ENXERTO ÓSSEO VASCULARIZADO DO POLEGAR

Consiste no enxerto ósseo retirado do primeiro metacarpiano dorsal pediculado na artéria dorsal do primeiro metacarpiano.

Indicações

- Pseudoartroses do escafoide com mais de 6 meses de evolução.

Contraindicações

- Osteoartrose ampla radiocarpal e mediocarpal.
- Trauma ou cirurgia prévia no primeiro metacarpiano.

Anatomia relacionada

A artéria dorsal do primeiro metacarpiano (ADPM), a qual tem na média 1 mm de diâmetro, origina-se da artéria radial 5 a 10 mm proximal da articulação trapézio-metacarpiano (ATM). Depois de sua origem na tabaqueira anatômica, a ADPM cruza a ATM de ulnar para radial. Na base do primeiro metacarpiano, ela corre ao longo do aspecto ulnar da inserção do abdutor longo do polegar (ALP) (Figura 8-1). Então, a artéria continua seu curso ao longo do terço radial no lado dorsal do primeiro metacarpiano, em íntimo contato com o periósteo, porém com uma camada de fáscia. A ADPM atinge o lado radial da cabeça do primeiro metacarpiano, e neste nível forma anastomose com a artéria colateral radial palmar do polegar. Inicialmente, a ADPM corre entre o extensor curto (ECP) e longo do polegar (ELP). No terço médio e distal do primeiro metacarpiano, a artéria corre radial ao ECP. Duas veias concomitantes acompanham a ADPM. A ADPM emite alguns ramos osteoperiosteais ao longo do seu curso, sendo os mais calibrosos situados no terço proximal e distal do primeiro metacarpiano. O enxerto ósseo proposto é elevado da cabeça do primeiro metacarpiano e o pedículo tem comprimento superior a 50 mm.

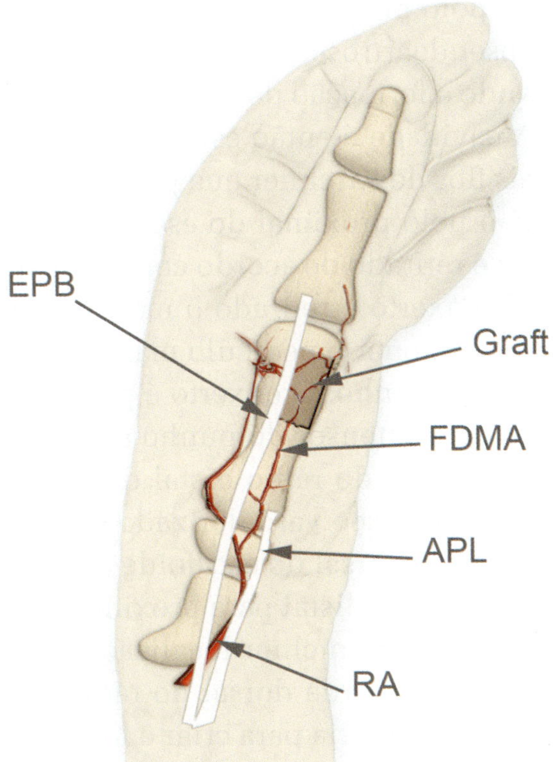

FIGURA 8-1 • Representação esquemática da anatomia da artéria dorsal do primeiro metacarpiano (ADPM).

TÉCNICA CIRÚRGICA

Abordagem palmar

Indicada para pseudoartrose do terço médio e distal do escafoide. A incisão é feita sobre o flexor radial do carpo e ao longo da junção palmar e dorsal da pele da eminência tenariana (Figura 8-2). Após identificação do foco de pseudoartrose, os tecidos fibrosos e não viáveis são removidos. O punho é fletido para corrigir o desvio dorsal do semilunar, e o semilunar é temporariamente pinado ao rádio. Então, o punho é estendido e desviado ulnarmente e o defeito é mensurado (Figura 8-3). O enxerto vascularizado é então retirado (Figuras 8-4 e 8-5). Um túnel de 2 cm de diâmetro abaixo da inserção tendínea do abdutor longo do polegar é criado (Figura 8-6). O enxerto é então passado abaixo do ECP e do ALP, e tracionado em direção palmar para o defeito no escafoide. O enxerto ósseo é encaixado transversalmente ou longitudinalmente (depende do tamanho da falha) no defeito ósseo (Figuras 8-7 e 8-8). O pedículo vascular corre radialmente (quando o enxerto ósseo é localizado transversalmente) ou distalmente (quando o enxerto ósseo é localizado longitudinalmente). O escafoide é fixado com 2 fios de Kirschner (Figura 8-9). O pedículo vascular é então inspecionado para detectar torção, compressão ou tensão. Os retalhos capsulares, a pele e o subcutâneo são suturados.

Abordagem dorsal

Indicada para pseudoartrose do polo proximal. Uma incisão vertical ao longo do tubérculo de Lister acessa o foco da pseudoartrose, o qual é preparado. Uma cavidade é criada no polo proximal, proporcionando a formação de duas colunas, uma radial e outra ulnar, com espessura de 2 a 3 mm. A cavidade é então estendida ao longo da borda dorsal do escafoide, que é fixado com dois fios de Kirchner que passam da borda dorsal dentro das duas colunas ulnar e radial até o polo proximal do escafoide. Pela incisão separada no polegar, o enxerto vascularizado é retirado de acordo com as medidas exatas da cavidade criada no dorso do escafoide. O enxerto é retirado o mais distal possível na cabeça do primeiro metacarpiano para proporcionar o pedículo mais comprido. Um amplo túnel é dissecado abaixo dos extensores do punho. O enxerto é passado acima da artéria radial e abaixo do segundo compartimento extensor do punho em direção ao defeito no dorso do escafoide. Enxerto esponjoso obtido do rádio distal dorsal é usado para auxiliar no preenchimento do defeito. O enxerto ósseo vascularizado do polegar está impactado na cavidade do polo proximal e da borda dorsal do escafoide (Figura 8-10). O enxerto ósseo baseado na ADPM é rodado 180 graus de distal para proximal e o pedículo não atravessa a articulação radiocárpica, possibilitando melhor localização no polo proximal. A compressão do pedículo vascular contra a borda dorsal do rádio é prevenida. Remoção de cartilagem do polo proximal não é necessária para criar o local de introdução do enxerto. O enxerto esponjoso moído é usado para preencher o defeito remanescente. Os retalhos capsulares, a pele e o tecido subcutâneo são suturados.

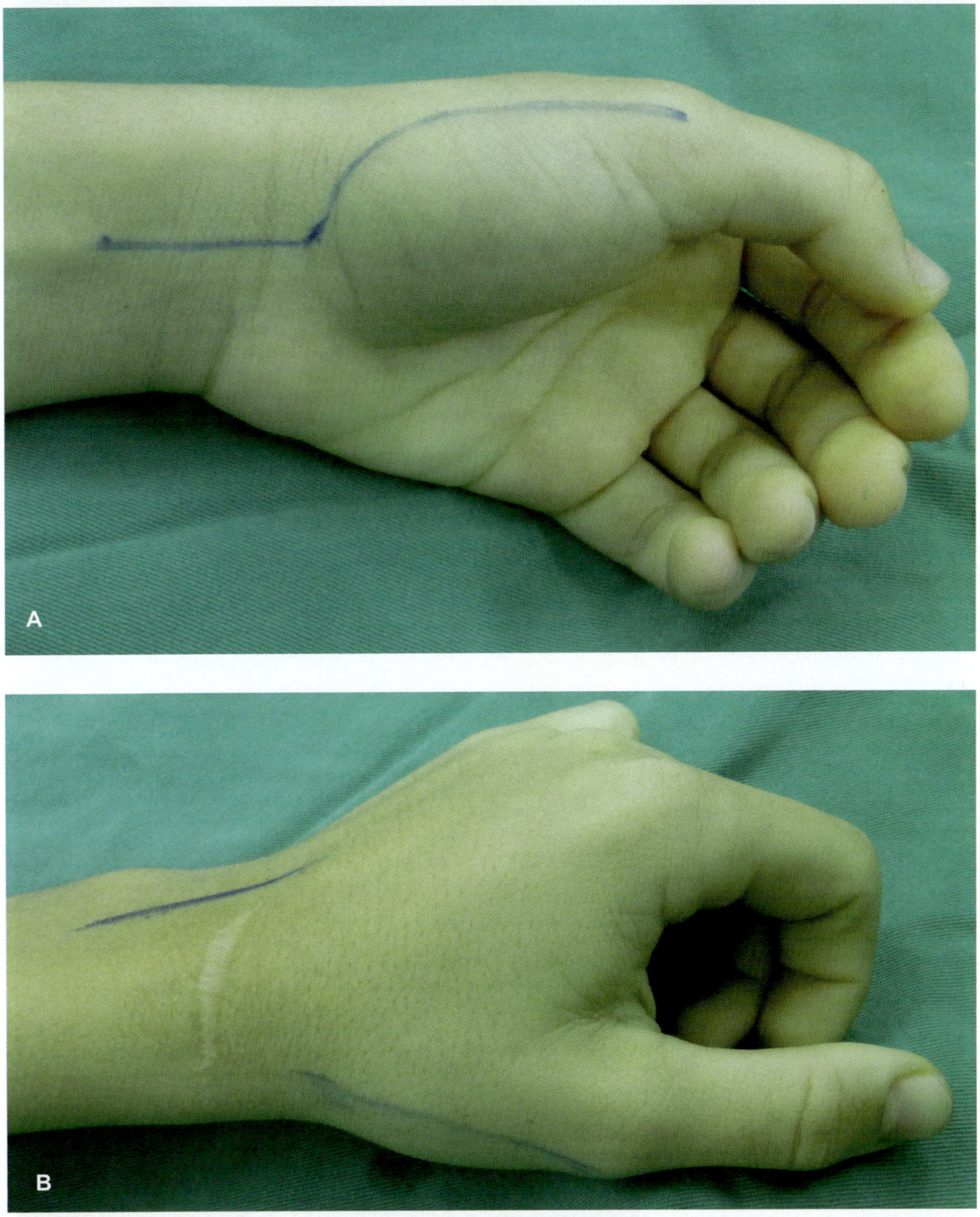

FIGURA 8-2 • Representação esquemática. A. Acesso para reconstrução de pseudoartrose do terço médio e distal do escafoide. A incisão se estende acima do flexor radial do carpo, tubérculo do escafoide e cabeça do primeiro metacarpiano. B. Acesso para tratamento de pseudoartrose do polo proximal do escafoide. Primeira incisão acima do tubérculo de Lister para tratar a pseudoartrose e segunda incisão acima do primeiro metacarpiano para retirada do enxerto.

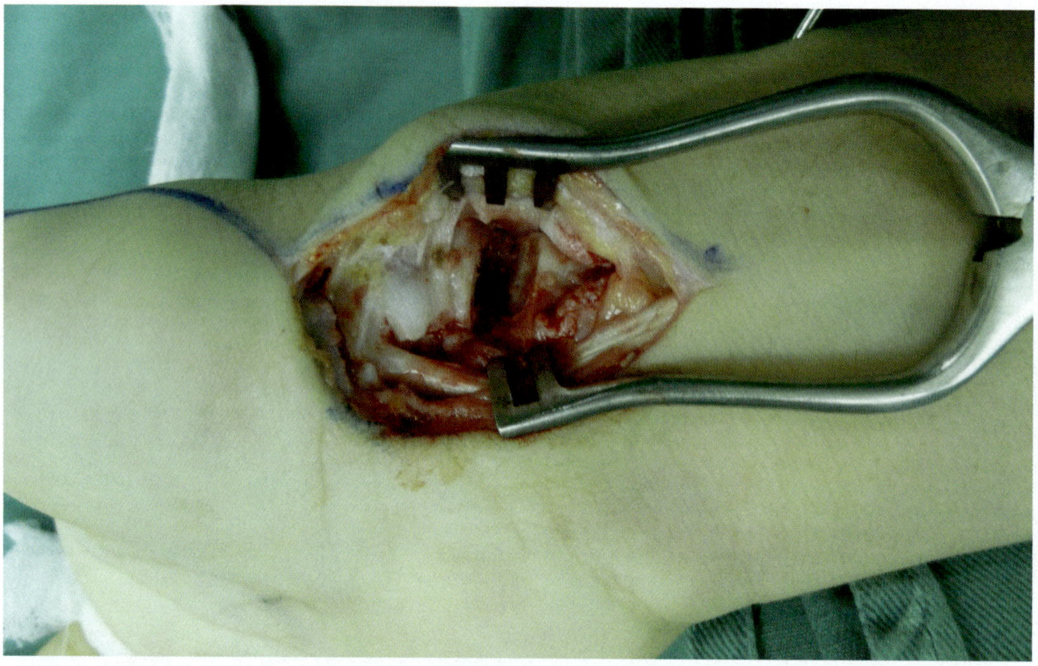

FIGURA 8-3 • Visão intraoperatória da abordagem volar. Após reavivamento ósseo, o defeito do escafoide é aferido para planejamento do enxerto ósseo com medidas exatas.

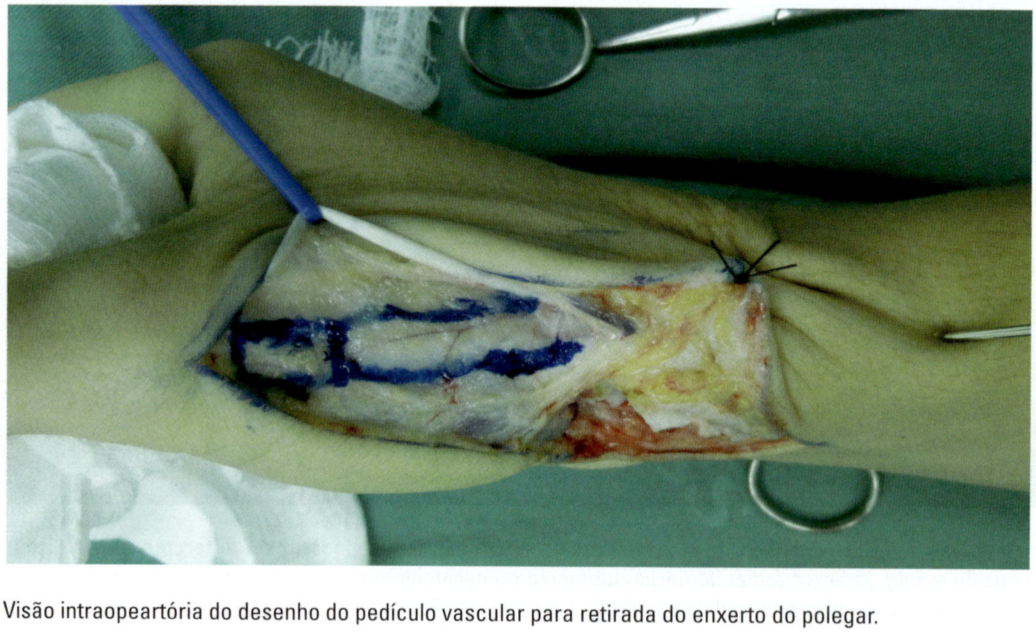

FIGURA 8-4 • Visão intraopeartória do desenho do pedículo vascular para retirada do enxerto do polegar.

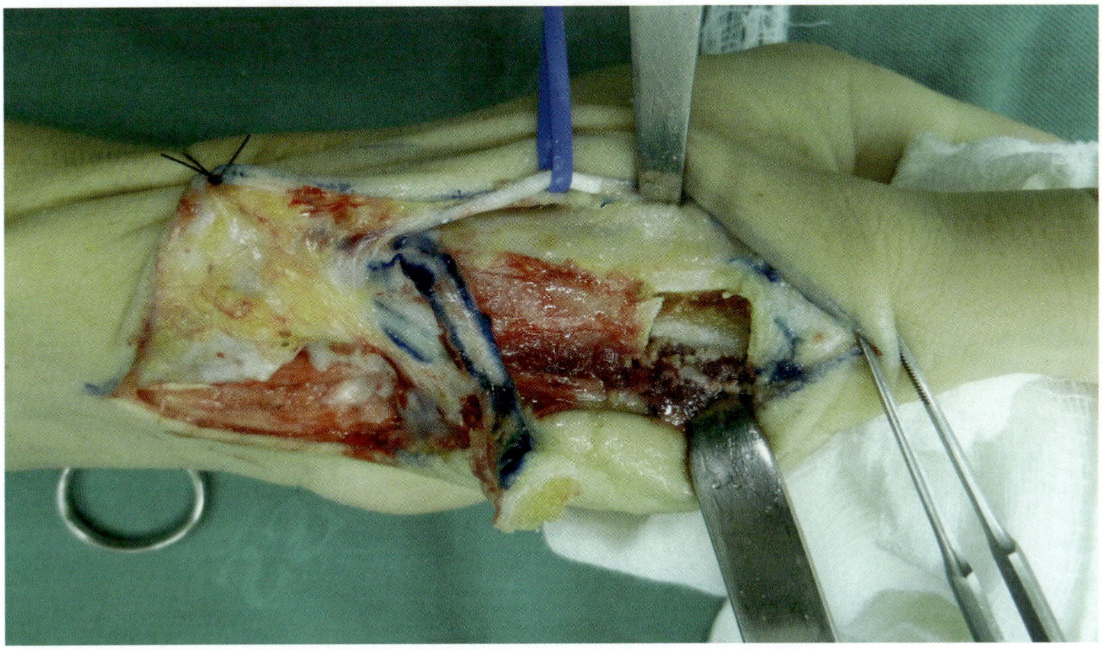

FIGURA 8-5 • Visão intraoperatória da retirada do enxerto vascularizado do polegar para o tratamento da pseudoartrose do terço médio do escafoide.

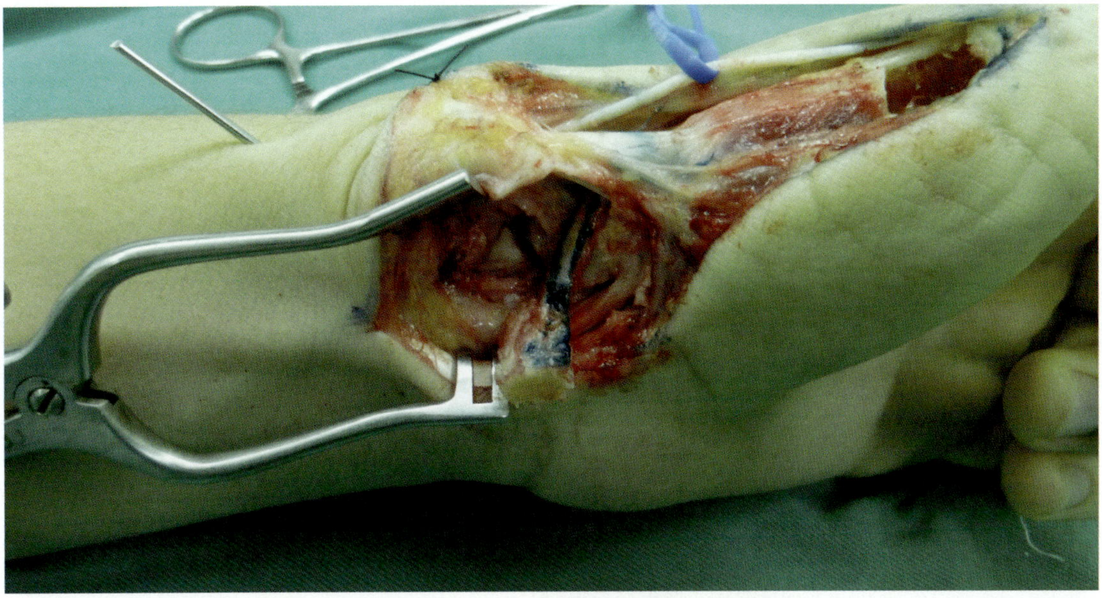

FIGURA 8-6 • Visão intraoperatória do túnel abaixo do tendão abdutor longo do polegar (ALP). O extensor curto do polegar (ECP) foi dissecado e reparado.

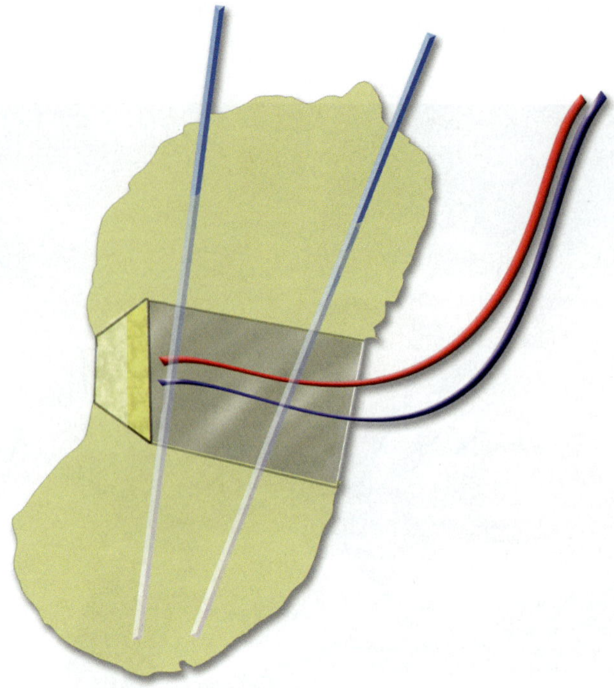

FIGURA 8-7 •. Representação esquemática do enxerto vascularizado localizado transversamente na pseudoartrose do terço médio do escafoide abordado via volar. Fixação óssea é obtida com 2 fios de Kirschner.

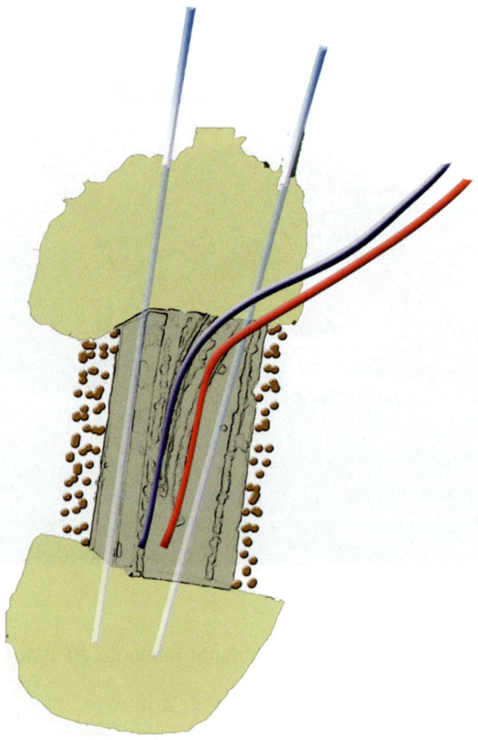

FIGURA 8-8 • Representação esquemática do enxerto vascularizado localizado longitudinalmente na pseudoartrose do escafoide com grande perda óssea.

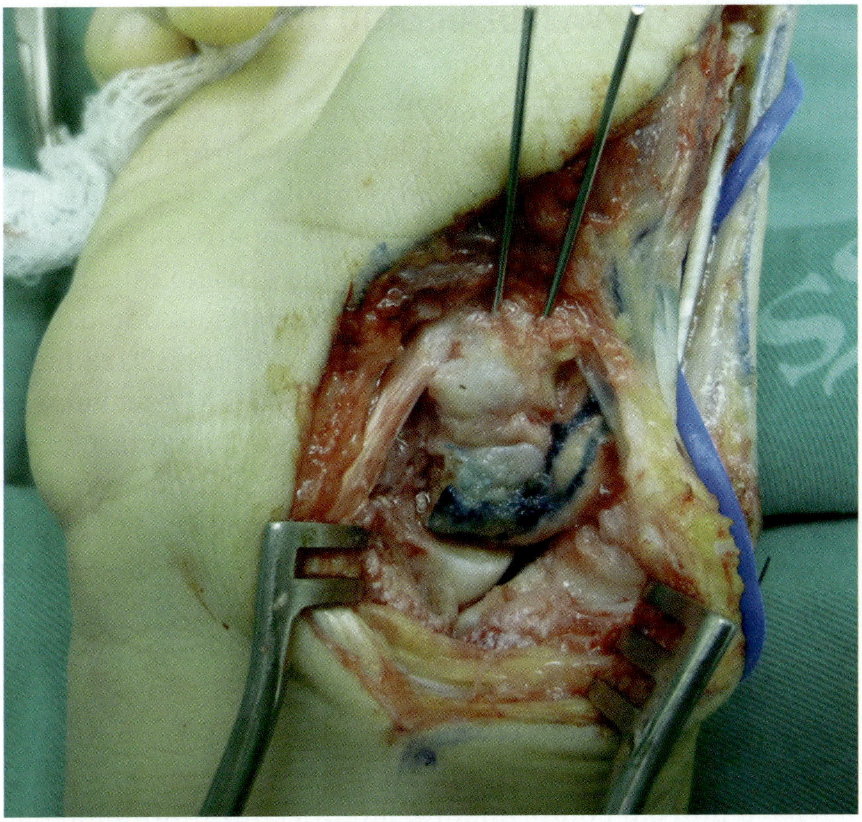

FIGURA 8-9 • Visão intraoperatória da fixação do enxerto no defeito ósseo.

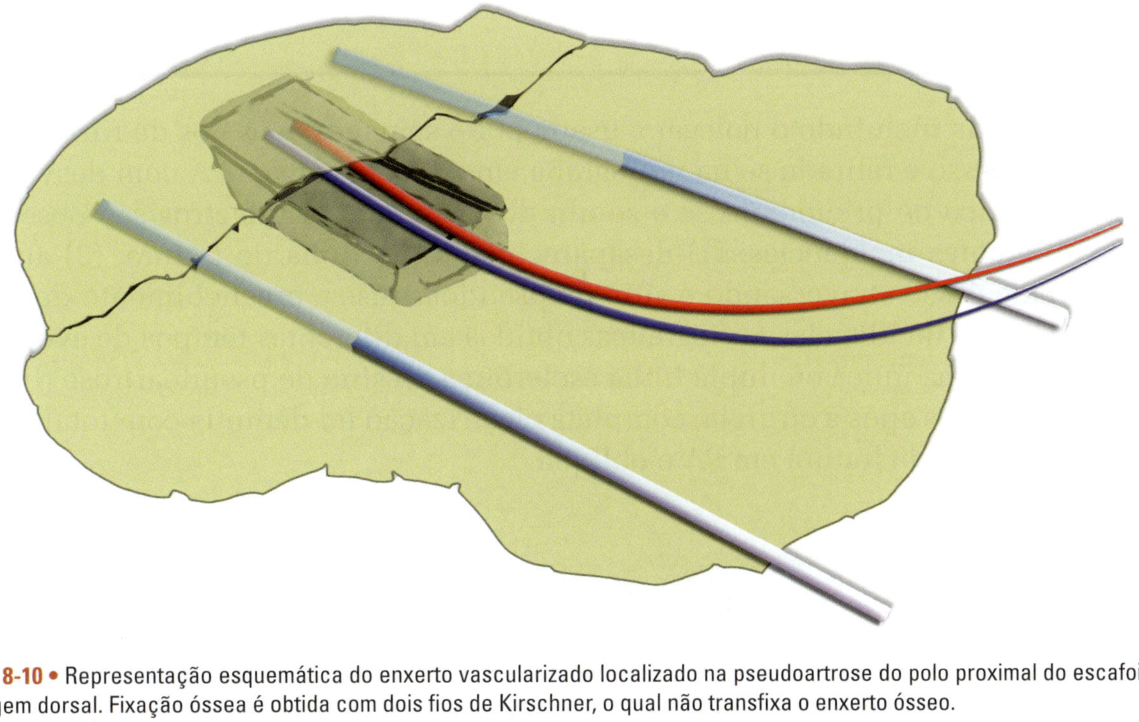

FIGURA 8-10 • Representação esquemática do enxerto vascularizado localizado na pseudoartrose do polo proximal do escafoide, por abordagem dorsal. Fixação óssea é obtida com dois fios de Kirschner, o qual não transfixa o enxerto ósseo.

RETIRADA DO ENXERTO ÓSSEO VASCULARIZADO DO POLEGAR

A pele é incisada e abrimos a bainha do ECP, que é dissecado e retraído na direção ulnar. A ADPM é identificada e seguida até a cabeça do primeiro metacarpiano. Nesta localização, de acordo com as medidas do defeito criado no escafoide, um enxerto ósseo trapezoidal é desenhado, centrado na ADPM. Para o reparo da pseudoartrose do polo proximal, a porção distal do enxerto desenhado é mais estreita que a proximal, a fim de possibilitar o encaixe exato sobre pressão na cavidade criada no dorso do escafoide. Duas incisões fasciais são feitas 3 mm ulnar e radial da ADPM. A incisão radial é feita ao longo das margens do ALP. O plano fascial, o qual contém a ADPM e as veias concomitantes, é dissecado do periósteo do primeiro metacarpiano. Este plano fascial corre abaixo do ECP, mas acima do periósteo do primeiro metacarpiano. Durante a retirada do enxerto, devemos nos esforçar ao máximo para confeccionar o enxerto nas medidas exatas do defeito, pois ajustes adicionais podem comprometer as conexões osso–pedículo. A fáscia e o pedículo são dissecados da articulação trapeziometacarpiana até a artéria radial. O enxerto ósseo é retirado com uso de serra ou osteótomo. Em geral, para pseudoartrose do polo proximal, o tamanho do enxerto é 10 mm de comprimento, por 5 mm de largura proximalmente e 3 mm de largura distalmente, e 3 mm de profundidade, o que corresponde a um terço da cabeça do metacarpiano. Para pseudoartroses do terço médio, as dimensões são $10 \times 5 \times 5$ mm em comprimento, largura e profundidade respectivamente. Para pseudoartroses do terço distal, o enxerto tende a ser maior, em torno de 12 mm. A largura máxima retirada foi dois terços da cabeça do primeiro metacarpiano, usada em um paciente. O enxerto inclui uma porção da cortical dorsal, volar e lateral do primeiro metacarpiano. Neste caso em particular, enxerto esponjoso do rádio distal foi incluído a fim de completar o preenchimento do defeito.

Pós-operatório

Uma luva gessada incluindo o polegar é usada por 8 semanas, e os fios de Kirschner são removidos. O gesso é retirado se na radiografia em AP com carga e PA com desvio ulnar não amplia o foco de pseudoartrose e se um dos seguintes parâmetros são observados em duas diferentes incidências: (1) desaparecimento da linha de fratura, (2) aumento do trabeculado ósseo atravessando o sítio de pseudoartrose e preenchimento do defeito comparando duas incidências radiográficas obtidas em diferentes tempos de evolução, e (3) presença de uma única ou dupla linha esclerótica no sítio de pseudoartrose (linha de Trojan). Doze meses após a cirurgia, completa cicatrização foi definida com total desaparecimento da linha de fratura em PA e oblíqua.

RESULTADOS

Foram operados 67 pacientes com pseudoartrose do escafoide. Em 27, havia mais de 5 anos de evolução, 20 entre 2 e 5 anos e 20 menos de 1 ano. Pseudoartrose do polo proximal foi observada em 20 casos, sendo todos com mais de 5 anos. Doze meses após a cirurgia, a consolidação foi obtida em 66 pacientes, e em três destes, essa consolidação foi parcial. Não houve diferenças na consolidação em relação ao sítio da pseudoartrose ou a sua duração. Todas as pseudoartroses do polo proximal consolidaram. Após a cirurgia, os valores dos ângulos radiolunar e escafolunar para os pacientes com DISI pré-operatoriamente não foram estatisticamente diferentes dos pacientes sem DISI ($p <$ 0,05). Nos pacientes com DISI, um aumento significativo de 1,6 mm no comprimento do escafoide foi observado. Não houve complicações no sítio doador e todos os primeiros metacarpianos cicatrizaram. Nas pseudoartroses de longa data, doze meses após a cirurgia, a força de preensão e pinça aumentou 20%. O movimento do punho melhorou 10 a 15% e a dor diminuiu em torno de 70%. A cirurgia restaurou a força de 70% do lado contralateral independente da duração da pseudoartrose. Pacientes com pseudoartrose entre 2 e 5 anos demonstraram melhor resultado funcional em comparação com aqueles pacientes com pseudoartrose com mais de 5 anos, o que somente reflete a condição pré-operatória, já que estas diferenças de movimento e força já existiam antes da cirurgia. Pacientes com pseudoartrose com menos de um ano de evolução, tendem a ter poucas limitações pré-operatórias em termos de força e movimento e têm recuperação completa após a cirurgia. Aparentemente, os resultados funcionais das pseudoartroses de curta evolução são mais promissores que aqueles com mais de 2 anos. Este argumento é consistente para recomendar enxerto precoce nas pseudoartroses do escafoide.

APONTAMENTOS

- Pseudoartrose do polo proximal deve ser abordada via dorsal.
- Pseudoartrose do terço médio ou distal abordada por via volar.
- Manobra de Linscheid corrige alinhamento do escafoide.
- Não exsanguirar o membro antes de inflar o torniquete auxilia na visualização da ADPM. Caso a visualização da artéria esteja difícil, a manobra de ordenha manual de distal para proximal é efetiva.
- Delicadamente, retire o enxerto nas medidas exatas do defeito, pois ajustes adicionais podem lesar as conexões osso-pedículo.
- Oito semanas após a cirurgia, caso haja evidência de consolidação parcial na radiografia, a imobilização é removida. Em geral, a união parcial progride para consolidação completa sem imobilização adicional.

COMPLICAÇÕES

- Fratura do primeiro metacarpiano, ausente em nossa série possivelmente porque o polegar foi imobilizado no pós-operatório.
- O nervo cutâneo dorsolateral do polegar está em risco durante a cirurgia e deve ser protegido. Não observamos lesão permanente em nossos pacientes. Um pequeno

número deles manifestaram parestesia na região dorsorradial do polegar que resolveu espontaneamente.

- Em um paciente, a despeito da consolidação do escafoide, falhamos na reconstrução adequada do comprimento do escafoide. Ele foi submetido a uma segunda cirurgia de estiloidectomia radial para aliviar a dor, o que foi efetivo.

Caso clínico

Na figura 8-11 demonstramos um caso de pseudoartrose do terço proximal do escafoide no pré-operatório com 4 anos de lesão e as radiografias de seis meses de pós-operatório com consolidação após enxerto ósseo vascularizado do polegar.

Na figura 8-12 temos um paciente de 14 anos, com trauma no punho esquerdo por queda do skate ocorrida há 8 meses, com dor e aumento de volume na tabaqueira anatômica. Nas radiografias detectamos pseudoartrose do escafoide esquerdo, que foi comprovada pela tomografia computadorizada. No intraoperatório, além da pseudoartrose, detectamos proliferação da membrana sinovial, que foi ressecada e no anatomopatológico foi diagnosticado sinovite vilonodular pigmentada. Mostramos radiografia do pós-operatório com 6 meses de evolução, com consolidação da pseudoartrose. Este caso tem 6 anos de evolução e não houve recidiva da sinovite.

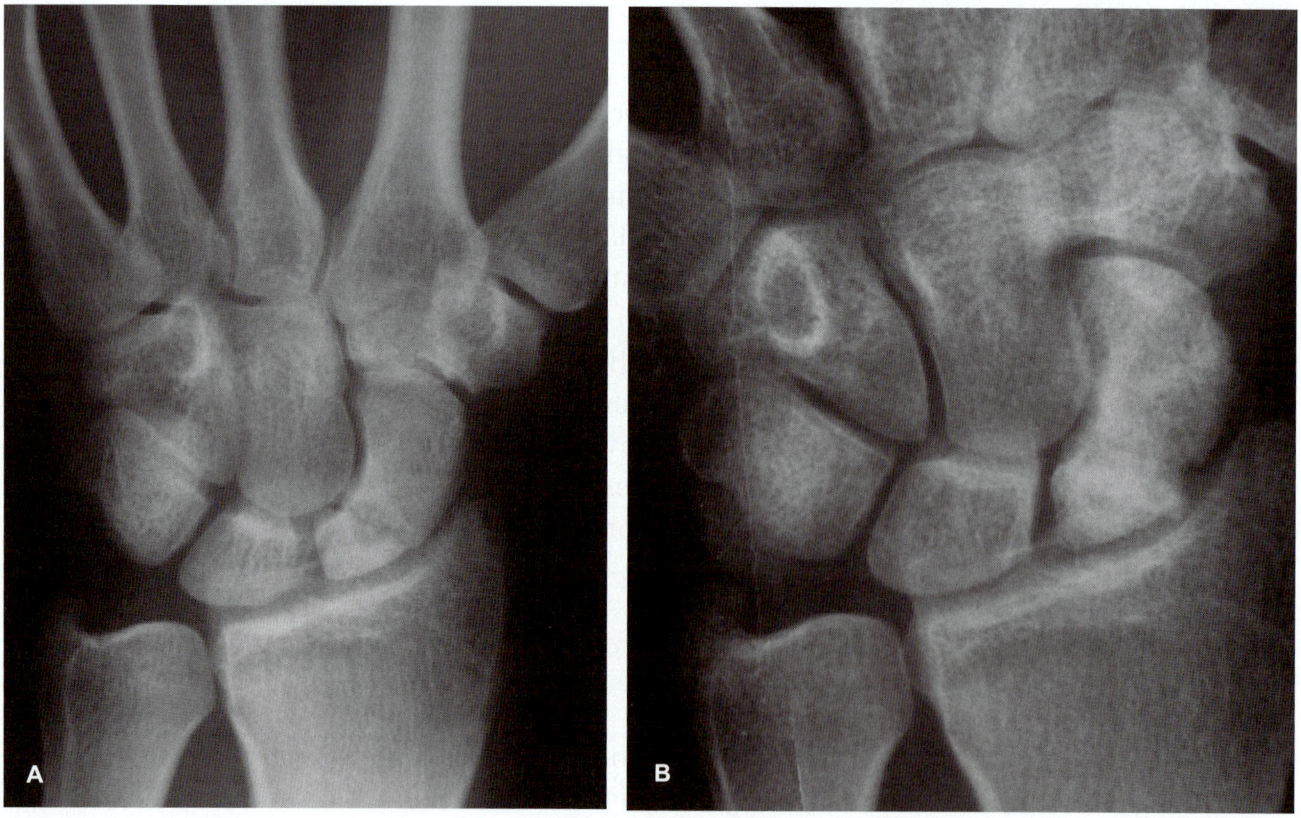

FIGURA 8-11 • A. Radiografia da pseudoartrose do escafoide do polo proximal após 2 anos. B. Radiografia após 6 meses de pós-operatório do enxerto ósseo do polegar. Note a consolidação da pseudoartrose.

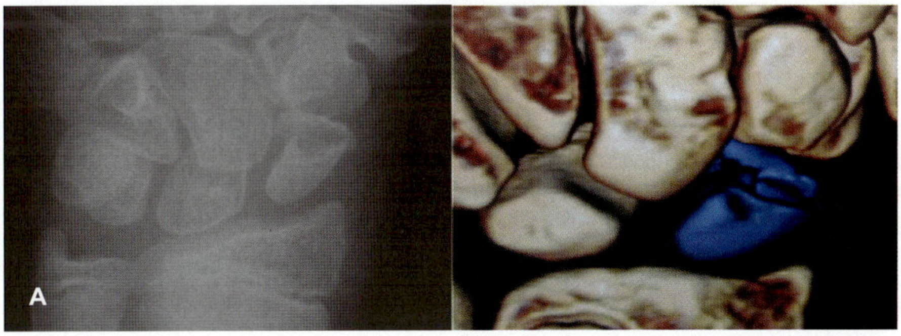

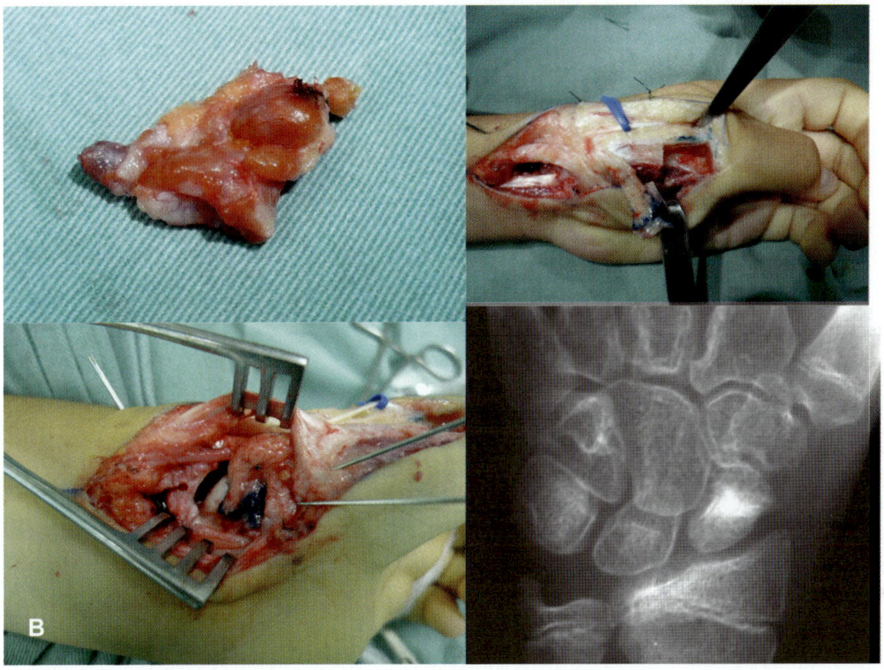

FIGURA 8-12 • A. Radiografia e tomografia da pseudoartrose do terço distal do escafoide em adolescente. B. Visão intraoperatória com enxerto ósseo localizado transversalmente no escafoide, presença de sinovite vilonodular pigmentada que foi ressecada, visão intraoperatória do enxerto dissecado e radiografia pós-operatória com a consolidação do escafoide.

Referências

Bertelli JA, Pagliei A, Lassau JP. Role of the first dorsal metacarpal artery in the construction of pedicled bone grafts (27.3.92). Surg Radiol Anat 1992;14:275-7.

Bertelli JA, Peruchi FM, Rost JR, Tacca CP. Treatment of scaphoid nonunions by a palmar approach with vascularised bone graft harvested from the thumb. J Hand Surg Eur Vol. 2007;32:217-23.

Bertelli JA, Tacca CP, Rost JR. Thumb metacarpal vascularized bone graft in long-standing scaphoid nonunion—a useful graft via dorsal or palmar approach: a cohort study of 24 patients. J Hand Surg [Am]. 2004;29:1089-97.

Cerezal L, Abascal F, Canga A, García-Valtuille R, Bustamante M, del Piñal F. Usefulness of gadolinium-enhanced MR imaging in the evaluation of the vascularity of scaphoid nonunions. AJR Am J Roentgenol. 2000;174:141-9.

Lynch NM, Linscheid RL. Corrective osteotomy for scaphoid malunion: technique and long-term follow-up evaluation. J Hand Surg [Am]. 1997;22:35-43.

Munk B, Larsen CF. Bone grafting the scaphoid nonunion: a systematic review of 147 publications including 5,246 cases of scaphoid nonunion. Acta Orthop Scand. 2004;75:618-29.

Singh AK, Davis TR, Dawson JS, Oni JA, Downing ND. Gadolinium enhanced MR assessment of proximal fragment vascularity in nonunions after scaphoid fracture: does it predict the outcome of reconstructive surgery? J Hand Surg [Br]. 2004;29:444-8.
Singh HP, Forward D, Davis TR, Dawson JS, Oni JA, Downing ND. Partial union of acute scaphoid fractures. J Hand Surg [Br]. 2005;30:440-5.
Steinmann SP, Bishop AT. A vascularized bone graft for repair of scaphoid nonunion. Hand Clin. 2001;17:647-53, ix
Sunagawa T, Bishop AT, Muramatsu K. Role of conventional and vascularized bone grafts in scaphoid nonunion with avascular necrosis: a canine experimental study. J Hand Surg [Am]. 2000;25:849-59
Trumble TE, Vo D. Proximal pole scaphoid fractures and nonunion. J Am Soc Surg Hand. 2001;1:155-71
Yuceturk A, Isiklar ZU, Tuncay C, Tandogan R. Treatment of scaphoid nonunions with a vascularized bone graft based on the first dorsal metacarpal artery. J Hand Surg [Br]. 1997;22:425-7.

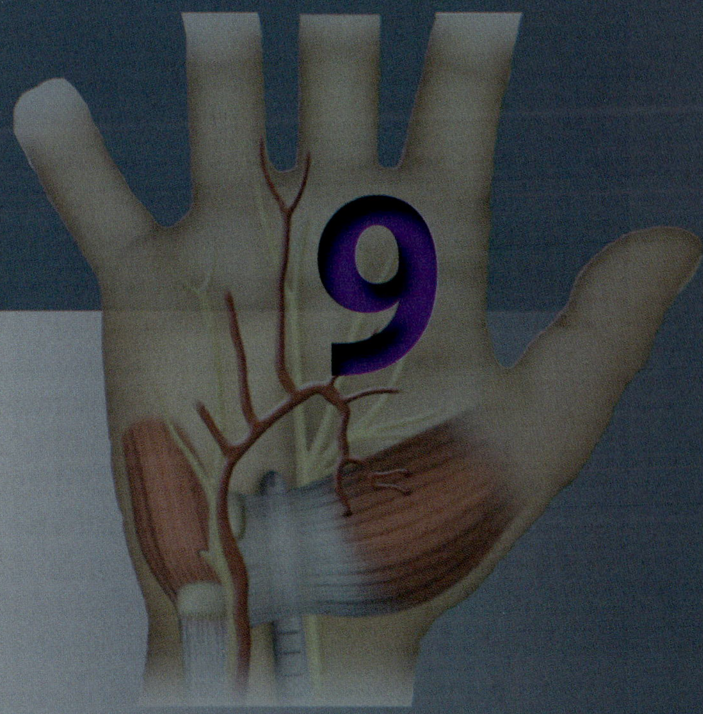

9

Fratura do rádio distal – tratamento com placa volar de ângulo fixo

Ricardo Kaempf de Oliveira
Rafael Pêgas Praetzel
Paulo Henrique Ruschel

INTRODUÇÃO

A fratura do rádio distal foi descrita originalmente por Abraham Colles, no século XIX, como uma patologia benigna que não causava limitações funcionais, apenas estéticas. Análises críticas dos resultados das fraturas tratadas de forma conservadora por DePalma nos anos 50, Frykman nos anos 60 e Cooney nos anos 80, demonstraram uma alta taxa de resultados insatisfatórios. Foram encontrados maus resultados em mais de 30% dos pacientes dessas séries, a maioria relacionada com a consolidação viciosa. Na atualidade, vários autores têm demonstrado as sequelas que podem ocorrer quando a fratura não é tratada corretamente.

O tratamento conservador é ainda amplamente utilizado, principalmente nas fraturas extra-articulares não deslocadas, nas deslocadas estáveis após redução e nas que não necessitam de imobilização em posições desconfortáveis de flexão e desvio ulnar do punho. Entretanto, essas fraturas podem se deslocar secundariamente, perdendo gradativamente a redução obtida no tratamento de urgência. A consolidação viciosa é a complicação mais frequente pós-fratura do rádio distal e apresenta uma prevalência variável que oscila entre 5% e 70% dos casos.

Com o advento de novas técnicas cirúrgicas e de materiais de osteossíntese mais confiáveis, além da necessidade cada vez maior dos indivíduos retornarem as suas atividades profissionais precocemente, o tratamento conservador deixou de ser a preferência no tratamento das fraturas deslocadas e instáveis rádio distal.

A redução aberta e a fixação interna das fraturas deslocadas instáveis intra ou extra-articulares do rádio distal vem se tornando um método popular de tratamento. Este método possibilita uma reabilitação precoce do punho, impedindo que as articulações adjacentes sofram sequelas devido à imobilidade. A utilização do tratamento conservador ou de métodos de fixação que não obtenham estabilidade rígida levam à necessidade da imobilização até se obter a consolidação, e estão frequentemente associados à rigidez articular e à perda da redução obtida inicialmente. Até recentemente, a fixação interna estável e a mobilidade precoce eram objetivos difíceis de ser alcançados no tratamento das fraturas com deslocamento dorsal do rádio distal, principalmente devido a dificuldade de fixação rígida com os sistemas vigentes de osteossíntese.

Classicamente, a abordagem volar era apenas utilizada para o manejo das fraturas com deslocamento volar do rádio distal. O princípio de que as fraturas volarmente deslocadas do rádio distal são abordadas pela face ventral e as com deslocamento dorsal são abordadas pela face dorsal surgiu da regra de que se deve colocar a placa de apoio (*buttress plate*) na superfície instável da fratura.

Apesar das vantagens anatômicas, com a fixação volar se perde o efeito de apoio por não haver contato ósseo entre os fragmentos dorsais da fratura. Com isso, a placa tende a sofrer maior força de deformação, havendo uma tendência à falência do material de síntese, angulando em extensão ou afrouxando os parafusos. Placas em forma de "T" com parafusos distais convencionais não conseguem estabilizar corretamente os fragmentos, levando a falência da fixação e soltura dos parafusos. Quando isto não ocorre, pode haver a quebra da placa, pois esta não é rígida o suficiente para suportar as forças nela geradas. Para resolver esse problema foi desenvolvida uma placa de ângulo fixo, em que os fragmentos distais são estabilizados por pinos de apoio subcondrais, que se fixam rigidamente à placa. Os fragmentos articulares são apoiados e neutralizados, retirando a tendência de encurtamento do rádio. A placa é forte o suficiente para tolerar as forças deformantes do local.

Com o desenvolvimento dos materiais de osteossíntese, a fixação das fraturas dorsalmente desviadas do rádio distal começou a ser feita por abordagem volar. A placa volar de ângulo fixo foi desenhada anatomicamente para a fixação volar das fraturas distais do rádio. Ela obtém a fixação dos fragmentos distais por meio de pinos de apoio subcondral e fixação proximal com parafusos corticais. Os pinos distais são inseridos individualmente e, ao serem fixados na placa, encorporam-se à estrutura desta. Por se localizarem justaproximais ao osso subcondral, os pinos distais têm a função de dar apoio e neutralizar as forças exercidas sobre os fragmentos articulares, impedindo o seu deslocamento após a redução ser atingida. A placa é rigidamente fixada ao fragmento proximal, neutralizando as forças deformantes. Além disso, essas características possibilitam a estabilização segura das fraturas em pacientes com osteoporose, sem que haja risco maior de perda de redução.

Com os métodos clássicos de osteossíntese, é necessária uma cortical oposta estável e espessa, para se obter uma fixação interfragmentar. Além disso, na tentativa de se realizar a perfuração e a passagem do parafuso interfragmentar, pode ocorrer a fratura dos fragmentos dorsais, provocando maior cominuição. Com o uso da placa volar de ângulo fixo, a estabilização da fratura é dada por suporte subcondral dos pinos distais. Por isso não se aconselha perfurar ou transfixar os fragmentos dorsais com os pinos, o que evita o risco de maior fragmentação óssea e de possíveis complicações com os tendões extensores.

A abordagem dorsal para a osteossíntese do rádio distal, com a colocação de placa e parafusos, possui índice significativo de complicações a longo prazo. Nos tendões extensores podem ocorrer tendinites e até rupturas, causadas pelo atrito dos tendões com o material de síntese. Isso ocorre porque na face dorsal do punho os tendões extensores estão em contato direto com o rádio distal. Na superfície volar há mais espaço entre essas estruturas, já que o rádio tem uma conformação côncava no plano sagital, o que cria um espaço que separa o material de síntese dos tendões.

A abordagem volar também possibilita melhor visualização e redução mais adequada da fratura. Isso porque a cortical volar é mais espessa e resistente, sendo rara a presença de múltiplos fragmentos no local, o que facilita o posicionamento ósseo e a fixação com a placa. Outra vantagem é possibilitar a liberação do músculo pronador quadrado, que muitas vezes está interposto no foco da fratura. Além disso, a cicatrização do músculo lesado gera encurtamento, causando contratura em pronação do fragmento distal, que pode ser facilmente liberada pela abordagem volar.

FRATURA DO RÁDIO DISTAL – TRATAMENTO COM PLACA VOLAR DE ÂNGULO FIXO

Indicações

As fraturas do rádio distal têm indicação cirúrgica nos casos em que houver grave deslocamento e em que os seguintes critérios de instabilidade estiverem presentes:

- Fraturas com grande desvio ou cominuição dorsal.
- Angulação do fragmento distal maior que 20°.
- Cominuição articular importante.
- Encurtamento do rádio maior que 10 mm.
- Perda da redução após tratamento inicial com redução incruenta e gesso.

O uso de placa volar de ângulo fixo está indicado no tratamento das fraturas distais do rádio com deslocamento volar e dorsal. Ele também está indicado para as fraturas com cominuição metafisária e com fragmento articular deslocado mais que 2 mm, tanto nas fraturas com impacção central (*die punch*), quanto nas fraturas por cisalhamento (fraturas tipo Barton).

Trabalhos recentes mostram o uso seguro da fixação interna com placa volar de ângulo fixo no tratamento inicial das fraturas expostas de punho, quando não há perda da cobertura cutânea ou grave contaminação.

Devido a rápida recuperação, essa forma de tratamento é também o método de fixação de escolha em pacientes politraumatizados e idosos.

Contraindicações

A fixação volar não está indicada, de forma exclusiva, em alguns casos de fraturas–luxação do rádio distal, na tipo IV de Fernandez, em que há uma grande instabilidade articular radiocárpica associada a avulsão de pequenos fragmentos ósseos. Essas fraturas em particular são de difícil fixação com o uso exclusivo de placa volar. Em tais casos pode-se associar o uso de fixador externo, âncoras ósseas para a reinserção ligamentar, principalmente os ligamentos volares, colocação de parafusos fragmentares nos fragmentos ósseos avulsionados ou até cerclagem com fios de aço.

Também nos casos de grave exposição óssea e contaminação, não está indicado, em um primeiro momento, o uso de placa volar de ângulo fixo.

Técnica cirúrgica

O procedimento cirúrgico é realizado em decúbito dorsal com o membro fraturado sobre uma mesa de apoio de mão. É feita anestesia regional (bloqueio de plexo) e se utiliza garrote pneumático.

A abordagem utilizada para a fixação das fraturas do rádio distal com placa volar de ângulo fixo é a do flexor radial do carpo. Nessa abordagem, realiza-se uma incisão volar longitudinal sobre a porção distal do tendão do flexor radial do carpo (FRC) de aproximadamente 6 cm. Penetra-se na fáscia antebraquial incisando a porção superficial e profunda da bainha do tendão FRC e se continua com a parte distal da abordagem de Henry, dando acesso apenas a face volar do rádio distal, cápsula volar do punho e tuberosidade do escafoide. O tendão do FRC é afastado para o lado medial, protegendo desse modo o nervo mediano. Tanto o nervo mediano quanto a artéria radial não necessitam ser dissecados e visualizados diretamente. Eles devem ser protegidos juntamente com a sua bainha de tecidos moles (Figura 9-1).

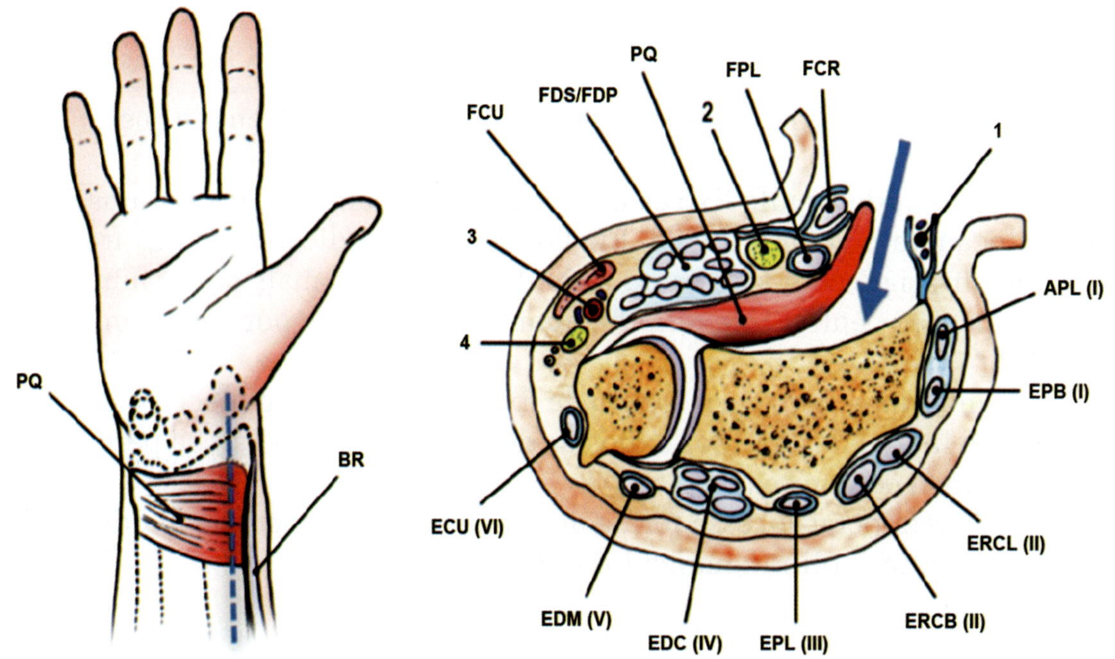

FIGURA 9-1 • A. Abordagem volar para o rádio distal. Incisão sobre a porção distal do tendão do flexor radial do carpo. B. Observa-se que a face volar é mais favorável para a colocação de osteossíntese devido a proteção dos tendões flexores pelo músculo pronador quadrado, pelo contato direto dos tendões extensores com a cortical dorsal e pela superfície palmar do rádio ter o formato côncavo. 1. Artéria radial, 2. Nervo mediano, 3. Artéria ulnar e 4. Nervo ulnar. (Cortesia do Dr. Pedro Delgado, Madri, Espanha.)

A incisão e a elevação do músculo pronador quadrado (MPQ) são realizadas em forma de "L", e as porções distal e radial do músculo, desinseridas, rebatidas para medial. A porção distal da incisão do MPQ deve ser realizada em uma porção miofibrosa chamada de linha divisora de águas (*watershed line*). Está contraindicada qualquer incisão distal a essa linha por risco de dano aos ligamentos radiocárpicos volares.

Nas fraturas dorsais do rádio distal extra-articulares simples e nas fraturas tipo cisalhamento volar (Barton), a utilização da via de abordagem por meio do tendão do flexor radial do carpo (FRC) é suficiente, possibilitando a redução e fixação da fratura. Mesmo nesses casos se advoga a liberação ou o alongamento do tendão do músculo braquiorradial, que atua como força deformante da fratura.

Nos casos de fraturas mais complexas, em que há grande cominuição dorsal ou componente intra-articular, deve-se utilizar a via de abordagem estendida pelo tendão do FRC, descrita por Orbay (2005). Ela possibilita o acesso aos fragmentos dorsais deslocados, podendo eles ser reduzidos diretamente. Realiza-se a liberação do septo radial, estrutura formada pela inserção conjunta do tendão do músculo braquiorradial e o primeiro compartimento extensor (Figura 9-2). A porção dorsal da fratura é acessada pela liberação do septo radial e pronação do fragmento proximal do rádio. As fraturas intra-

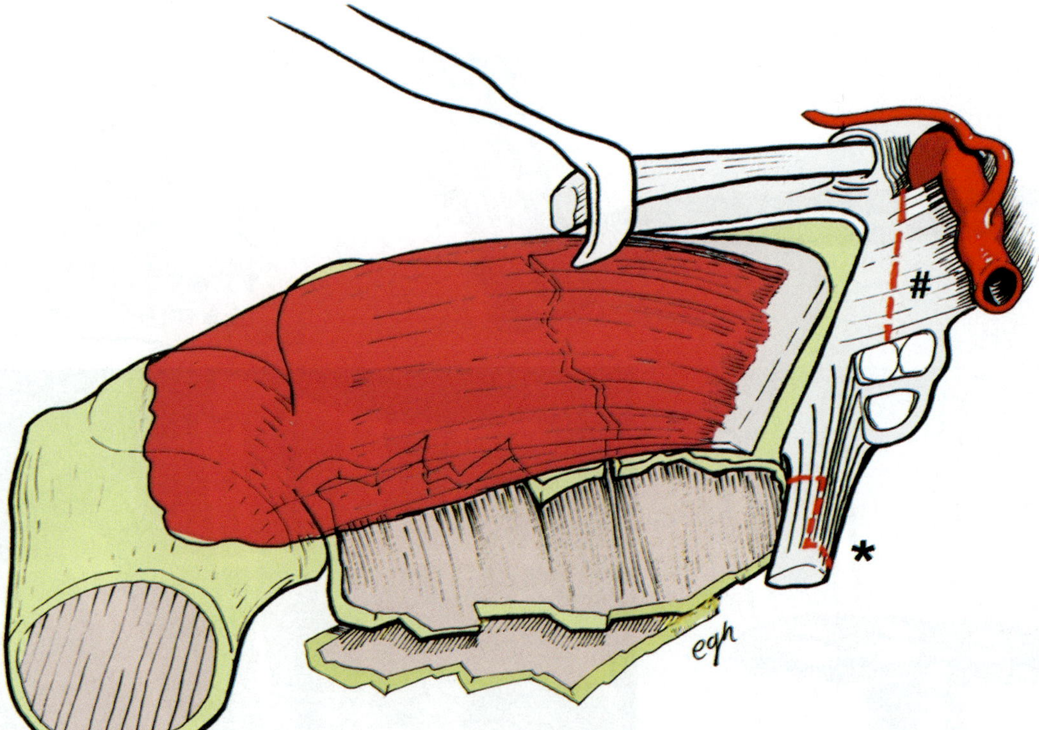

FIGURA 9-2 • Na abordagem estendida do flexor radial do carpo (FCR) o septo radial, que é formado pela inserção do tendão do músculo braquiorradial (*) e pela bainha do primeiro compartimento extensor (#), deve ser liberado do rádio. Isso possibilita que a diáfise possa ser pronada para que os fragmentos *die-punch* possam ser reduzidos de maneira intrafocal. (Cortesia do Dr. Eduardo Gonzalez, Miami, Estados Unidos.)

articulares deslocadas são reduzidas por meio do foco, e os fragmentos são posicionados corretamente por tração e manipulação direta. A redução destes fragmentos é realizada de modo intrafocal, manipulando-se os fragmentos contra os ossos do carpo. Nesse tipo de manobra de redução, não há dano à vascularização dos fragmentos dorsais, pois o periósteo permanece conectado aos fragmentos, o que reduz a necessidade de utilização de enxerto ósseo.

Um cuidado que se deve ter nessa abordagem é a preservação da vascularização da porção proximal do rádio que vem pela membrana interóssea por meio da artéria interóssea anterior. A porção ulnar da diáfise do rádio deve ser manipulada com cuidado durante a pronação do fragmento proximal, a fim de evitar a lesão dessa artéria.

Após a redução da fratura, a placa é posicionada e os pinos distais são colocados separadamente, com o auxílio de um guia que se fixa à placa. Cada pino tem uma angulação diferente, acompanhando a angulação anatômica do rádio distal (Figura 9-3). Após a inserção do primeiro pino distal, é necessária a confirmação radiográfica do seu correto posicionamento, evitando deste modo a colocação de pinos intra-articulares. Com a colocação de todos os pinos e parafusos, recobre-se a placa com a reinserção do pronador quadrado, separando-a assim dos tendões flexores.

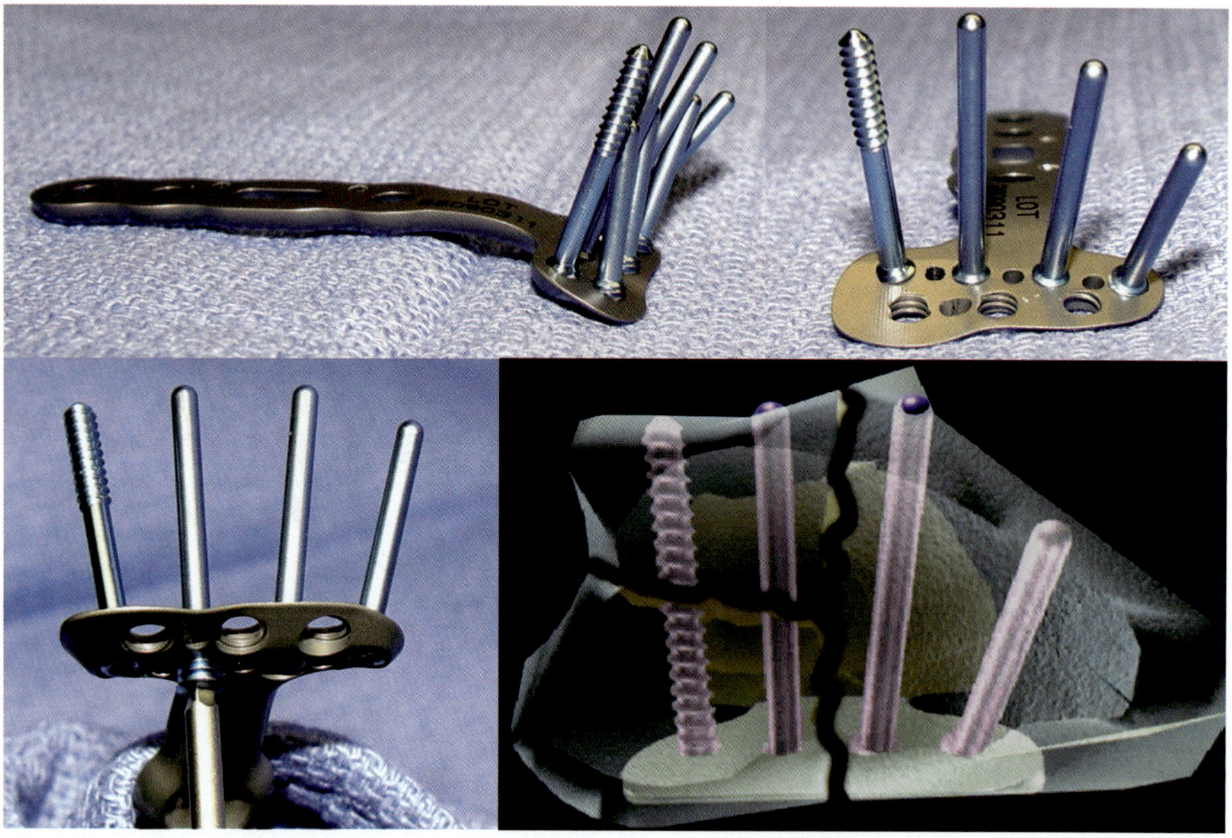

FIGURA 9-3 • A. Placa volar de ângulo fixo é desenhada especificamente para a fixação volar de fraturas com instabilidade. A fixação distal realiza-se por meio de pinos de suporte subcondral de 2 mm e a fixação proximal por parafusos convencionais de 3,5 mm.

Anatomia relacionada

A anatomia volar do punho apresenta óbvia vantagem para a colocação de material de osteossíntese quando comparada com a dorsal. Na face volar, os tendões flexores são separados da cortical óssea pelo músculo pronador quadrado, e nesse espaço pode ser colocado o material de síntese sem que haja dano às estruturas tendinosas. Mesmo com o surgimento de materiais de osteossíntese dorsais com um volume menor (*low-profile*), ainda são frequentes complicações como processos inflamatórios, formação de aderências e até rupturas de tendões, devido ao limitado espaço existente entre estes e a cortical dorsal do rádio. Recentemente outros métodos de fixação foram desenvolvidos na tentativa de prevenir as complicações com os tendões. Entre eles citamos o uso de sistemas de fixação específica dos fragmentos. Neles, por meio de incisões limitadas, são acessados e estabilizados os principais fragmentos da fratura.

A fixação volar das fraturas do rádio apresenta outras vantagens. Não havendo contato com os tendões, o paciente apresenta menos dor no pós-operatório, possibilitando uma reabilitação precoce. O aspecto estético também é vantajoso. A maioria das atividades da vida diária é realizada com o antebraço pronado, assim a cicatriz cirúrgica do lado volar é menos visível, sendo melhor tolerada. Além disso, na fratura clássica de "Colles", o traço de fratura da cortical volar é geralmente simples e a redução da fratura é mais fácil. Utilizando-se a abordagem volar, o músculo pronador quadrado deve ser liberado para visualização completa da fratura. Essa liberação facilita a redução da fratura, pois não é raro observar-se a interposição desse músculo entre os fragmentos ósseos.

A preservação dos ligamentos radiocárpicos volares é cada vez mais importante. No uso da abordagem volar para a fixação das fraturas do rádio distal é necessário cuidado para não lesar esses ligamentos. Para a fixação dos fragmentos ósseos articulares está proibida a realização de artrotomia e a visualização direta dos fragmentos.

O fragmento do estiloide radial é fixado pelo pino mais lateral, que é angulado para esse propósito. Já os fragmentos dorsais em *die-punch* são fixados pelos dois pinos mais mediais, porém os fragmentos volar em *die-punch*, embora fáceis de reduzir, são difíceis de ser fixados, podendo ser necessária a utilização de fixação adicional com fios de Kirschner.

A liberação distal do músculo pronador quadrado deve ser realizada em uma linha de tecido fibroso transverso chamada de linha divisora de águas (*watershed line*). Ela se situa a 2 mm da articulação do punho na borda volar-ulnar do rádio e a 10 mm no lado radial. Uma incisão distal a essa linha causará lesão dos ligamentos extrínsecos radiocárpicos e da cápsula articular, com provável instabilidade articular. O posicionamento da placa distal a essa linha também causará saliência do material de síntese no interior do túnel carpeano e consequente atrito nos tendões flexores com possível ruptura.

O conceito que previa a necessidade da fixação óssea com os parafusos transfixando as duas corticais fez com que houvesse alguns casos de complicações com os tendões extensores por saliência dos pinos distais na região dorsal. A fixação das fraturas do rádio distal se dá por fixação subcondral, e não há necessidade dos pinos ultrapassarem a cortical dorsal. Na grande maioria dos casos não é fácil determinar o comprimento exato dos pinos devido a cominuição dos fragmentos dorsais e também pela forma triangular do rádio distal dorsal com o ápice no tubérculo de Lister. Desse modo, incidências em perfil do punho não dão a visualização exata da distância entre o pino e a cortical dorsal.

A fim de facilitar essa medição dos pinos distais e evitar que eles permaneçam salientes nos compartimentos extensores, foram descritas incidências radiológicas que mostram com exatidão a relação dos pinos com a cortical dorsal (Figura 9-4). Uma delas é a incidência tangencial dorsal do punho, também chamada de linha do horizonte (*skiline view*). Ela é feita com o punho em flexão e com os raios penetrando tangencialmente ao dorso.

A necessidade de fixar a fratura o mais próximo possível da cortical subcondral para aumentar a estabilidade leva a outro problema intraoperatório. Devemos ter certeza que os pinos distais não penetram na articulação radiocárpica. Por isso incidências radiográficas tangenciais articulares são realizadas. Elas são feitas para compensar a angulação anatômica normal distal do rádio, de 14 graus de inclinação volar no perfil e de 22 graus de angulação ulnar anteroposterior. Assim, quando o controle radiológico durante a cirurgia é feito nas incidências em perfil, eleva-se o punho a 22 graus da mesa, e com a radiografia tangencial da superfície articular pode-se observar se algum pino invade

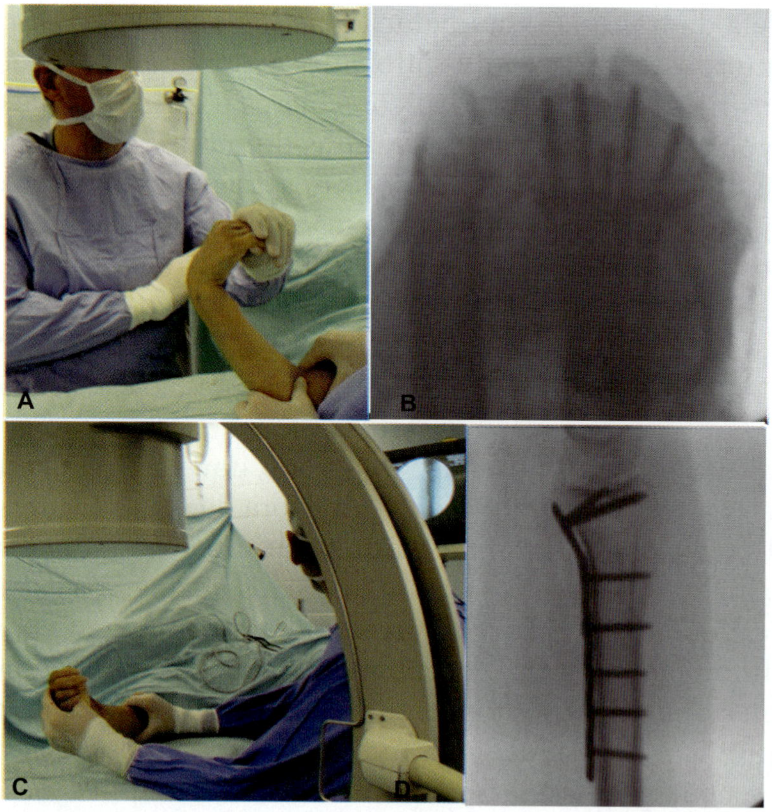

FIGURA 9-4 • Incidências radiográficas específicas para observar a redução da fratura e facilitar essa medição dos pinos distais, evitando que eles permaneçam salientes nos compartimentos extensores ou intra-articulares. Incidência tangencial dorsal do punho também chamada de linha do horizonte (*skiline view*). A e B. Feita com o punho em flexão e com os raios penetrando tangencialmente ao dorso, mostra com exatidão a relação dos pinos com a cortical dorsal. Incidência em perfil elevando o punho em 22 graus da mesa, tendo então uma radiografia tangencial da superfície articular. C e D. Observa-se a redução e fixação subcondral da fratura e se algum pino invade a articulação.

a articulação. Nas radiografias posteroanteriores se faz o mesmo, elevando-se 14 graus, com o antebraço em pronação.

Nas fraturas com traços distais e nas fraturas-luxação, quando ocorre a fratura do fragmento volar-ulnar da fossa do semilunar, a falha da correta fixação desse fragmento pode causar o completo insucesso no tratamento, com a subluxação volar de todo o carpo. Júpiter definiu esse fragmento como a pedra fundamental de toda a estabilidade no punho. Para o correto suporte desse fragmento, sem causar lesão nos ligamentos volares, surgiram as placas volares de ângulo fixo de segunda geração. Tais placas apresentam duas fileiras de pinos distais para conseguir suportar e fixar o fragmento ulnar o mais distal possível. Além disso, apresentam um perfil mais baixo na sua porção distal e a sua borda distal é desenhada para acompanhar o formato anatômico da linha divisora de águas, que é mais distal na porção ulnar e é mais proximal na porção lateral do rádio. Na coluna radial, o fragmento do processo estiloide do rádio pode ser fixado adequadamente com os pinos distais divergentes, sem a necessidade do apoio da placa para a sua correta fixação. Com esse mesmo objetivo surgiram as placas volares com ângulo variável. Nelas se pode alterar em até 15 graus a angulação dos pinos distais em todas as direções, o que facilita a fixação de determinados fragmentos, porém aumenta o risco de penetração com os pinos na articulação.

As complicações associadas ao uso de placa volar de ângulo fixo, em sua grande maioria, estão associadas ao erro do uso da técnica. Recentemente surgiram na literatura casos de complicações com tendões flexores e extensores com o uso dessa placa. Na maioria dos casos, a lesão de partes moles se deve ao posicionamento inadequado da placa, à redução inadequada da fratura, à falha no encaixe perfeito do pino em sua rosca na placa ou até ao esquecimento da retirada do guia dos pinos distais da placa. A fim de evitar as possíveis complicações com os tendões flexores deve-se tentar realizar a cobertura do material de síntese com o músculo pronador quadrado.

Pós-operatório

No manejo pós-operatório imobiliza-se a articulação radiocárpica com uma tala gessada antebraquiopalmar. Ela possibilita a movimentação do cotovelo e dos dedos, deixando imobilizado somente o local da fratura. Mesmo com a colocação da tala gessada é recomendado ao paciente movimentar livremente os dedos, especialmente com a mão para cima, para evitar o edema. Não é permitido, a princípio, realizar atividades que exijam força, e também não se estimula a pronossupinação ativa.

O primeiro curativo é realizado em até sete dias após a cirurgia, e os pontos são retirados por volta do 14º dia.

Na terceira semana após a cirurgia, a tala de gesso é substituída por uma órtese removível e o paciente é encaminhado para fisioterapia. Após esse período é permitido molhar o local da cirurgia e é indicado massagear a cicatriz com creme hidratante, o que diminui o edema e o risco de possíveis aderências. Não existem evidências científicas de que com a reabilitação precoce se obtenham melhores resultados a longo prazo, porém estudos recentes mostram que a realização de fisioterapia auxilia na melhora inicial, principalmente nos três primeiros meses de evolução. Além disso, a fisioterapia não está relacionada com o aumento de complicações ou perda de redução da fratura.

Caso clínico

Paciente do sexo feminino, costureira, de 58 anos, sofreu queda ao solo da própria altura. Foi encaminhada ao serviço de emergência em traumatologia. Apresentava dor e deformidade na extremidade distal do antebraço, sem alterações nervosas ou vasculares. Foram realizadas radiografias posteroanterior e de perfil do punho e foi confirmada fratura instável com deslocamento dorsal do rádio distal (Figura 9-5).

Após a tentativa inicial, sem sucesso, de redução da fratura com anestesia intrafocal, a paciente foi encaminhada a um serviço de referência para tratamento cirúrgico da lesão. Após cinco dias de evolução, foi realizado procedimento cirúrgico com anestesia regional (bloqueio de plexo braquial). Por meio de uma abordagem volar estendida para a rádio distal, foi realizada a redução óssea e fixação interna da fratura com placa volar de ângulo fixo (Figura 9-6). As radiografias intraoperatórias mostraram a redução anatômica e a fixação subcondral do fragmento distal do rádio (Figura 9-7). No pós-operatório, a paciente foi imobilizada com uma tala gessada tipo luva (antebraquiopalmar). A paciente

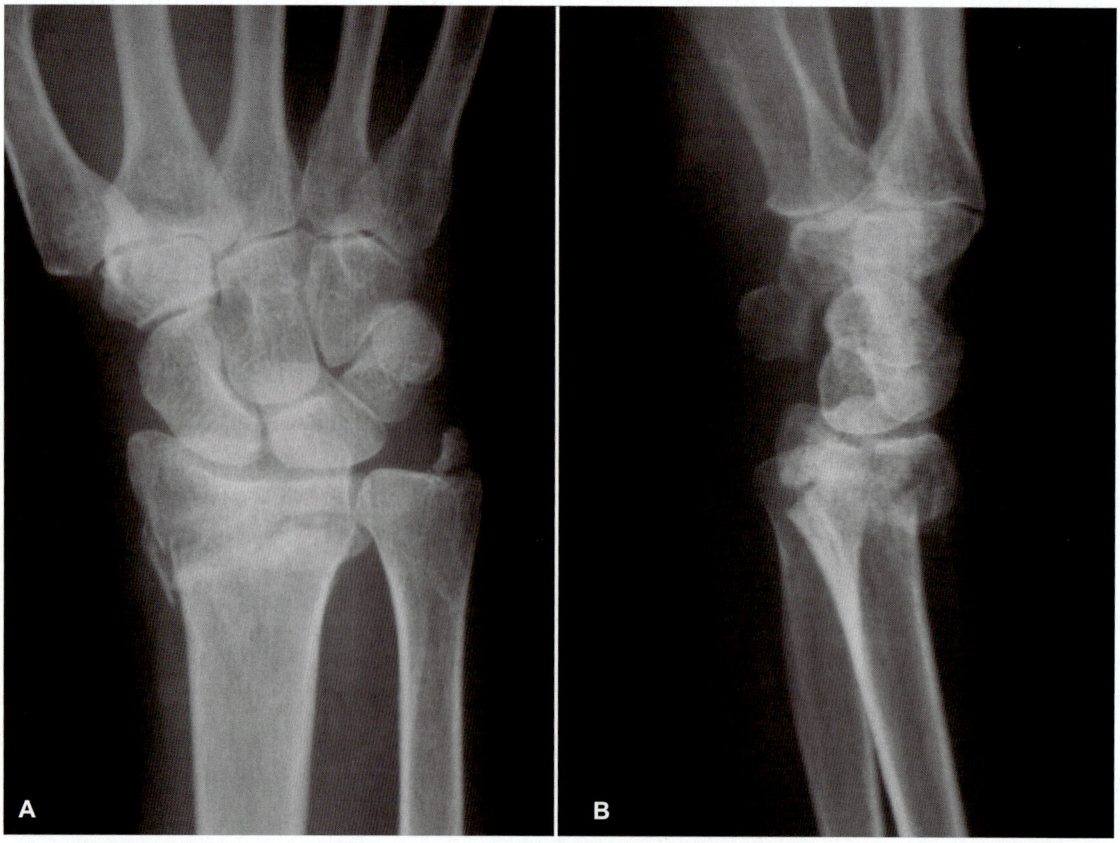

FIGURA 9-5 • A. Exame radiológico em anteroposterior. B. Perfil de uma paciente feminina de 58 anos com fratura deslocada do rádio distal após queda da própria altura. Trata-se de uma fratura do tipo I de Fernandez em que, por seu deslocamento e presença de múltiplos fragmentos instáveis, está indicado o tratamento cirúrgico.

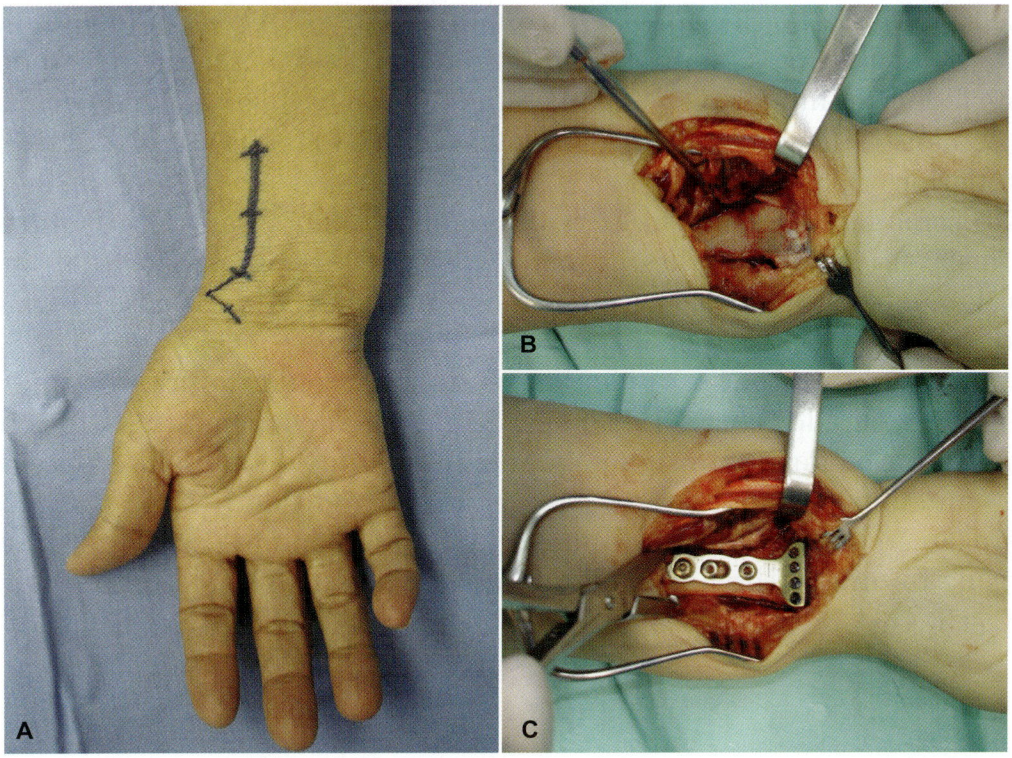

FIGURA 9-6 • A. Tratamento cirúrgico da fratura. Realiza-se a abordagem volar estendida sobre o tendão do flexor radial do carpo. B. Localiza-se a fratura e se reduz os fragmentos. C. Com placa volar de ângulo fixo que possibilita a mobilização e a fisioterapia precoce.

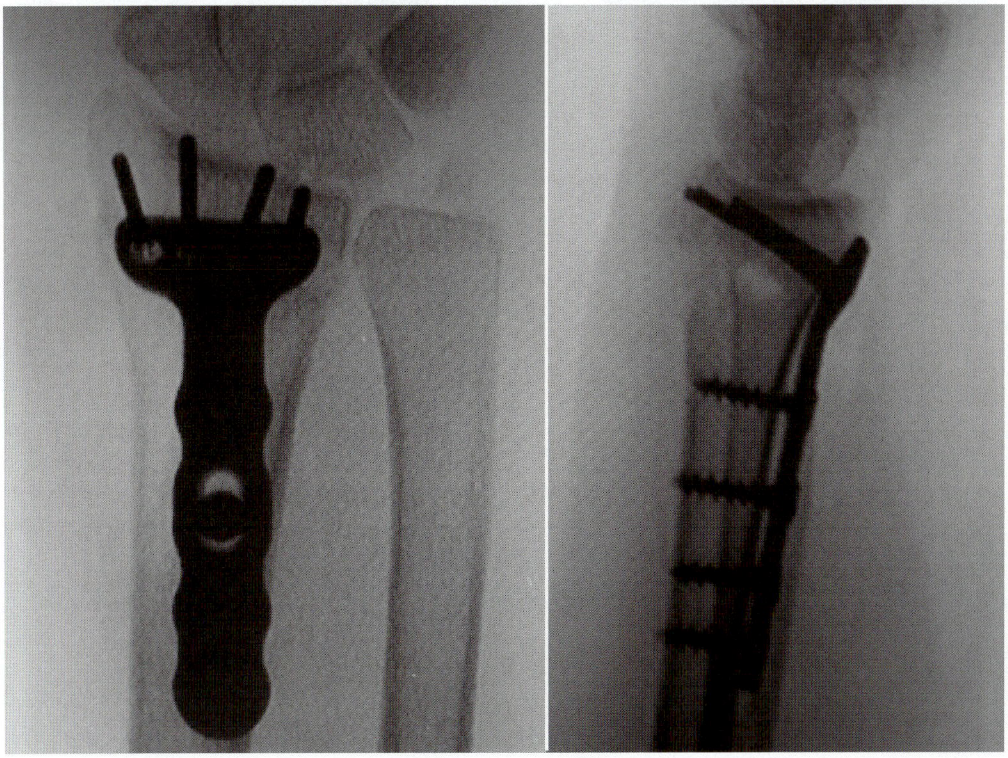

FIGURA 9-7 • Exame radiológico para controle de tratamento cirúrgico de fratura do rádio distal com placa volar de ângulo fixo. Observa-se o apoio subcondral dos fragmentos pelos pinos distais. Esses pinos se fixam à placa, tornando-se parte estrutural dela. Dessa maneira, evita-se o deslocamento da fratura e a mobilização precoce é possível.

permaneceu internada por 24 horas. O primeiro curativo foi realizado após seis dias, e com 12 dias de evolução os pontos foram retirados. A tala fixa permaneceu por 20 dias, e a paciente foi encaminhada para a fisioterapia (Figura 9-8). A paciente permaneceu por mais uma semana utilizando uma órtese removível em todas as atividades de esforço do membro superior.

Com oito semanas de evolução as radiografias evidenciaram a consolidação óssea completa, estando a paciente assintomática e com a recuperação total da amplitude dos movimentos (Figura 9-9). Nesse momento ela retornou ao seu trabalho sem restrições.

Os resultados obtidos por essa técnica no tratamento da fratura do rádio distal são bons quando comparados com séries de pacientes tratados com outros tipos de fixação. Com a abordagem volar há um menor dano aos tendões. Também é observado rápido retorno funcional pós-operatório e reduzido período de fisioterapia. Além disso, com a desinserção do pronador quadrado, que frequentemente está interposto entre os fragmentos da fratura, observa-se melhora na mobilidade final da pronossupinação do antebraço.

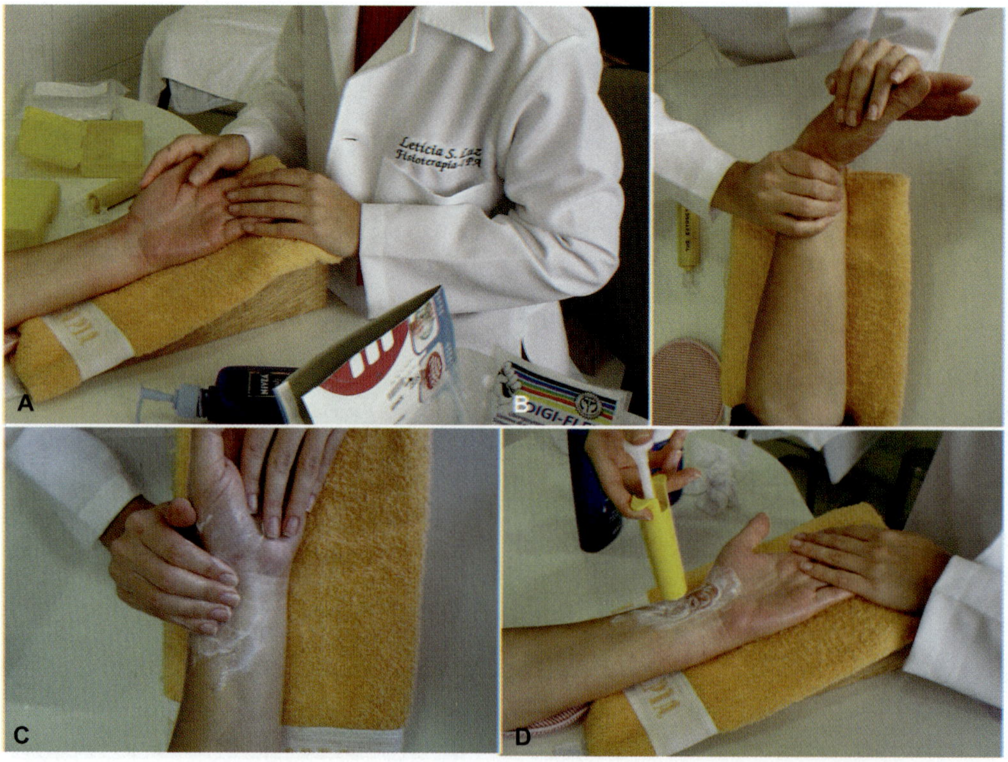

FIGURA 9-8 • Tratamento fisioterapêutico de fratura do rádio distal após a retirada dos pontos. A. Tratamento da cicatriz. B, mediante mobilização articular (B). C. Massagem cicatricial. D. Pressão negativa direta sobre o ferimento por meio de um sistema de sucção, a fim de evitar a aderência entre as partes moles e a cicatriz.

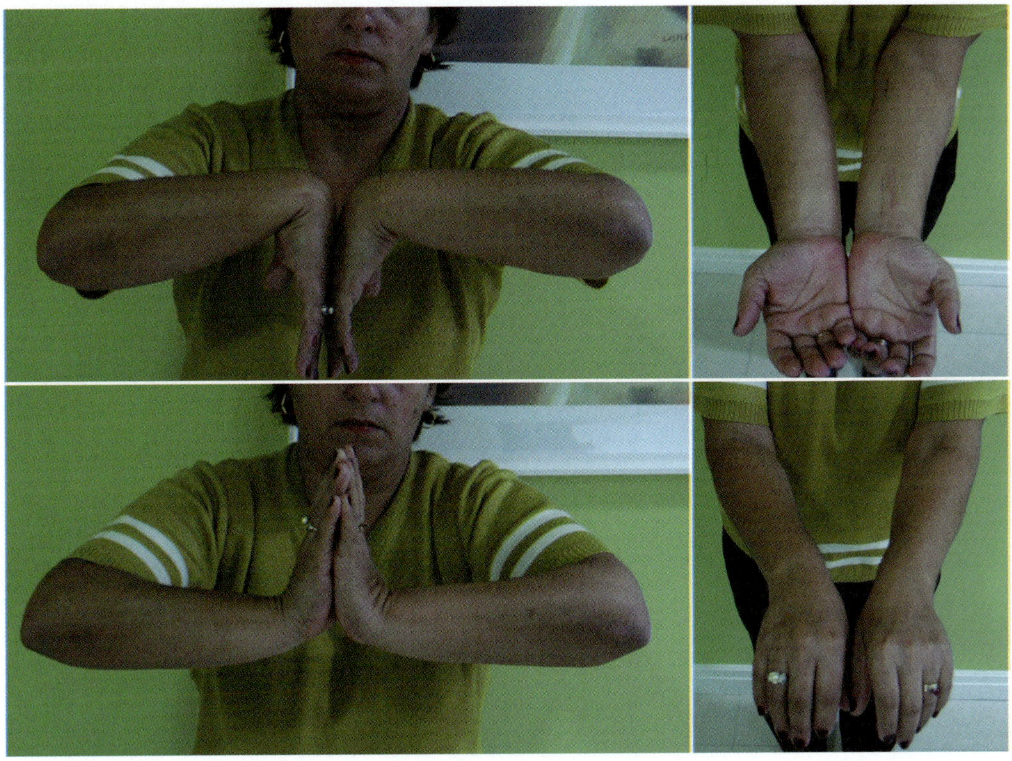

FIGURA 9-9 • Evolução clínica da paciente com oito semanas de pós-operatório. Observa-se a recuperação total da amplitude de movimento.

Referências

Albertoni W, Faloppa F. Tratamento das fraturas da extremidade distal do rádio. Rev Bras Ort. 2002;37(1):1-4.

Berlund LM, Messer TM. Complications of Volar Plate Fixation for Managing Distal Radius Fracture. J Am Acad Orthop Surg. 2009; 17:369-77.

Harness NG, Jupiter JB, Orbay J, Raskin KB, Fernandez DL. Loss of fixation of the volar lunate facet fragment in fractures of the distal part of the radius. J Bone Joint Surg Am. 2004;86:1900-08.

Jawa A. Open Fracture of Distal Radius. J Hand Surg. 2010; 35A:1348-1350.

Joseph SJ, Harvey JN. The Dorsal Horizon View: Detecting Screw Protrusion at the Distal Radius. J Hand Surg. 2011; 36A:1691–3.

Jupiter J, Fernandez D. Complications following distal radial fractures J Bone Joint Surg. 2001;83A:1244-65.

Jupiter J.B. Current Concept Review. Fractures of the Distal End of the Radius. J Bone Joint Surg [Am]. 1991;73: 461-9.

Orbay J. Volar plate fixation of distal radius fractures. Hand Clin 2005; 21: 347-354.

Orbay JL, Badia A., Indriago IR, Infante A, Khouri RK, Gonzalez E, Fernandez DL. The Extended Flexor Carpi Radialis Approach: A New Perspective for the Distal Radius Fracture. Techn Hand Upper Extr Surg. 2001;5: 204-11.

Ruschel PH., Oliveira RK., Pignataro MB., Folberg CR., Praetzel RP. Borges CS. Emprego de placa de ângulo fixo no tratamento de fraturas com deslocamento dorsal da extremidade distal do rádio. Rev Bras Ortop. 2007;42(1/2):17-23.

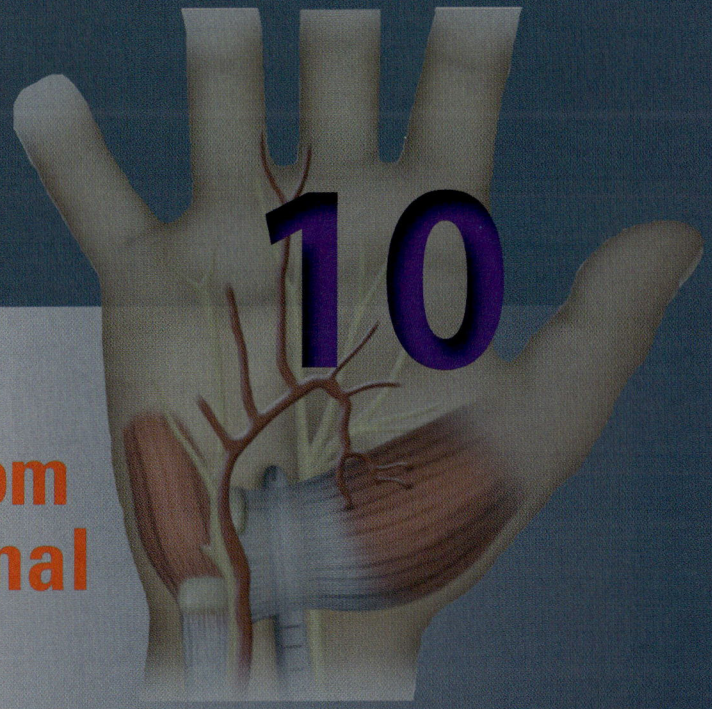

10

Fratura do rádio distal: tratamento com dupla placa ortogonal

Edgard N. França Bisneto

INTRODUÇÃO

O tratamento cirúrgico com fixação adequada do terço distal do rádio, associado à reabilitação precoce, principalmente nas fraturas intra-articulares, apresenta melhor resultado quando comparado ao tratamento conservador. A literatura apresentam bons resultados no tratamento cirúrgico de pacientes idosos com fraturas do rádio distal.

Com o surgimento da técnica de estabilidade angular desenvolvida pelo grupo AO-ASIF, pela quais os parafusos epifisários não mais dependiam de uma boa qualidade óssea para sua fixação, pois passaram a ser rosqueados na própria placa, duas tendências se dicotomizaram no tratamento das fraturas do rádio distal, principalmente em idosos: o uso de placas volares para a correção de fraturas com desvio dorsal e a utilização de placas dorsais ou combinadas de menor perfil.

A técnica de placas ortogonais, com placas de 2,4 mm, também com estabilidade angular, foi descrita e popularizada por Regazzoni, baseada em sua teoria colunar do terço distal do rádio, pela qual as colunas lateral intermediária e medial devem estar estabilizadas para conferir estabilidade do terço distal do rádio (Figura 10-1).

TRATAMENTO

Indicações

A principal indicação para a utilização da técnica de placas ortogonais está nos casos de fraturas da extremidade distal do rádio intra-articulares, com separação entre as colunas, geralmente com encurtamento da coluna lateral e rotação da coluna intermédia.

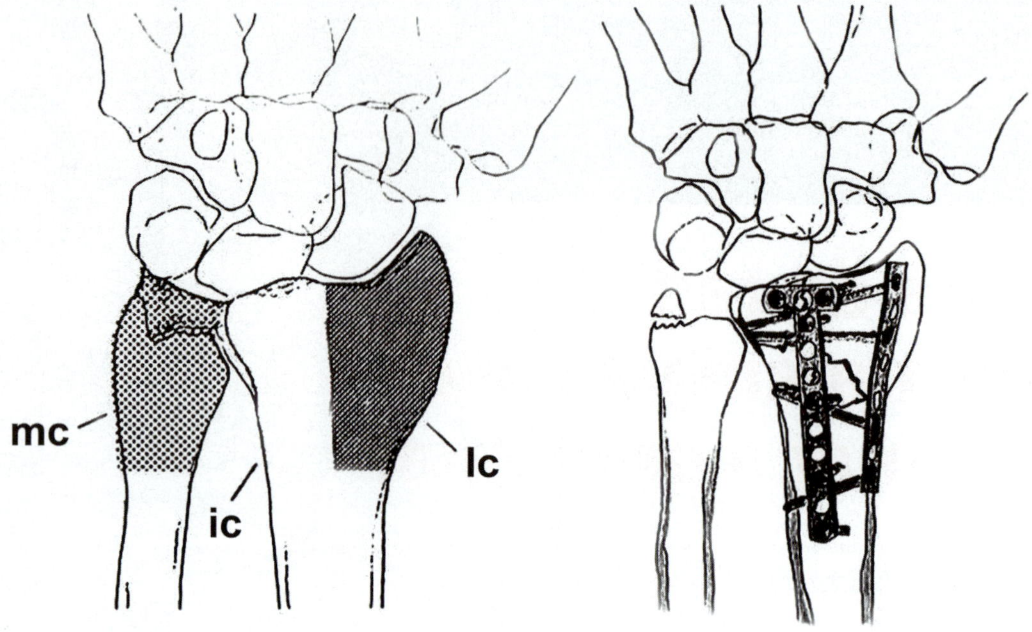

FIGURA 10-1 • Teoria colunar. Lc: Coluna lateral; Ic: Coluna intermediária; Mc: Coluna medial. (Adaptado de Peine *et al.*)

Contraindicações

Não há contraindicação formal à técnica, a não ser contraindicação ao procedimento cirúrgico de maneira geral, mas fraturas extra-articulares podem ser tratadas com outros métodos.

Técnica cirúrgica

Faz-se a incisão no punho sobre o quarto compartimento extensor aproximadamente 7 a 8 cm, abre-se o retináculo extensor, afasta-se os tendões do músculo extensor comum dos dedos e em seguida abre-se o periósteo. Reduz-se a angulação dorsal da fratura e coloca-se uma placa pré-moldada para corrigir esta deformidade de 2,4mm em "L" com estabilidade angular, fixando-a na diáfise, não fixar os parafusos epifisários neste momento.

Por meio de uma incisão sobre o primeiro compartimento extensor de aproximadamente 10 cm aborda-se o processo estiloide do rádio, afastando-se os tendões dos músculos abdutor longo do polegar e extensor curto do polegar. Faz-se a redução da angulação radial por meio da radioscopia. Molda-se uma placa reta de 2,4 mm e coloca-se na borda radial do rádio. Esta placa deve permitir pelo menos 2 parafusos com estabilidade angular de cada lado da fratura.

Controla-se a redução com radioscopia.

Neste momento colocam-se os parafusos na placa dorsal que se tivessem sido colocados antes atrapalhariam a correção da angulação radial (Figura 10-2).

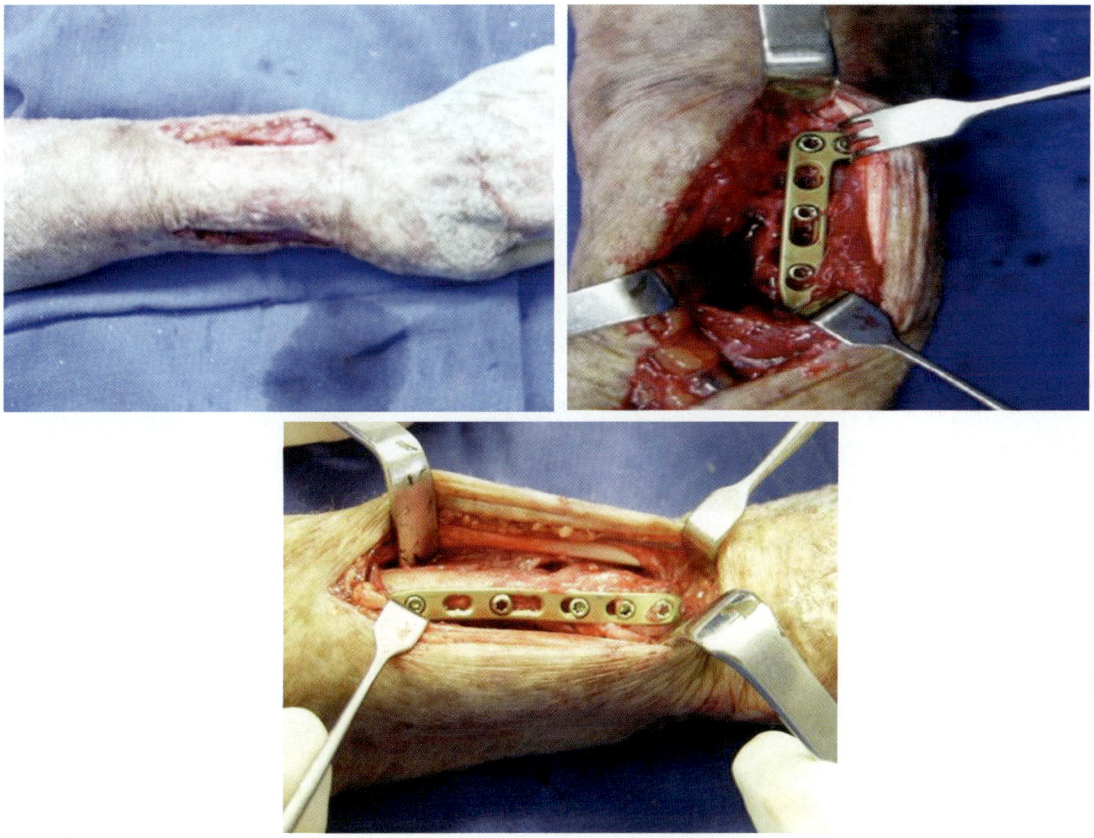

FIGURA 10-2 • Incisões dorsal e lateral.

Pós-operatório

Após a cirurgia opto por colocação de tala gessada antebraquiopalmar, que permanecerá até a colocação de uma órtese tipo "*cock-up*" por volta do sétimo dia de pós-operatório. Mantenho imobilização até consolidação radiográfica.

A reabilitação deve ser iniciada após sete dias de pós-operatório, estimulando-se movimentação ativa dos dedos e passiva do punho (Figura 10-3).

Caso clínico

Paciente masculino, 67 anos, vítima de acidente pessoal, apresenta deformidade punho. Na radiografia se observa fratura intra-articular terço distal do rádio. Submetido a tratamento cirúrgico pela técnica das placas ortogonais (Figura 10-4).

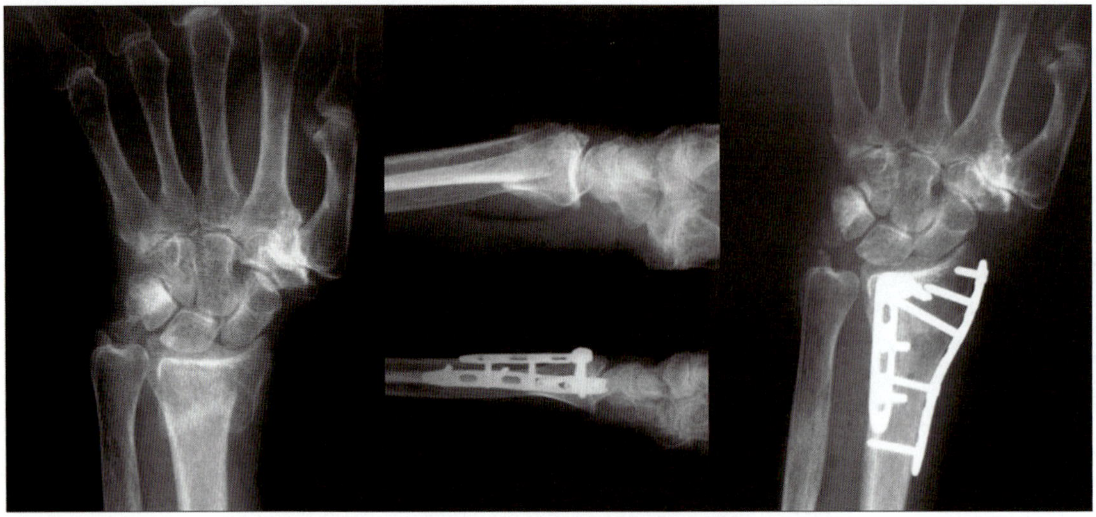

FIGURA 10-3 • Pré e pós-operatório.

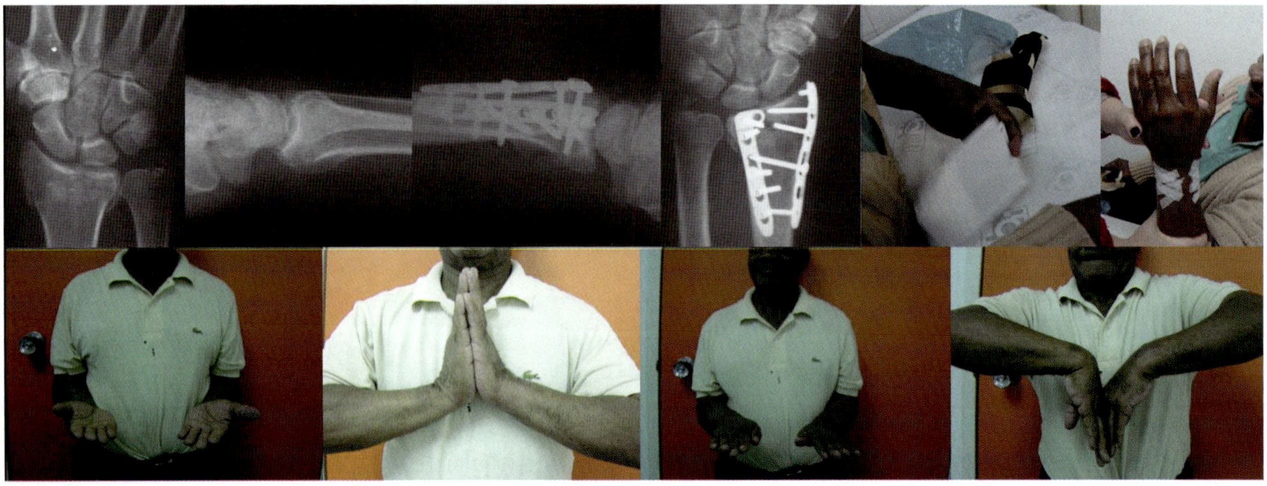

FIGURA 10-4 • Caso clínico.

Referências

Duncan, SFM; Weiland, J. Minimally invasive reduction and osteosynthesis of articular fractures of the distal radius. Injury. 2001; vol 32 Suppl.1: A14 - A24.

Harness, N; Ring D; Jupiter, JB. Volar Barton's fractures with concomitant dorsal fracture in older patients. J Hand Surg. AM 2004; 29A: 439-445.

Hegeman, JH; Oskam, J; Vierhout, PAM; Palen, J. The distal radial fracture in elderly women and bone mineral density of the lumbar spine and hip. J Hand Surg. Br 2004; 29B: 473-476.

Leibovic, SJ; Geissler, WB. Treatment of complex intra-articular distal radius fractures. Orthp Clinics North Am. 1994; vol.25: 685-706

Orbay J, Badia A, Khoury RK, Gonzalez E, Indriago I.Volar fixed-angle fixation of distal radius fractures: the DVR plate Tech Hand Up Extrem Surg. 2004 Sep;8(3):142-8.

Orbay, JL; Fernandez, DL. Volar fixation for dorsally displaced fractures of the distal radius: a preliminary report. J Hand Surg Am. 2002; 27A: 205-215.

Orbay, JL; Fernandez, DL. Volar fixed-angle plate fixation for unstable distal radius fractures in the elderly patient. J Hand Surg Am. 2004; 29A: 96-102.

Peine, R; Rikli, DA; Duda, G; Regazzoni, P. Comparison of three different plating techniques for the dorsum of the distal radius: a biomechanical study. J Hand Surg. Am 2000; 25A: 29-33.

11

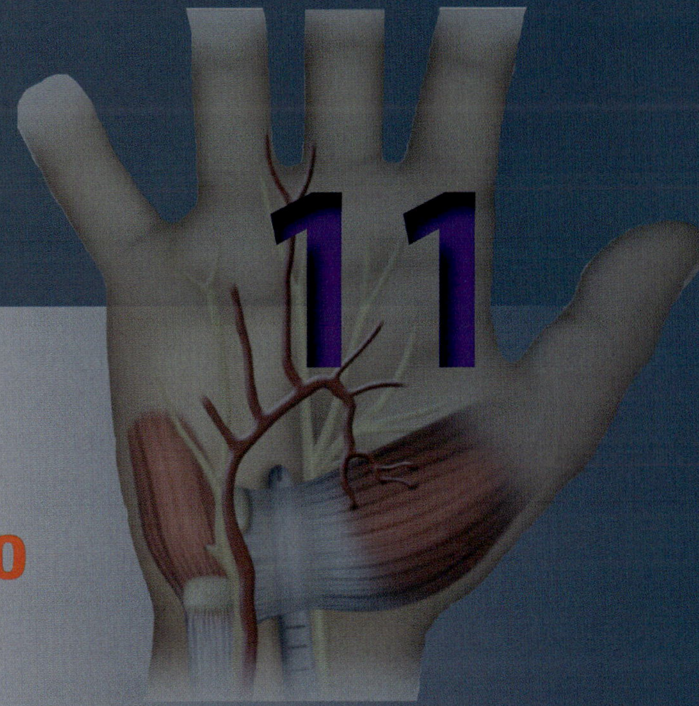

Fratura do rádio distal – tratamento com fixador externo

Milton Bernardes Pignataro
Cristian Stein Borges
Celso Ricardo Folberg
Paulo Henrique Ruschel

INTRODUÇÃO

As fraturas do radio distal são as mais comuns dos ossos longos, correspondendo a aproximadamente 20%-25% de todas as fraturas agudas.

O conhecimento do uso de fixação externa é fundamental no tratamento do trauma ortopédico. É usado há mais de 50 anos, com grande variedade no material empregado e características do implante. Ainda assim, princípios devem ser respeitados, como colocação de pinos de Schanz próximo ao foco de fratura, o que diminui o braço de alavanca, fixação bicortical dos pinos e colocação da barra próximo à pele, o que produz uma montagem mais rígida e estável. A principal indicação do uso de fixadores externos de punho é a estabilização de fraturas expostas de rádio distal que, devido a lesão de partes moles e necessidade de cuidados locais, não possam ser imobilizadas com gesso ou, ainda, quando o dano de partes moles é significativo ao ponto de tornar arriscada a fixação interna. Os pacientes obtêm bons resultados no tratamento com fixadores externos na emergência e também como tratamento definitivo. Novos princípios e implantes têm sido desenvolvidos, o que expandiu o uso da fixação interna. Exemplos são as fixações externa e interna combinadas, o uso de fixadores que não cruzam a articulação radiocarpal e o emprego de materiais radiotransparentes.

ANATOMIA

A anatomia é a base para o tratamento das fraturas do radio distal, uma vez que o objetivo é restabelecer a mesma e mantê-la até consolidação. Alguns pontos importantes devem sempre estar em mente quando se opta pelo tratamento com fixador externo do radio distal. A superfície articular do radio é triangular, com o ápice do triângulo na estiloide radial, e apresenta uma inclinação de 23° nas direções volar e ulnar (variando de 13 a 30°). Um comprimento radial de 12 mm (varia de 8 a 18 mm) (Figura 11-1) e uma inclinação volar de 12° (varia de 1 a 21°) (Figura 11-2). A superfície dorsal do radio é convexa e coberta pelos seis compartimentos dos tendões extensores. A cortical dorsal é fina, o que comumente leva à cominuição, o que resulta em perda ou inversão da inclinação volar. O tubérculo de Lister funciona como um fulcro para o tendão extensor longo do polegar, que está posicionado no sulco do bordo ulnar do tubérculo. O lado volar do rádio, que é plano, está coberto pelo músculo pronador quadrado, e faz uma leve curvatura côncava de proximal para distal. A porção volar ulnar apresenta maior densidade, proporcionando melhor fixação dos pinos quando colocados nesta área, especialmente em pacientes osteopênicos. O nervo radial superficial no seu trajeto emerge debaixo do tendão do músculo braquiorradial a aproximadamente 5 cm da estiloide do rádio e se bifurca em dorsal e volar a cerca de 4,2 mm proximais à estiloide do rádio. O ramo cutâneo dorsal do nervo ulnar se origina a cerca de 6 cm proximais à cabeça da ulna e fica subcutâneo

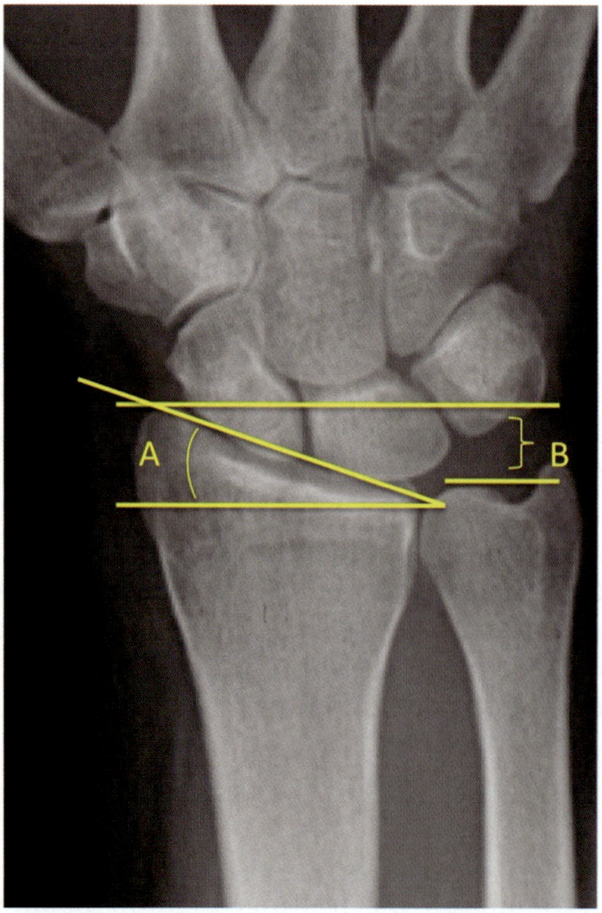

FIGURA 11-1 • Raios X em anteroposterior (AP) de punho normal. A. Inclinação volar de 23°. B. Comprimento radial de 12 mm.

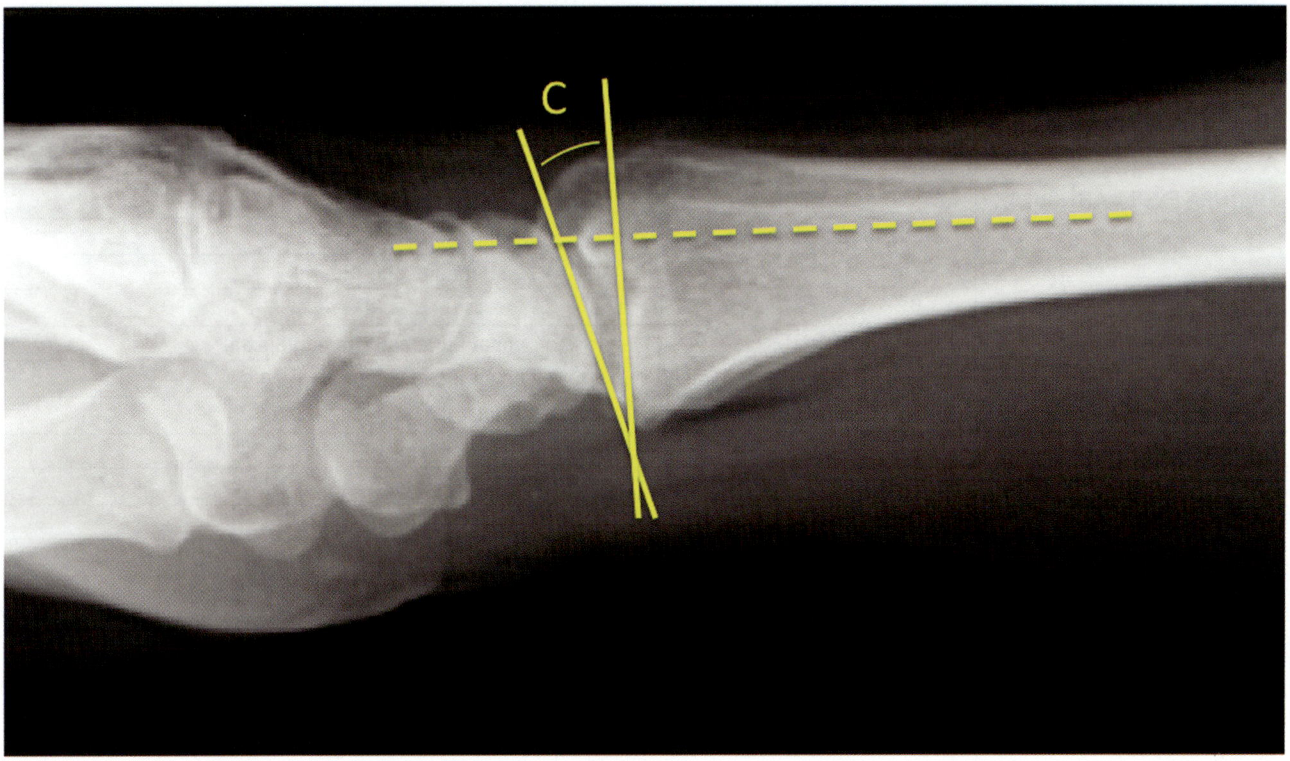

FIGURA 11-2 • Raios X em perfil de punho normal. Inclinação volar de 12º.

5 cm proximais ao pisiforme e de diversos ramos que inervam o aspecto dorsoulnar do carpo e quarto e quinto dedos. É importante uma pequena incisão para identificação e proteção destes nervos cutâneos na colocação dos pinos proximais, que devem ser colocados preferencialmente na junção do terço médio com o distal do rádio. Neste nível o rádio é coberto pelos tendões dos extensores longo e curto do carpo e extensores comuns dos dedos. Os pinos proximais podem ser colocados na porção mediolateral, com o afastamento do tendão do músculo braquiorradial e do nervo radial superficial. Quando posicionados dorsalmente, entre o extensor curto do carpo e os extensores comuns dos dedos, existe menos risco de se lesar o ramo superficial do nervo radial.

CLASSIFICAÇÃO

Existem diferentes classificações para as fraturas do radio distal, como as de Fykman (1967), Melone (1984), AO (1986) (Tabela 11-1), Mayo Clinic e Universal (Figura 11-3). Fernandez as classificou de acordo com o mecanismo de fratura. O uso de fixador externo está indicado para fraturas extra-articulares estáveis e articulares redutíveis estáveis em duas ou três partes, e está contraindicado para fraturas por cisalhamento ou com afundamento central por impacção. Pode ser usado associado a outras técnicas para aliviar a pressão sobre a articulação reconstruída.

TABELA 11-1 Classificação AO das fraturas do antebraço distal

<table>
<tr><td rowspan="9">**A**
FRATURA EXTRA-ARTICULAR</td><td rowspan="3">**A1**
Fratura da ulna
Rádio intacto</td><td>1 processo estiloide</td></tr>
<tr><td>2 metafisária simples</td></tr>
<tr><td>3 metafisária multifragmentar</td></tr>
<tr><td rowspan="3">**A2**
Fratura do rádio simples, impactada</td><td>1 sem angulação</td></tr>
<tr><td>2 angulação dorsal (Colles)</td></tr>
<tr><td>3 angulação volar (Smith)</td></tr>
<tr><td rowspan="3">**A3**
Fratura do rádio, multifragmentar</td><td>1 impactada, encurtamento axial</td></tr>
<tr><td>2 cominuição em cunha</td></tr>
<tr><td>3 complexa</td></tr>
<tr><td rowspan="9">**B**
FRATURA
ARTICULAR
PARCIAL</td><td rowspan="3">**B1**
Fratura sagital do rádio</td><td>1 lateral simples</td></tr>
<tr><td>2 lateral multifragmentar</td></tr>
<tr><td>3 medial</td></tr>
<tr><td rowspan="3">**B2**
Fratura coronal, bordo dorsal</td><td>1 simples</td></tr>
<tr><td>2 com fratura lateral sagital</td></tr>
<tr><td>3 com deslocamento dorsal do carpo</td></tr>
<tr><td rowspan="3">**B3**
Fratura coronal,
bordo volar (Barton)</td><td>1 simples, com fragmento pequeno</td></tr>
<tr><td>2 simples, com fragmento grande</td></tr>
<tr><td>3 multifragmentar</td></tr>
<tr><td rowspan="9">**C**
FRATURA
ARTICULAR
COMPLETA</td><td rowspan="3">**C1**
Fratura articular simples, metafisária simples</td><td>1 fragmento articular posteromedial</td></tr>
<tr><td>2 linha de fratura articular sagital</td></tr>
<tr><td>3 linha de fratura articular frontal</td></tr>
<tr><td rowspan="3">**C2**
Fratura articular simples,
Metafisária multifragmentar</td><td>1 linha de fratura articular sagital</td></tr>
<tr><td>2 linha de fratura articular frontal</td></tr>
<tr><td>3 estendendo até a diáfise</td></tr>
<tr><td rowspan="3">**C3**
Fratura articular simples,
Metafisária multifragmentar</td><td>1 metafisária simples</td></tr>
<tr><td>2 metafisária multifragmentar</td></tr>
<tr><td>3 estendendo até a diáfise</td></tr>
</table>

23 (2-ANTEBRAÇO, 3- DISTAL)

REDUÇÃO

A tração isolada, que proporciona a manipulação e a estabilização dos fragmentos por meio de ligamentotaxia, não consegue corrigir a inversão da inclinação volar porque os ligamentos volares são mais curtos e fortes, sendo tracionados antes dos ligamentos dorsais. É necessário utilizar uma força dorsal direta sobre o fragmento com o uso da pressão do polegar direto sobre o fragmento. Quando existe um traço longitudinal separando a fossa do semilunar da estiloide do rádio, geralmente não se consegue a redução,

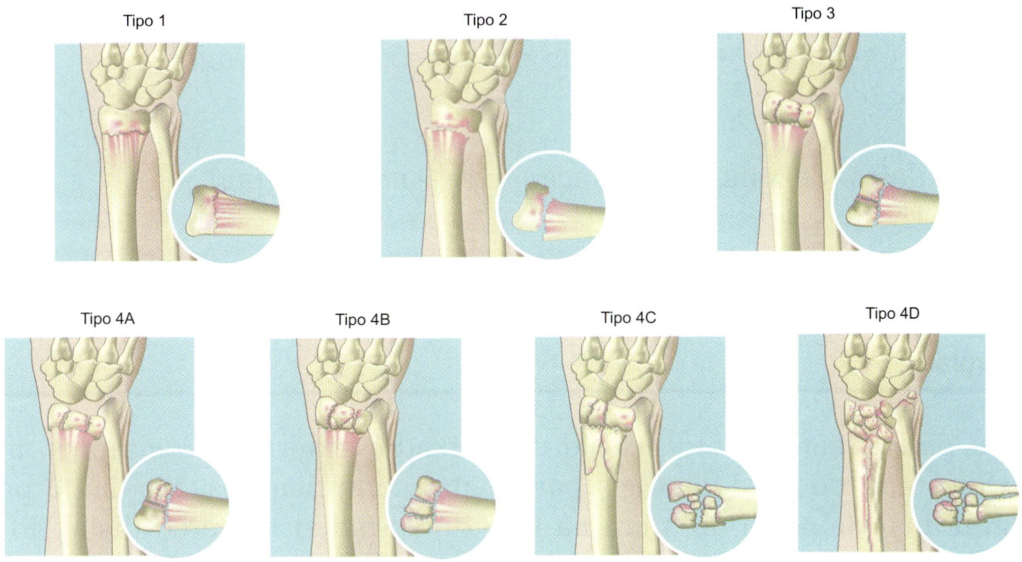

FIGURA 11-3 • Classificação universal das fraturas do rádio distal: tipo 1: extra-articular, não deslocada, estável; tipo 2: extra-articular, deslocada e instável; tipo 3: intra-articular, não deslocada e estável; tipo 4: intra-articular e deslocada; tipo A: redutível e estável após redução; tipo B: redutível, mas instável; tipo C: irredutível e instável; tipo D: complexa (cominuitiva, instável e irredutível).

especialmente se o fragmento estiver rotado ou se existir fragmento intra-articular impactado, sendo necessária, nestes casos, uma redução aberta para a redução dos mesmos e fixação, seja por meio de fios de Kirschner associados a fixador externo, seja pelo uso de fixações internas como placa e parafusos.

BIOMECÂNICA

Os princípios básicos da biomecânica do fixador externo se aplicam ao rádio distal. A resistência e a estabilidade são indiretas e a redução é mantida por distração e ligamentotaxia. A estabilidade é melhorada mediante os seguintes princípios:

- Obtenção do contato direto entre as extremidades ósseas.
- Colocação de pinos de maior diâmetro.
- Diminuição da distância entre a barra e o osso.
- Aumento do espaço entre os pinos.
- Colocação dos pinos em diferentes planos.
- Aumento do número de barras.

No punho, diferentemente de ossos longos como tíbia, fêmur e úmero, geralmente é necessário incorporar articulações como a rádio-cárpica e a médio-cárpica, o que predispõe a efeitos deletérios da distração em ligamentos intrínsecos e extrínsecos do carpo. A tração excessiva pode resultar em rigidez e contratura articular.

TIPOS DE FIXADORES

- Articulares (englobam uma ou mais articulações – *bridging*).
- Articulados.
- Estáticos.
- Não articulares (deixam a articulação livre – *non bridging)*.

TÉCNICA CIRÚRGICA

Fixação articular

Os diversos passos para a colocação de um fixador externo são simples, mas devem ser observados em todos os detalhes para evitar complicações. Mediante pequena incisão longitudinal de cerca de 3 cm na face dorso-radial do terço distal do antebraço são identificados os ramos superficiais do nervo radial, que são afastados e protegidos. Identificam-se os tendões dos músculos braquiorradial e extensor longo do carpo e entre eles é feita a colocação dos pinos de Schanz, sob baixa rotação, 3 cm a 5 cm proximais ao foco de fratura. Cuidado deve ser tomado para que cada pino fique fixo nas duas corticais para melhor estabilização. Uma segunda incisão longitudinal é feita sobre a borda dorso-radial do segundo metacarpo. Novamente os ramos cutâneos do nervo radial devem ser afastados e protegidos e o primeiro músculo interósseo dorsal, afastado. São colocados dois pinos de Schanz, também sob baixa rotação, com fixação de cada pino nas duas corticais (Figura 11-4). Em seguida é realizada a montagem do fixador com a fixação de rótulas aos pinos de Schanz e colocação de barras estabilizadoras, sem fixar as mesmas.

A redução da fratura é obtida pela tração, usando-se ligamentotaxia e manipulação do foco de fratura. Alguns fixadores podem proporcionar distração por mecanismo próprio. Depois de obtida a redução desejada, deve ser fixada a barra às rótulas e a todos os ajustes móveis que o fixador externo possuir (Figura 11-5). Alguns fixadores externos têm suas barras e rótulas construídas com materiais rádio-transparentes que permitem melhor controle da fratura por meio dos exames radiológicos.

Indicações

Temporária

- Tratamento inicial de fraturas expostas com lesão de partes moles.
- Uso temporário para ressuscitar paciente com politrauma.
- Estabilização para transferência até o local onde será feito o tratamento definitivo.

Definitiva

- Fraturas extra-articulares instáveis.
- Fraturas em duas ou três partes intra-articulares sem deslocamento.
- Associação de fixações interna e externa.

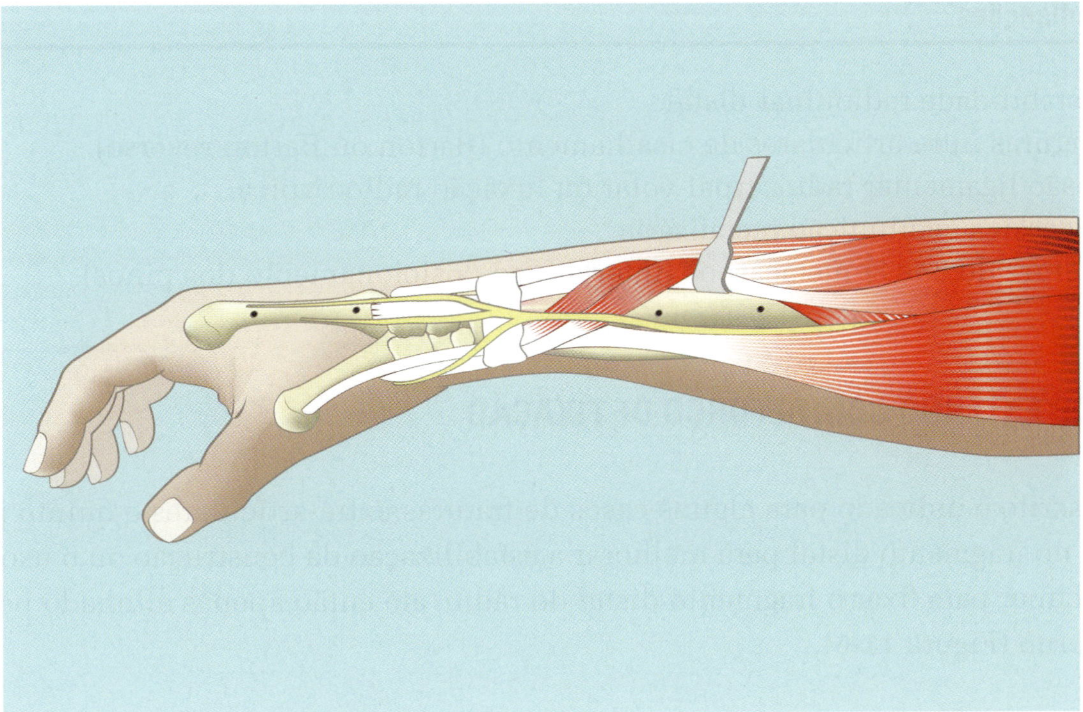

FIGURA 11-4 • Intervalo entre braquiorradial e extensor radial longo do carpo, e relação com nervo radial superficial para colocação dos pinos.

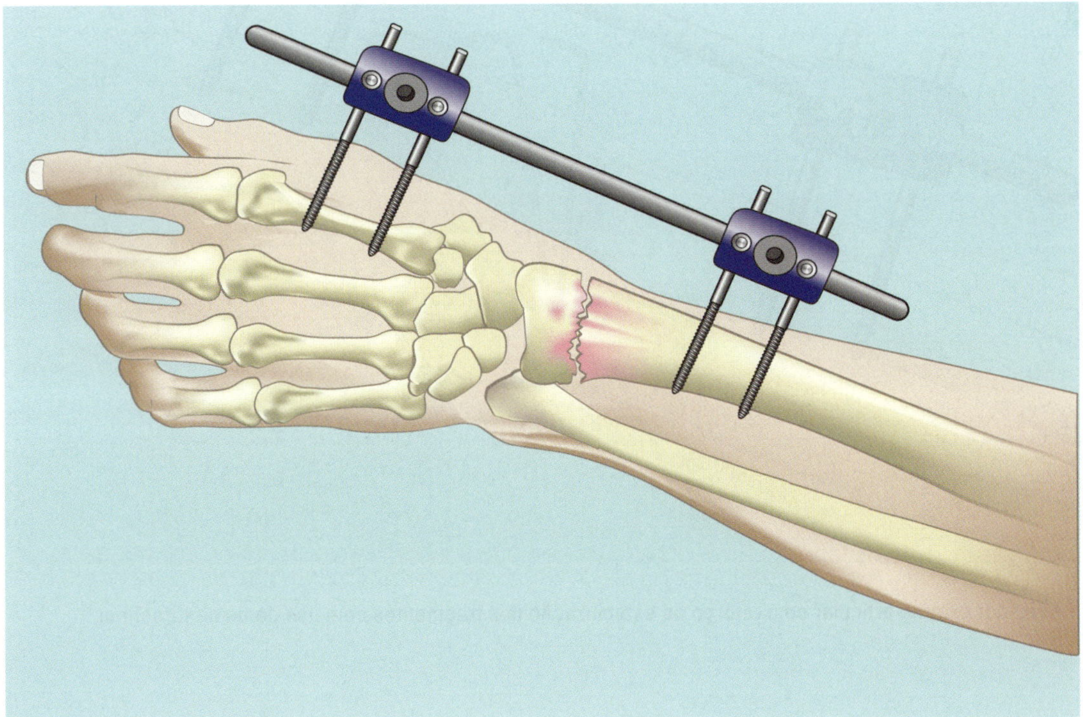

FIGURA 11-5 • Fixador externo articular.

Contraindicações

- Instabilidade radioulnar distal.
- Fraturas intra-articulares de cisalhamento (Barton ou Barton reverso).
- Lesão ligamentar radiocarpal volar ou luxação radiocárpica.
- Excessiva cominuição metafisária.
- Fratura do 2º e 3º metacarpos (interfere no posicionamento dos pinos).

FIXADOR EXTERNO COM REFORÇO DE FIXAÇÃO

Está descrito e indicado para alguns casos de fraturas extra-articulares o quinto pino de Schanz no fragmento distal para melhorar a estabilização da construção ou o uso de fios de Kirschner para fixar o fragmento distal do rádio, até então apenas alinhado pelo fixador externo (Figura 11-6).

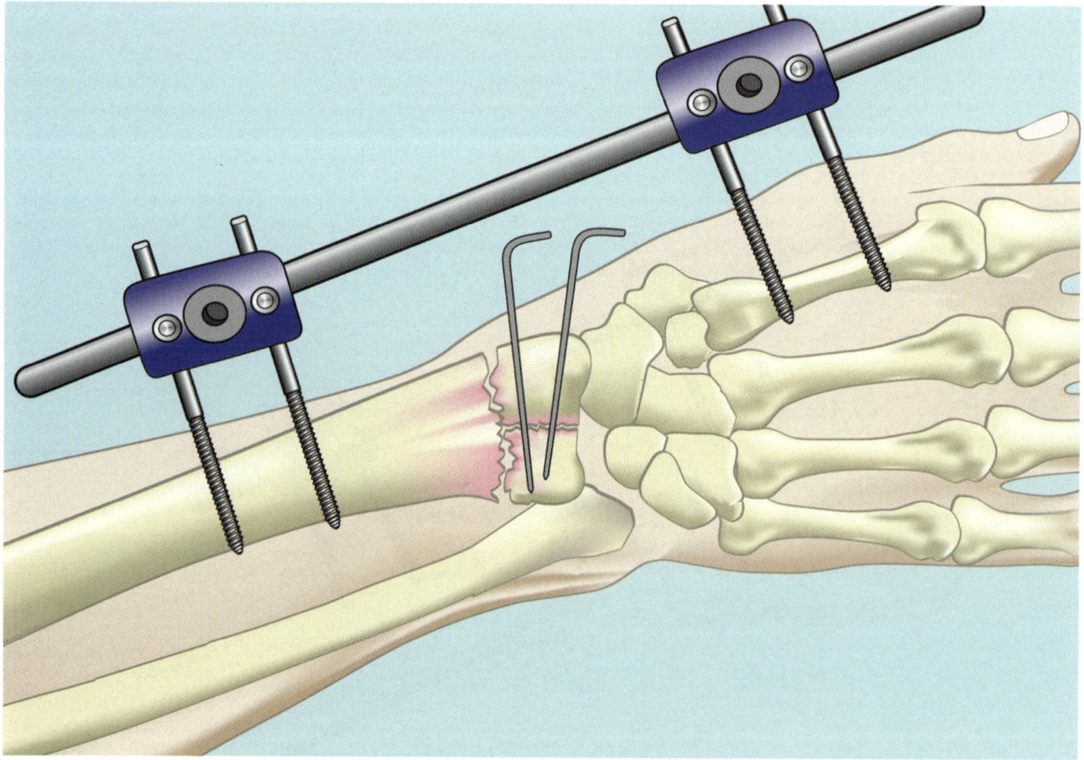

FIGURA 11-6 • Fixador externo articular com reforço da estabilização dos fragmentos com uso de fio de Kirschner.

Indicações

- Fraturas intra-articulares da estiloide radial.
- Fraturas intra-articulares de três partes.
- Pós-redução e fixação percutânea de fratura impactada da fossa do semilunar.
- Redução artroscópica de fratura articular do radio distal.

Contraindicações

- Cominuição metafisária importante.
- Fraturas intra-articulares de cisalhamento articular (volar ou dorsal).

FIXAÇÃO NÃO ARTICULAR

A técnica de imobilizar a fratura de rádio distal com fixador externo que não imobilize a articulação radiocarpal, chamada na literatura inglesa de *non-bridging*, permite uma rápida recuperação da mobilidade do punho porque, além de não manter tração nos ligamentos radiocarpais, os mantém livres. Os pinos no fragmento proximal do rádio são colocados no seu bordo dorsorradial, da mesma maneira que o fixador articular ou dorsal entre os tendões do extensor curto do carpo e os extensores comuns dos dedos. Os pinos de Schanz no fragmento distal são colocados conforme o modelo, podendo ser dorsalmente nas porções radial e ulnar da epífise (Figura 11-7), oblíquos ou lateralmente por meio do processo estiloide do rádio. Devem ser colocados de distal para proximal, com o objetivo de uma boa fixação dos pinos no fragmento distal, sendo que a cortical volar apresenta melhor densidade óssea para fixação. Depois de obtida a redução desejada, com uso de tração e manipulação, são apertados todos os componentes móveis e realizado novo controle radiológico.

Indicações

- Fraturas simples não articulares.
- Fraturas articulares em três partes.
- Pacientes com boa densidade óssea.
- Articulação radio ulnar estável.

Contraindicações

- Fratura marginal dorsal ou volar.
- Fraturas com extensa cominuição metafisária.

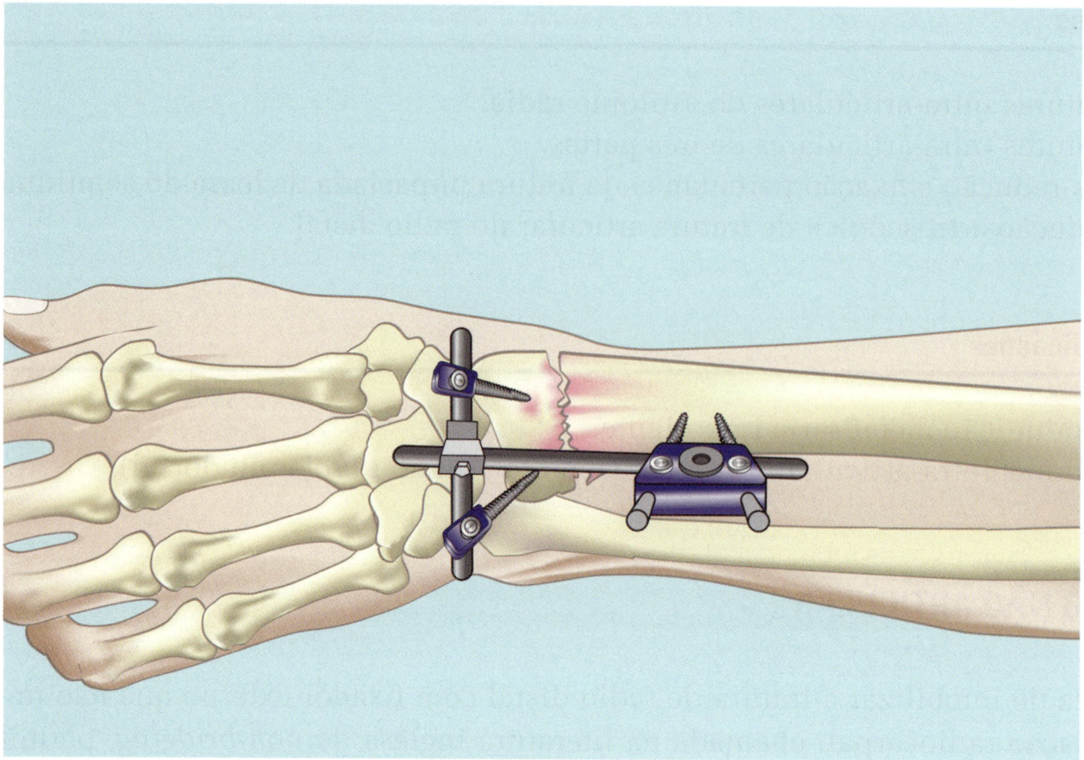

FIGURA 11-7 • Fixador externo não articular, mantendo livre a articulação radiocárpica.

ASSOCIAÇÃO ARTROSCÓPICA

Não são aceitos *gaps* ou degraus maiores que 2 mm nas fraturas articulares. Com o auxilio de visualização artroscópica é possível uma redução anatômica das fraturas, sendo muitas vezes necessária uma compressão lateral e até mesmo uma compressão de proximal para distal, com o uso de instrumental rombo, que é posto incruentamente através da metáfise para reduzir fragmentos que tenham sido impactados pelo trauma. Uma vez conseguida a redução, os mesmos são fixados com fios de Kirschner. Em seguida é colocado o fixador externo trans-articular com o objetivo de neutralizar as forças de compressão.

COMPLICAÇÕES NO USO DO FIXADOR EXTERNO

As complicações podem ser classificadas como imediatas ou tardias, sendo imediata a lesão do nervo radial superficial, que necessita ser adequadamente visto e protegido com afastadores e uso de guias próprios para a perfuração e colocação dos pinos de Schanz. Tardiamente temos as infecções no trajeto dos pinos, que podem ser evitadas por meio dos cuidados de limpeza diária dos orifícios pelo paciente. O afrouxamento do fixador externo pode ser evitado com controle periódico e reajuste do fixador externo. Estão descritas interferências no deslizamento dos tendões extensores, causando irritação ou mesmo ruptura dos mesmos. A distração exagerada está comumente relacionada com síndrome dolorosa regional complexa, o que leva a contratura de intrínsecos e rigidez dos dedos. A intensidade e a duração da distração com tensionamento dos ligamentos carpais está relacionada com rigidez do punho. A distração também aumenta a pressão no canal carpiano, o que pode levar à síndrome do túnel do carpo.

Caso clínico

Paciente do sexo masculino sofreu acidente de moto, com fratura-luxação exposta de punho esquerdo (Figuras 11-8 A e B), tendo sido atendido em ambulatório de emergência, onde foram realizados limpeza, fechamento do ferimento no bordo ulnar, redução da luxação, e imobilizado com tala gessada. Foi encaminhado ao hospital, onde che-

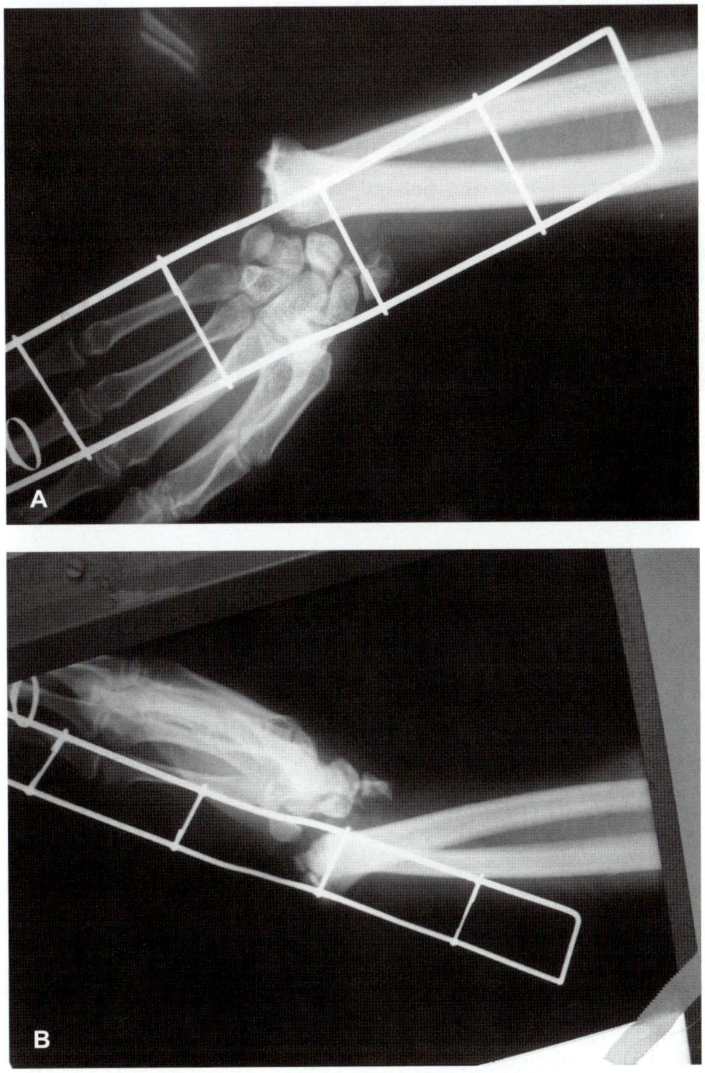

FIGURA 11-8 • A. Raios X em AP de fratura-luxação do radio distal. B. Raios X em perfil de fratura-luxação do punho. (*Continua*)

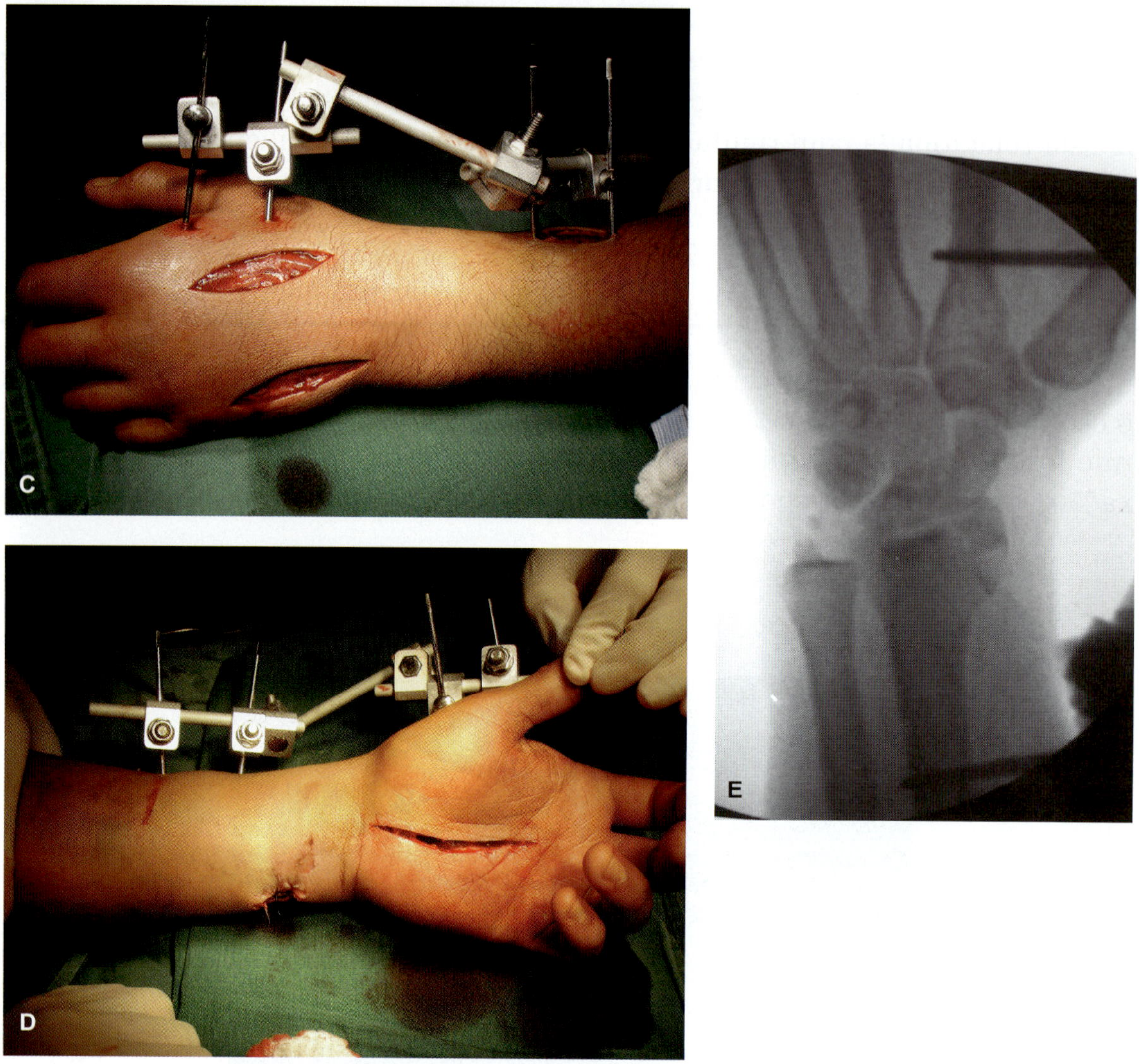

FIGURA 11-8 (CONT.) • C. Vista dorsal pós-fasciotomia e estabilização com fixador externo. D. Vista volar pós-fasciotomia e redução de fratura exposta de punho, com estabilização com fixador externo. E. Controle radioscópico de alinhamento pós-redução de fratura-luxação.

gou com quadro de síndrome compartimental aguda da mão, sendo encaminhado ao centro cirúrgico, onde se realizaram descompressão com fasciotomias volares e dorsais na mão e colocação de fixador externo de punho para estabilização e manutenção da redução da fratura-luxação exposta, permitindo um fácil controle e cuidado das fasciotomias (Figuras 11-8 C, D e E), para posterior tratamento cirúrgico com fixação interna da fratura articular.

Referências

Cooney WP. Fractures of the distal radius. In: Cooney WP, Linscheid Rl, Dobyns JH (eds.). The wrist diagnosis and operative treatment. Mosby. 1998: 310-355.

Feipel V, Rinnen D, Rooze M. Postero-anterior radiography of the wrist: normal database of carpal measurements. Surg Radiol Anat. 1998; 20:221-226.

Folberg CR, Hulson HJR, Scheidt RB. Estudo morfológico do ramo superficial do nervo radial. Revista Brasileira de Ortopedia. 2009;44(1):69-74.

Gausepohl T, Worner S, Pennig D et al. Extraarticular external fixation in distal radius fractures pin placement in osteoporotic bone. Injury. 2001; 32(Suppl 4):SD79-SD85.

George S, Edwards JR. Fractures of the distal part of the radius reated with the small ao external fixator. JBJS. 1991; 73-A(8): 1241-1250.

Gradl G, Jupiter JB, Gierer P et al. Fractures of the distal radius treated with a non bridging external fixation technique using multiplanar K-wires. J Hand Surg. 2005;30A:960-968.

Grewal R, MacDermid, JC, King GJW et al. Open reduction internal fixation versus percutaneous pinning with external fixation of distal radius fractures: a prospective, randomized clinical trial. J Hand Surg. 2011;36A:1899-1906.

Grewel R, Perey B, Wilmink M et al: A randomized trial on the treatment of intra-articular distal radius fractures: open reduction internal fixation with dorsal plating versus mini open reduction, percutaneous pinning and external fixation. J Hand Surg [Am]. 2005;30:764-772.

Ignacio H, Chueire AG, Filho GC et al. Fixação externa radio-radial no tratamento das fraturas da extremidade distal do radio. RBO. 1999;34:535-542.

Kapoor H, Agarwal A, Dhaon BK. Displaced intra-articular fractures of distal radius: a comparative evaluation of results following closed reduction, external fixation and open reduction with internal fixation. Injury. 2000;31:75-79.

Lindau T. The role of wrist arthroscopy in distal radius fractures. In: Slutsky DJ (ed.). Principles and practice of wrist surgery. Saunders Elsevier. 2010:149-165.

Margaliot Z, Hassse SC,Kotsis et al. A meta-analysis of outcomes of external fixation versus plate osteosynthesis for unstable distal radius fractures. J Hand Surg. 2005;30A:1185-1199.

Rettig ME, Raskin KB, Melone CP. External fixation of the distal radius fractures. In: Watson HK, Weinzweig J (eds.). The Wrist. Lippincott W&W. 2001:299-310.

Rogachefsky RA, Lipson SR, Applegate B et al. Treatment of severely comminuted intra-articular fractures of the distal end of the radius by open reduction and combined internal and external fixation. JBJS. 2001; 83-A (40):509-519.

Slutsky DJ. External fixation of the distal radius. J Hand Surg. 2007;32A: 1624-1637.

Slutsky DJ. External fixation of the distal radius fractures. In: Slutsky DJ, Osterman AL (eds.). Fractures and Injuries of the distal radius and carpus. Saudnders Elsevier. 2009: 75-100.

Slutsky DJ. External fixation of the distal radius fractures. In: Slutsky DJ (ed.). Principles and practice of wrist surgery. Saunders Elsevier. 2010:89-125.

Werber KD, Raeder F, Brauer RB et al. External fixation of distal radial fractures: four compared with five pins. JBJS. 2003;85-A(4):660-666.

Wolfe S, Kang L. Bridging external fixation with pin augmentation. In: Slutsky DJ, Osterman AL (eds.). Fractures and Injuries of the distal radius and carpus. Saunders Elsevier. 2009: 55-62.

Wolfe SW. Distal radius fractures. In: Wolfe SW et al. (eds.). Green's operative hand surgery. 6th ed. Elsevier Churchill Livingstone. 2011:561-638.

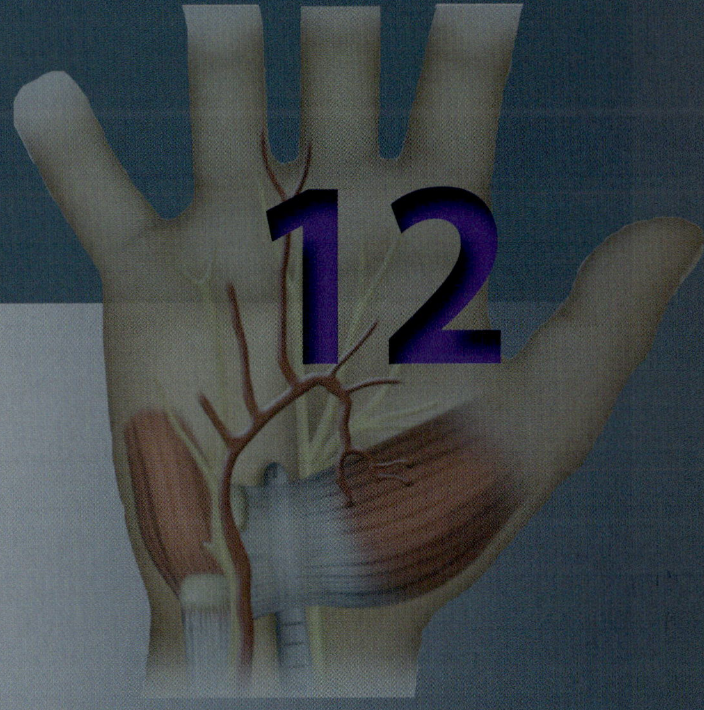

12

Artrodese total do punho

Antonio Lourenço Severo
Philipe Eduardo Carvalho Maia
Raimundo Araújo Filho
Marcelo Barreto Lemos

INTRODUÇÃO

Artrodese total do punho (ATP) é uma cirurgia de salvação, sendo que, em condições extremas de distorção anatômica e funcional, pode ser o único procedimento viável. As limitações impostas pelas artrodeses podem, em situações específicas, ser suplantadas pelo benefício alcançado pelo procedimento, seja pelo alívio da dor ou melhora da função e da qualidade de vida.

Trata-se de um procedimento realizado há quase um século, tendo sido descrito por Steindler em 1918 para estabilização do punho em pacientes com poliomielite e hemiparesias espásticas, bem como por Ely, em 1920, para casos de tuberculose.

CLASSIFICAÇÃO

Diversas classificações são utilizadas para avaliação da artrose no punho associada à outras patologias, como, por exemplo, na artrite reumatoide (AR): classificação de Larsen, classificação de Wrightinton e classificação de Simmen. Algumas classificações inicialmente utilizadas para outras patologias são adaptadas para quantificar a artrose no punho, como a classificação de Watson (Figura 12-1):

- Estágio 1 – alterações degenerativas na porção mais radial da articulação radioescafoide.
- Estágio 2 – alterações degerativas em toda a superfície da articulação radioescafoide.
- Estágio 3 – alterações degenerativas progridem para a articulação capitato-semilunar.

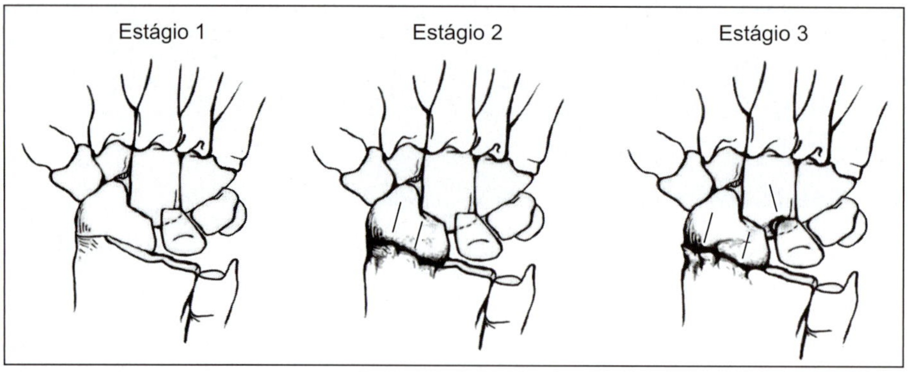

FIGURA 12-1 • Classificação de Watson.

DIAGNÓSTICO

A avaliação clínica do paciente com artrose do punho é feita por anamnese e exame físico. O paciente se queixa de dor e limitação funcional às atividades laborais e cotidianas e, em alguns casos, de deformidade estética. Ao exame físico constatam-se limitação na amplitude de movimento do punho em todos os planos, perda de força para preensão em comparação com o lado contralateral.

A avaliação radiográfica do punho em dois planos (Figura 12-2) é fundamental para:

- Classificar o grau de destruição do punho.
- Informar sobre a atividade da doença.
- Avaliar qualidade óssea.
- Mensurar a extensão da deformidade do punho.

TRATAMENTO

As indicações para a ATP são:

- Artrose nas articulações radiocarpal e mediocarpal.
- Falha de artrodese seletiva prévia.
- Falha de artroplastia prévia (convencional e não convencional).
- Paralisia do punho ou da mão com potencial uso de tendões funcionais para transferências.
- Reconstrução após ressecção segmentar de tumor, infecção ou perda óssea segmentar de origem traumática do rádio distal e do carpo.
- Artrites inflamatórias.

As mais variadas técnicas cirúrgicas podem ser empregadas, assim como diversos métodos de fixação: fios de Kirschner, haste de Rush intramedular, grampos, placa com parafusos de compressão, placas bloqueadas de baixo perfil, parafusos de compressão

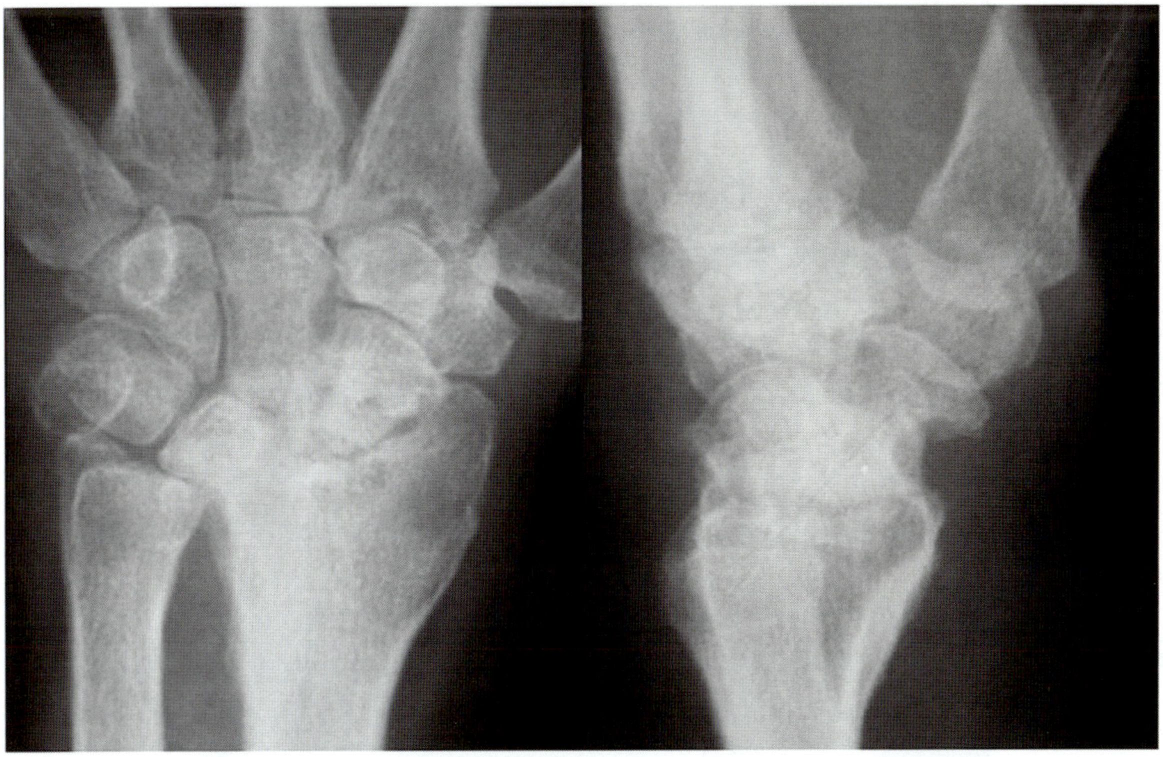

FIGURA 12-2 • Radiografia em anteroposterior (AP) e perfil do punho evidenciando artrose.

isoladamente. É fundamental, independente do método de osteossíntese utilizado, a obtenção de boa superfície óssea cruenta, enxerto ósseo e adequada estabilidade (Figura 12-3).

A melhor posição para artrodese do punho é em 15° a 20° de extensão, quando o outro lado é normal, preservando ou aumentando a força de preensão dos dedos e obtendo uma posição funcional. Em casos bilaterais deve-se artrodesar o punho do lado dominante em neutro e o outro em 10° a 20° de flexão palmar, visando ao ganho na atividade funcional.

ARTRODESE TOTAL DO PUNHO

Técnica cirúrgica

É realizado acesso cirúrgico dorsal longitudinal sobre a região mediocarpal, entre o 2º e 3º metacarpos, passando sobre o tubérculo de Lister e terminando sobre a face dorsal do rádio. Pode-se também realizar acesso em "S", tendo como centro o tubérculo de Lister (Figura 12-4).

O retináculo dorsal é aberto sobre o 3º compartimento (extensor longo do polegar [ELP]). O ELP é mobilizado proximal e distalmente e transposto para radial (Figura 12-5). O rádio distal é exposto subperiostealmente e uma incisão é realizada longitudinalmente sobre o periósteo, a qual é estendida até a cápsula e borda radial do 3º metacarpo. Uma

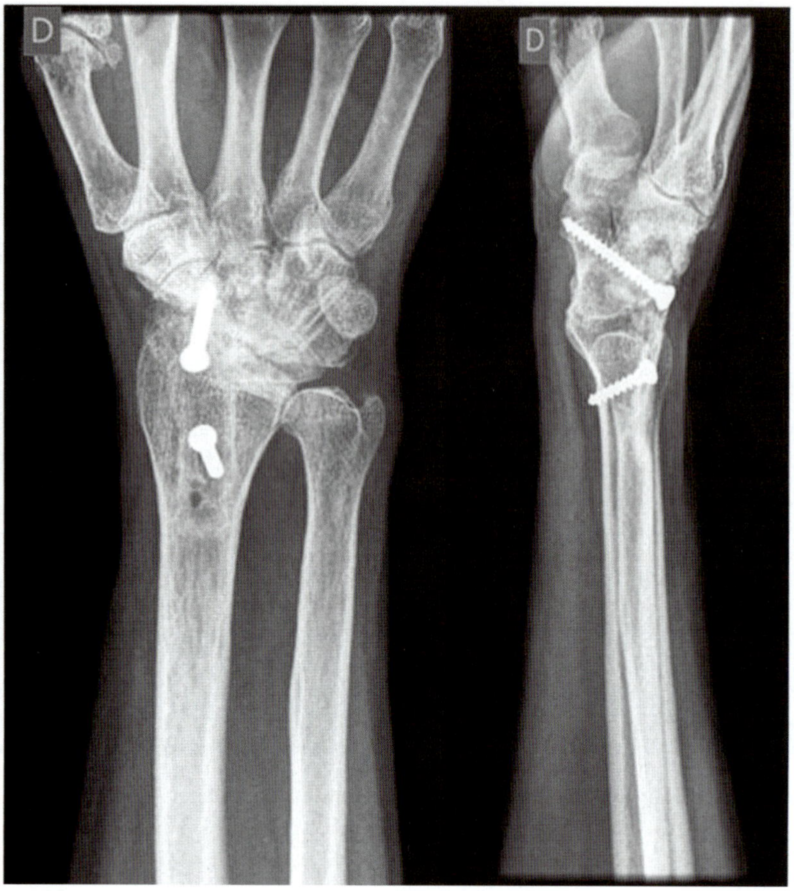

FIGURA 12-3 • Artrodese total do punho com tábua óssea e fixação com dois parafusos de compressão.

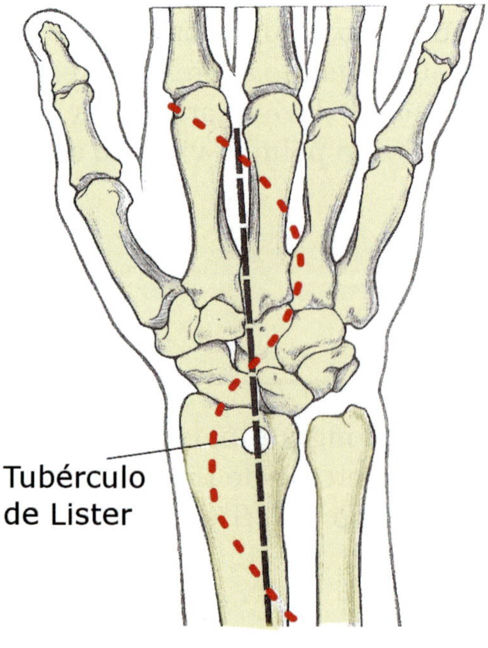

FIGURA 12-4 • Acesso cirúrgico – longitudinal ou em "S".

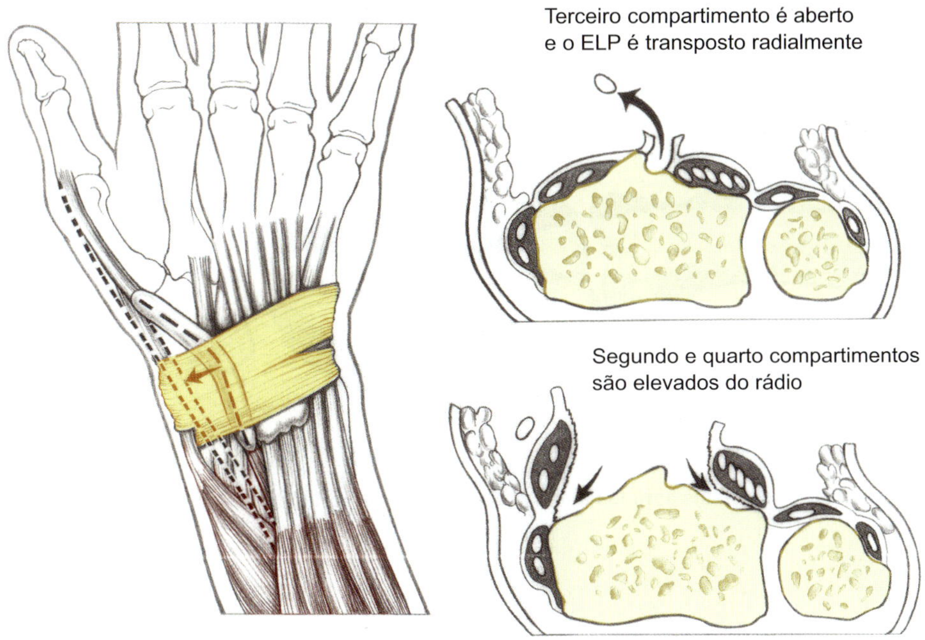

FIGURA 12-5 • Abertura de 3° compartimento e descolamento do2º e 4º compartimentos.

porção de 1 cm a 2 cm do nervo interósseo posterior é excisada proximalmente à superfície articular do rádio para alívio da dor.

A superfície dorsal do 2º ou do 3º metacarpo é exposta sem que a musculatura intrínseca seja afetada. Com a lâmina do bisturi a cápsula sobre o carpo é levantada como dois retalhos. O segundo compartimento dorsal é levantado subperiostealmente e rebatido radialmente juntamente com a cápsula. Da mesma maneira, o quarto compartimento é levantado e rebatido para o lado ulnar com a cápsula subjacente sobre a articulação radioulnar distal (ARUD) (Figura 12-5). A ARUD não é removida, exceto nas situações em que seja observada osteoartrite. Para permitir uma adequada aposição da placa, o tubérculo de Lister é removido. As corticais dorsais da base do 2º ou do 3º metacarpo e dos ossos do carpo são removidas, possibilitando o adequado acesso visual às articulações que serão incluídas na fusão (Figura 12-6).

A remoção da fileira proximal do carpo, o que resulta em uma artrodese radiocapitatometacarpo, simplifica a artrodese e minimiza a necessidade de enxertia óssea (procedimento opcional). Assim, a fileira proximal do carpo é removida e os fragmentos ósseos obtidos são morselizados para enxertia óssea. As superfícies articulares e o osso subcondral são removidos do rádio distal, capitato e da superfície proximal do hamato. No passado, um grande enxerto corticoesponjoso era recomendado para a artrodese do punho visando à estabilidade, bem como à osteogênese. O osso cortical não é necessário desde que seja utilizada uma placa pré-moldada e, nesta situação, caso seja utilizado o osso cortical, impedirá a adaptação da placa à superfície. O enxerto ósseo esponjoso, caso seja utilizado, é incorporado mais rapidamente e associado a uma menor morbidade da área doadora (crista ilíaca, rádio distal ou olécrano).

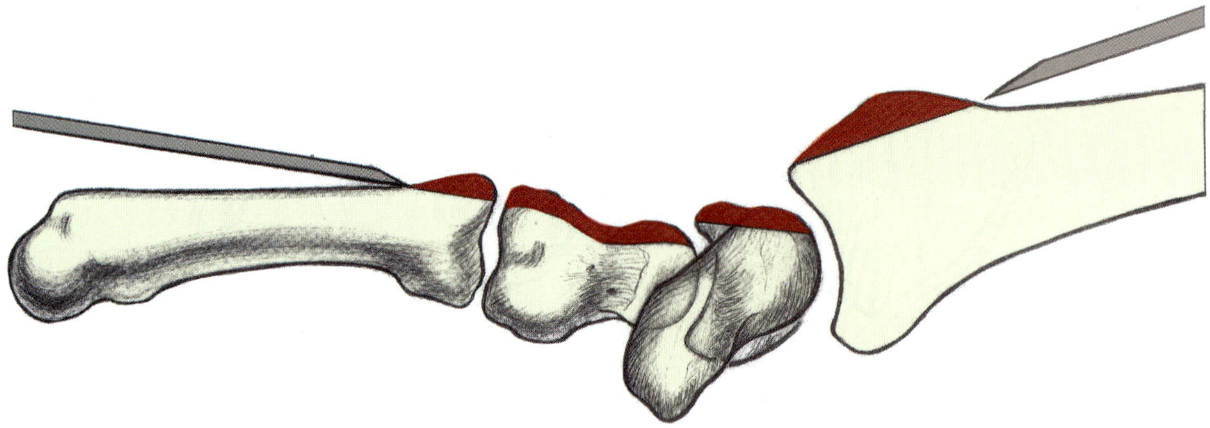

FIGURA 12-6 • Osteotomia de corticais dorsais para facilitar a adaptação da placa: tubérculo de Lister, semilunar, capitato e base de 2° ou 3° metacarpo.

A placa pré-moldada é posicionada sobre o 2º ou 3º metacarpo e fixada. Atenção especial deve ser aplicada para verificar se os orifícios estão adequadamente posicionados sobre o eixo do metacarpo. O parafuso mais distal é o primeiro a ser posicionado, o que possibilita o ajuste fino do posicionamento da placa. A posição adequada no eixo do metacarpo em sua face dorsal é essencial para evitar desvios rotacionais e potencializar a força de preensão. Então, os demais parafusos são posicionados no metacarpo e no carpo. Se houver espaço entre a placa e o capitato, o mesmo deverá ser levantado de encontro à placa e um parafuso menor que a distância medida deverá ser utilizado para evitar que não penetre no canal carpiano. Mediante adequado posicionamento da placa na mão e no antebraço, o segundo parafuso mais distal no rádio, assim escolhido pela presença de osso cortical na região, será fixado utilizando-se método de compressão. Os demais parafusos do rádio são posicionados sem que haja necessidade de realizar compressão (Figura 12-7).

Os retalhos radial e ulnar do terceiro compartimento previamente aberto serão utilizados para fechar a cápsula por sobre a placa, se assim for possível. O ELP é mantido transposto radialmente fora do canal de Lister, não tocando a placa, mesmo que proximalmente. Assim, o retináculo dos extensores é posicionado abaixo acima da placa estabilizadora. Bons resultados estéticos e funcionais são obtidos com a utilização desta técnica (Figuras 12-7 e 12-8).

Pós-operatório

Já no primeiro dia pós-operatório o paciente é estimulado a realizar mobilização ativa dos dedos. No pós-operatório imediato é utilizado curativo oclusivo, o qual é substituído na segunda semana por órtese removível para punho, considerando a utilização de placas convencionais. A realização de exercícios com carga só deve ser estimulada depois de verificada consolidação em torno da 12ª semana de pós-operatório.

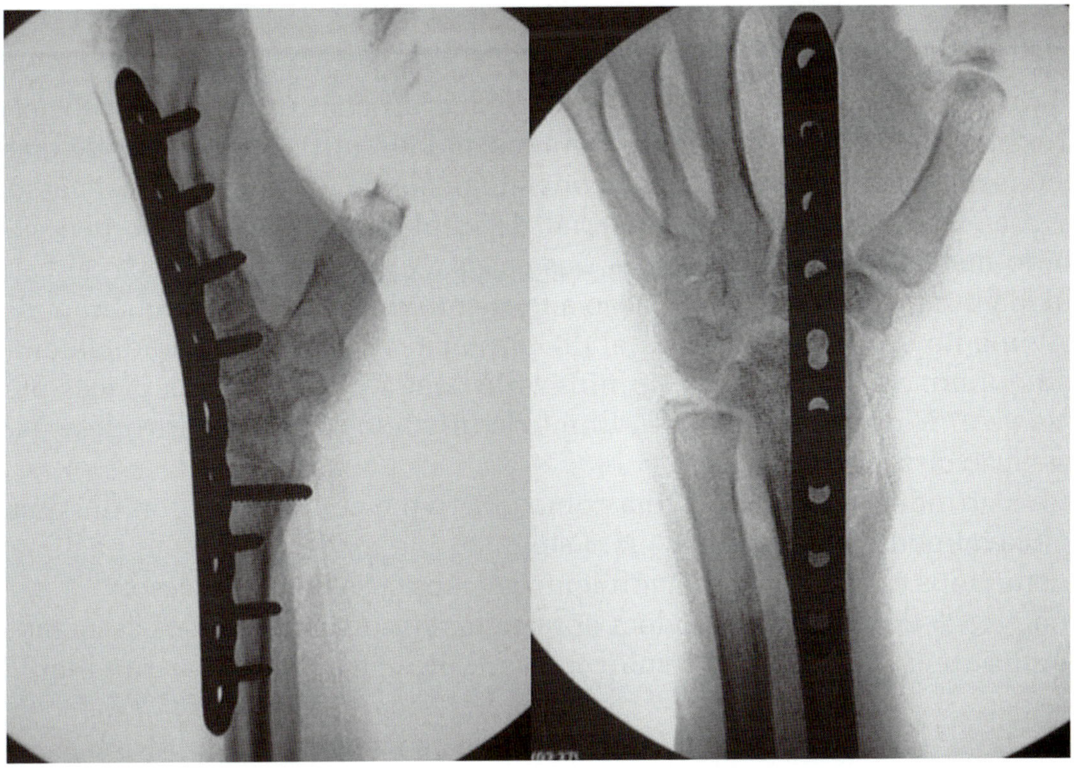

FIGURA 12-7 • Controle perioperatório de artrodese total do punho com intensificador de imagens.

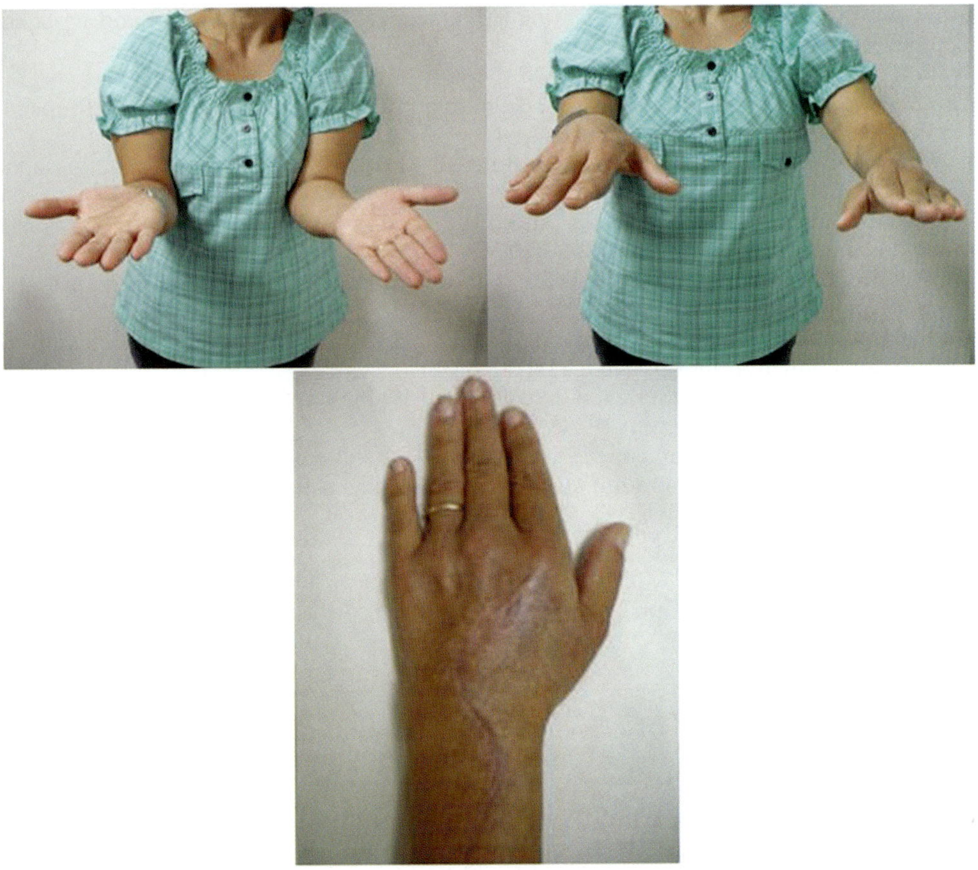

FIGURA 12-8 • Avaliação clínica após consolidação da artrodese.

Complicações

A taxa de consolidação da artrodese varia de acordo com o método de fixação eleito. Taxas próximas de 100% podem ser esperadas quando utilizadas placas de compressão pré-moldadas e enxertia óssea. Placas convencionais de 3,5 mm são mais associadas a complicações relacionadas com o material de implante e subsequente necessidade de remoção do material em cerca de 12% dos casos. A utilização de placa de baixo perfil pré-moldada minimiza esta complicação a taxas próximas de 0%. Também pode ocorrer desenvolvimento de síndrome do túnel do carpo em virtude do posicionamento em extensão do punho, o qual também é minimizado com a utilização das placas pré-moldadas. Cerca de 67% dos quadros de síndrome do túnel do carpo pós-artrodese necessitam de intervenção cirúrgica.

Embora a artrodese do punho tenha como objetivo o controle da dor, um quadro álgico inexplicável pode persistir após ela. Este quadro é mais comum em pacientes que já foram submetidos a múltiplos procedimentos cirúrgicos com insucesso.

Cerca de 3,5% dos pacientes podem apresentar sintomas dolorosos associados à articulação radioulnar distal devido à sobrecarga ou presença de osteoartrite incipiente.

Referências

Arliani GG, Astur DC, Cohen M. Classificações em ortopedia e traumatologia. São Paulo: Manole, 2011. p. 98.

Ashmead et al. Scapholunate advanced collapse wrist salvage. J Hand Surg. 1994; 19A: 741-750.

Borisch N, Haussmann P. Total wrist fusion. In: Chung KC. Operative techniques: Hand and wrist surgery. Elsevier, 2008. v.2. p.661-675.

Ely LW. An operation for tuberculosis of the wrist. JAMA. 1920; 75: 1707-1709.

Hastings H. Arthrodesis of the osteoarthritic wrist. In: Gelberman RH. Master techniques in orthopaedic surgery: The wrist, New York: Raven Press; 1994:345- 360.

Ilan DI, Retting ME. Rheumatoid arthritis of the wrist. Bulletin. Hospital for Joint Diseases. 2003-2004; 61(3-4): 179-185.

Pardini AG, Chaves AB. Artrodeses na mão e no punho. In: Pardini A, Freitas A. Cirurgia da mão – Lesões não traumáticas. Rio de Janeiro: MedBook; 2008: 595-610.

Pardini AG, Gonçalves RFP, Freitas AD, Chaves AB. Artrodese no punho com fixação mínima preservando as articulações carpometacarpianas. Rev Bras Ortop. 2010; 45(1): 67-71.

Severo AL, Costa M, Lopes OV Jr, Piluski P, Lech O. Análise funcional da artrodese dos quatro cantos comparada com a carpectomia proximal. Rev Bras Ortop. 2006; 41(1/2): 14-21.

Stanley J. Arthroplasty and arthrodesis of the wrist. In: Green DP, Wolfe SW. Operative hand surgery – 6th ed. Elsevier, 2011. v. 1. p. 429-463.

Steindler A. Orthopaedic operations on the hand, JAMA. 1918; 71: 1288-1291.

Watson HK, Ballet FL. The SLAC wrist: scapholunate advanced collapse pattern of degenerative arthritis. J Hand Surg. 1984; 9A: 358-365.

13

Artrodese dos quatro cantos com placa circular

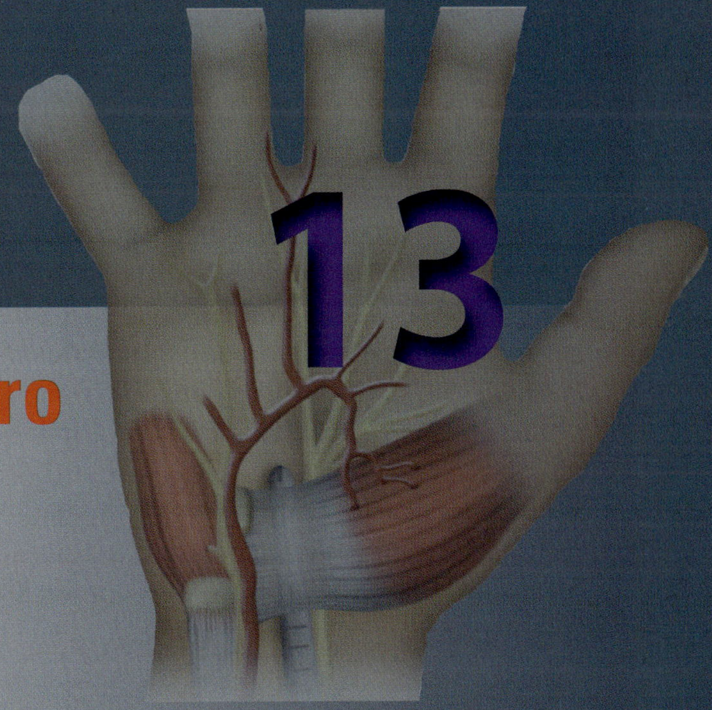

Gustavo Mantovani Ruggiero

INTRODUÇÃO

Lesões traumáticas no punho acometendo o equilíbrio dinâmico e a harmonia entre os ossos do carpo podem levar a quadros degenerativos graves. As causas mais comuns desta situação são as dissociações ligamentares escafolunato e a pseudartrose do escafoide, originando quadros descritos como colapso carpal avançado pela dissociação escafolunato (SLAC *wrist*) e colapso carpal avançado pela pseudartrose do escafoide (SNAC *wrist*).

Por efeitos biomecânicos semelhantes, estas duas condições levam a um quadro degenerativo progressivo que se inicia restrito à região do estiloide radial e gradativamente pode comprometer toda a articulação do punho.

Dependendo da fase em que se faz o diagnóstico, podemos tratar o SNAC ou o SLAC de formas diferentes, utilizando procedimentos reconstrutivos no estágio inicial ou cirurgias de salvação para os casos mais avançados. As opções cirúrgicas mais frequentemente utilizadas para o tratamento destas lesões são a carpectomia da primeira fileira e a artrodese dos 4 cantos.

A indicação da carpectomia da primeira fileira depende da integridade da articulação mediocárpica, pois iremos promover o contato da cabeça do capitato com a fossa do semilunar no rádio, e qualquer processo degenerativo presente nestas articulações pode comprometer o resultado esperado na cirurgia. A artrodese dos 4 cantos não depende da integridade da articulação mediocárpica, portanto é um método muito popular e difundido.

A fixação dos ossos na artrodese dos 4 cantos pode ser feita com diversos métodos, como fios de Kirschner, agrafes, parafusos de compressão e, mais recentemente, placas circulares dorsais.

Estas últimas vieram inicialmente com a promessa de trazer uma fixação mais estável, propiciar uma recuperação mais rápida e trazer menores índices de pseudartrose, mas as primeiras séries publicadas na literatura contradisseram esta expectativa mostrando índices inaceitáveis de complicações.

Logo surgiram outros estudos mostrando detalhes técnicos importantes a serem observados na utilização destes implantes e que, desta forma, poderiam trazer os benefícios comentados, sem a alta incidência das complicações alardeadas.

Neste capítulo mostraremos nossa experiência com o uso das placas circulares e detalhes técnicos que tornam a cirurgia menos cansativa, tecnicamente mais rápida e fácil, mantendo seus fundamentos e obtendo as vantagens inicialmente preconizadas por esses implantes.

CLASSIFICAÇÃO

Não serão alvo de estudo neste capítulo as diversas e complexas classificações das doenças que originam o colapso carpal, tanto por dissociação escafolunato quanto a pseudartrose do escafoide. Trataremos, portanto, do estágio tardio destas doenças, em que já se apresentam alterações degenerativas nas articulações do punho, caracterizando, portanto, o quadro de SLAC *wrist* ou SNAC *wrist.*

Classificação de Watson para colapso carpal avançado por pseudartrose do escafoide ou dissociação escafolunar (SNAC e SLAC *wrist*) (Figura 13-1)

- Estágio 1: alterações degenerativas apenas entre o estiloide do radio e o escafoide.
- Estágio 2: alterações degenerativas já acometem toda a articulação radioescafoide.
- Estágio 3: alterações degenerativas também na articulação mediocárpica.
- Estágio 4: alterações degenerativas acometendo também a articulação radiolunato.

Cabe salientar que a essa classificação se baseia na região anatômica que está comprometida pelo processo artrítico, sendo este diagnóstico normalmente realizado por radiografia simples. Mas outros métodos de imagem, como a tomografia computadorizada (TC) e a ressonância magnética (RM), podem também ser utilizados para a classificação, com maior sensibilidade.

Desta forma, casos que radiograficamente são classificados em estágio 2 podem ser reclassificados em um estágio 3 ou 4 após TC, RM ou artroscopia.

Esta classificação, além de ser evolutiva, traz a capacidade de definir um algoritmo de tratamento, o qual será comentado adiante.

DIAGNÓSTICO

O quadro clínico comum é de dor no punho acometido, principalmente na região radial, piorando com esforços e com a extensão forçada. A história normalmente é arrastada,

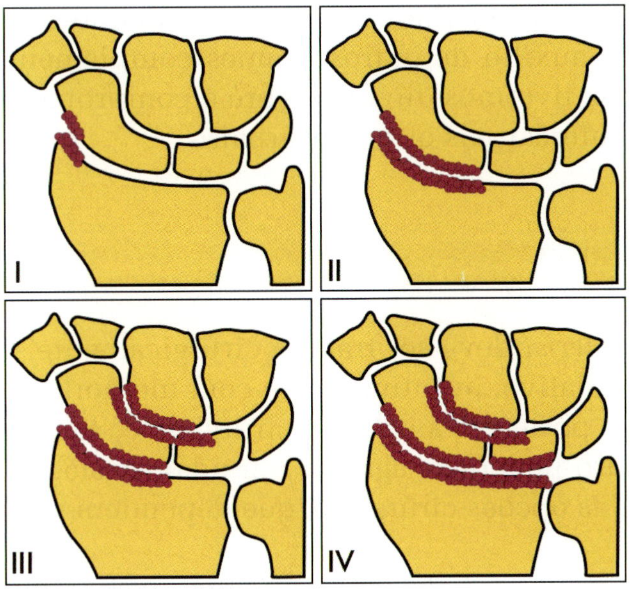

FIGURA 13-1 • Classificação do colapso carpal (SNAC ou SLAC).

podendo ou não se identificar um episódio de trauma mais grave no passado que demandou algum tratamento ortopédico ou que causou alguma incapacidade por um tempo mais prolongado.

No exame físico encontramos dor na palpação da tabaqueira anatômica e da região dorsal do punho, intensificando-se com o desvio radial e a extensão. Testes clínicos para instabilidade, como o de Watson, podem estar presentes. Aumento de volume e crepitação também aparecem em quadros mais graves. A amplitude de movimento pode ou não estar comprometida, conforme o tempo de evolução e a gravidade da artrose.

Exames complementares

O método de diagnóstico mais comum é a radiografia simples do punho, em pósteroanterior (PA) e perfil.

Quadros de instabilidade e dissociação escafolunato, ainda sem grandes sinais de artrite, podem ser de difícil diagnóstico. Atenção deve ser dada ao ângulo escafolunato (normal até 60°), à presença de deformidade semilunar em extensão em relação ao capitato (DISI) e ao aumento do espaço entre o escafoide e o semilunar.

A pseudartrose do escafoide é mais fácil de ser notada radiograficamente, chamando logo a atenção, mas também nestes casos é importante medir os ângulos e notar se há deformidade em DISI e se há encurtamento ou deformidade em flexão do escafoide.

Uma vez detectados sinais radiográficos de instabilidade carpal ou de pseudartrose do escafoide, é imprescindível a detecção de eventuais sinais degenerativos na radiografia. Desta forma, um diagnóstico de pseudartrose do escafoide deverá ser visto como um SNAC *wrist*, e uma dissociação escafolunato deverá ser vista como um SLAC *wrist*.

Deste ponto, dependendo da classificação da lesão, define-se o tratamento, e para isso podemos lançar mão do auxílio de outros exames complementares, como TC, RM ou até mesmo artroscopia, se tivermos dúvidas sobre o comprometimento artrítico de cada região das articulações intercarpais ou radiocarpais.

TRATAMENTO

O SNAC *wrist* ou SLAC *wrist* deve ser tratado cirurgicamente. O tratamento conservador tem efeito apenas paliativo, eventualmente com melhora dos sintomas, porém este benefício poderá apenas postergar a solução cirúrgica, e, sendo uma doença degenerativa progressiva, o quadro poderá se agravar e mudar o estágio da doença, piorando o prognóstico e mudando as opções cirúrgicas, que dependem naturalmente do estágio da doença.

No estágio 1 a área acometida pela artrite ainda e muito reduzida, restrita apenas ao estiloide do rádio, podendo ser tratada com a estiloidectomia associada a um tratamento reconstrutivo da doença de base (pseudartrose ou instabilidade ligamentar).

No estágio 2 as opções são a ressecção da primeira fileira do carpo ou a artrodese dos 4 cantos.

No estágio 3 a indicação clássica é a artrodese dos 4 cantos.

No estágio 4 as opções são a artrodese total do punho e a artroplastia total do punho (algoritmo de tratamento – Figura 13-2).

Os métodos mais comuns, pela maior frequência do estágio em que estas doenças são diagnosticadas, são a carpectomia da primeira fileira e a artrodese dos 4 cantos.

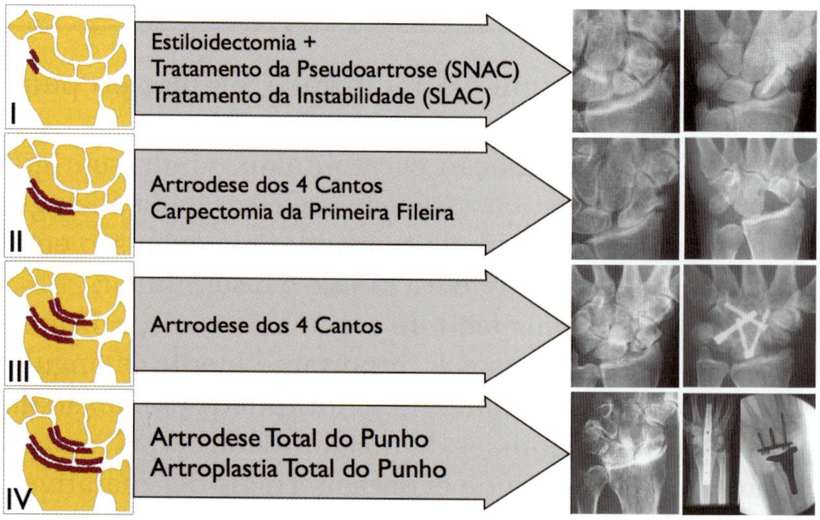

FIGURA 13-2 • Algoritmo simplificado de tratamento segundo a classificação do colapso carpal (SNAC ou SLAC).

Diversos autores já compararam estas duas opções, observando resultados clínicos semelhantes. Havendo igualdade de resultados entre estes dois métodos, a carpectomia da primeira fileira assume alguma vantagem na medida em que tecnicamente é mais simples de ser executada, tem recuperação mais rápida e menores riscos de complicações, principalmente a pseudartrose.

Como ponto a favor da artrodese dos 4 cantos temos, em teoria, uma melhor relação biomecânica, já que mantemos a articulação natural entre o rádio e o semilunar, ao contrário da carpectomia, em que uma nova articulação não perfeitamente congruente, entre o capitato e o rádio, é criada. Isto pode trazer maior durabilidade no resultado da artrodese dos 4 cantos, e muitos autores utilizam este argumento para indicá-la preferencialmente a pacientes mais jovens.

Diversos métodos de fixação foram descritos para a artrodese dos 4 cantos. Inicialmente os tradicionais fios de Kirschner, com o inconveniente de necessitar de imobilização prolongada, em torno de oito semanas, e remoção posterior dos implantes. Logo se passou a utilizar parafusos de autocompressão sem cabeça, que podiam ser inseridos pela superfície articular, com fixação mais estável e recuperação mais precoce. No mesmo contexto também se utilizaram agrafes, alguns simples e outros de metal com memória, que também traziam capacidade de compressão. Por fim surgiram placas dorsais circulares, tentando melhorar ainda mais os resultados e prometendo diminuir os casos de pseudartroses.

Entretanto a promessa de trazer maior estabilidade e menos complicações foi contrariada nas primeiras séries clínicas publicadas utilizando estes implantes, mostrando índices inaceitáveis de complicações, sobretudo as pseudartroses, de 30% a 60% aproximadamente, com impacto negativo imediato no uso destes implantes.

Logo, porém, outras series reportaram bons resultados com os mesmos implantes, demonstrando que aspectos técnicos da cirurgia eram mais relevantes do que o tipo de implante utilizado para a fixação e exibindo bons resultados com as mesmas placas circulares utilizadas nos estudos anteriores.

Em nossa experiência pessoal, tomamos por base a necessidade de manter 4 princípios básicos para o bom resultado desta cirurgia, independentes do método de fixação utilizado:

1. Correção apropriada da deformidade em DISI.
2. Ressecção da cartilagem e do osso subcondral com a criação de área de contato suficiente entre a região esponjosa dos 4 ossos a serem artrodesados.
3. Preenchimento do espaço criado com enxerto ósseo esponjoso de boa qualidade.
4. Promover fixação e estabilidade adequadas.

Utilizando estes quatro princípios, adaptamos a técnica tradicional ao uso de uma placa circular dorsal, de forma a facilitar tecnicamente a cirurgia e trazer os benefícios promovidos pela osteossíntese estável.

ARTRODESE DOS 4 CANTOS COM FUSÃO RESTRITA AO CENTRO E PLACA CIRCULAR DORSAL (TÉCNICA DO AUTOR)

Indicações

A técnica está indicada no tratamento de lesões SNAC e SLAC grau 2 ou 3. Preferimos, nos casos de estágio 2, indicar a artrodese dos 4 cantos a pacientes mais jovens e ativos, com maior demanda funcional, e quanto aos pacientes mais idosos e de menor demanda funcional preferimos a carpectomia da primeira fileira.

Contraindicações

Lesões estágio 1, em que damos preferência a estiloidectomia do rádio e procedimentos reconstrutivos, e lesões estágio 4, em que já não cabe a artrodese parcial, devendo-se partir para a artrodese total ou artroplastia total do punho.

Anatomia relacionada

A região do punho tem uma anatomia complexa, desde a parte osteoarticular até os inúmeros tecidos diferentes envolvidos nas funções motora e neurológica da mão.

O conhecimento profundo desta anatomia é essencial para o bom resultado da cirurgia, e este procedimento deve ser considerado de alta complexidade técnica e indicado a especialistas experientes em cirurgia da mão.

A começar pela vascularização, estudos antigos mostram que a vascularização óssea dos ossos do carpo se dá por ramos arteriais que penetram esses ossos mediante suas inserções capsuloligamentares. Estes mesmos estudos mostram que o osso semilunar pode ter um padrão de irrigação vascular duplo ou completo, com vasos dorsais e volares, mas em 30% dos cadáveres estudados observou-se um padrão incompleto, no qual não havia vascularização vinda das inserções volares. A relevância desta informação é que, com as abordagens cirúrgicas tradicionais dorsais para os ossos do carpo, em que se promove apenas uma única abertura capsular, promove-se uma completa devascularização dorsal no osso semilunar e, em casos de padrão de vascularização incompletos, poderia se comprometer seriamente a circulação interna deste osso, podendo ser um fator de risco para a formação de pseudartrose. Este detalhe da vascularização nos fez propor uma abordagem articular por meio de duas pequenas incisões capsulares independentes, uma sobre o escafoide, entre o 2º e 3º compartimentos extensores, e outra sobre a área dos 4 cantos, entre o 4º e 5º compartimentos extensores, com o cuidado durante a exposição do escafoide para sua ressecção, e exposição dos 4 cantos para a artrodese, de não soltar todas as inserções capsuloligamentares dorsais do osso semilunar (Figura 13-3).

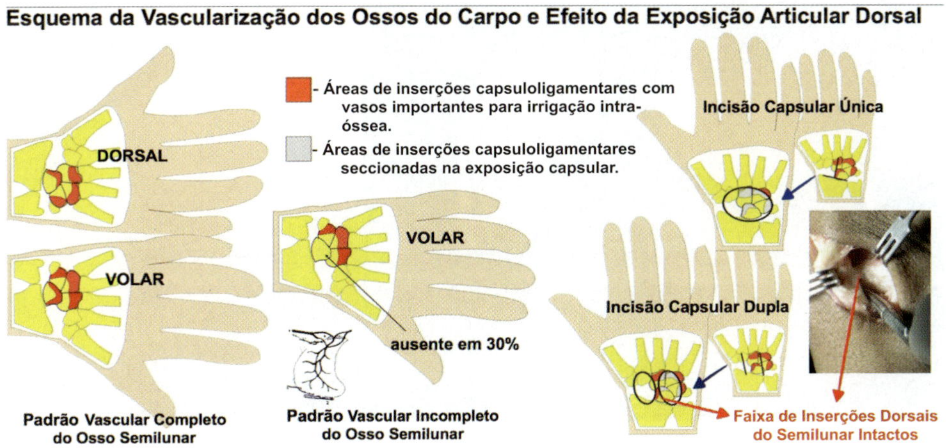

FIGURA 13-3 • Esquema que ilustra as regiões de inserções capsuloligamentares responsáveis pela irrigação óssea dos quatro ossos envolvidos nesta artrodese. O efeito da secção destas inserções promovida durante a exposição articular com diferentes aberturas da cápsula, com incisões únicas ou nossa proposta de incisão dupla.

Técnica cirúrgica

Utilizamos uma abordagem dorsal oblíqua, com parâmetros na base do 2º metacarpo e na articulação radioulnar distal. Porém incisões clássicas dorsais longitudinais ou em "S" também são possíveis.

Após a incisão cutânea, isolamos e protegemos os ramos sensitivos do nervo radial. As calibrosas veias dorsais podem ser dissecadas e preservadas, e seus ramos menores, ligados. Expomos a retinácula dos extensores e a abrimos entre o 3º e 2º compartimentos, expondo a cápsula dorsal logo abaixo.

Realizamos uma incisão longitudinal de cerca de 3 cm na cápsula dorsal, exatamente sobre o escafoide, e as inserções dorsais do escafoide são seccionadas, expondo todo o osso. O limite da desinserção é exatamente o ligamento escafolunato, que é seccionado, preservando qualquer inserção dorsal no osso semilunar.

A ressecção do escafoide deve ser feita em um fragmento único (ou dois fragmentos quando se trata de uma pseudartrose). Não recomendamos a ressecção do escafoide fragmentado em pequenos pedaços, pois isso praticamente inviabiliza seu uso como enxerto, já que a separação da cartilagem, ligamentos e osso subcondral seria muito difícil nessa situação. Desaconselhamos o uso do escafoide picado e fragmentado como fonte de enxerto, pois acreditamos que a quantidade de tecido desvitalizado, osso subcondral, cartilagem e inserções ligamentares, misturadas neste enxerto, torná-lo-ia de qualidade osteogênica e osteoindutora questionável.

Para a ressecção do escafoide em um pedaço único, recomendamos, após a desinserção de toda sua face dorsal e da secção do ligamento escafolunato, que as inserções ligamentares volares, na tuberosidade do escafoide, sejam removidas por meio de uma pequena incisão palmar (cerca de 1 cm) sobre a tuberosidade do escafoide (Figura 13-4).

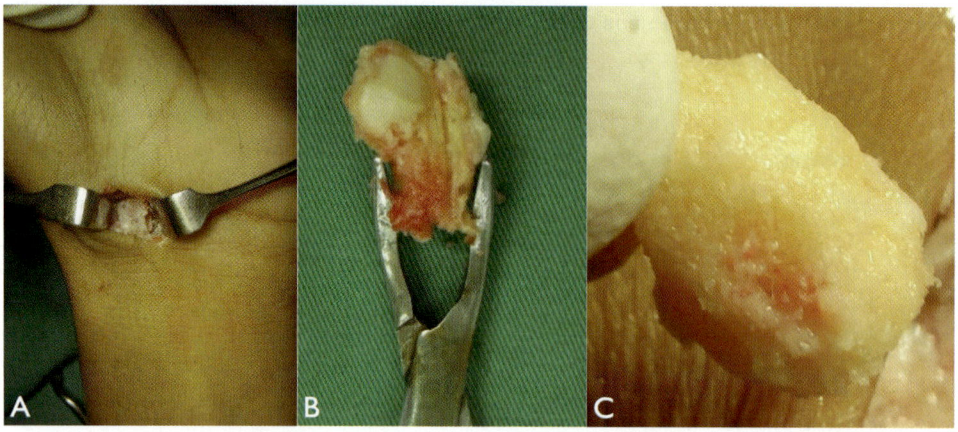

FIGURA 13-4 • A. Incisão volar sobre a tuberosidade do escafoide para desinserção dos ligamentos volares e facilitação da ressecção do escafoide em fragmento único. B. Escafoide ressecado em um fragmento único. C. Escafoide preparado para ser usado como enxerto, após a ressecção de toda a cartilagem, osso subcondral e partes moles, permanecendo apenas seu núcleo esponjoso.

Uma vez obtido o fragmento único do escafoide, mesmo em casos de SNAC em que se tem a pseudartrose e apenas a metade distal deste osso, temos um fragmento grande o suficiente para propiciar uma limpeza minuciosa com uso de um saca-bocados delicado e ressecar toda a camada externa de cartilagem, inserções ligamentares e osso subcondral, obtendo, ao final, um fragmento pequeno e compacto de puro osso esponjoso de boa qualidade (Figura 13-4). Na eventual incapacidade técnica de realizar este preparo e obter este fragmento de enxerto esponjoso, podemos optar pelo uso do rádio distal, com uma pequena janela óssea no assoalho do 2º compartimento.

Com o escafoide retirado e preparado para ser usado como enxerto, fechamos a incisão capsular com fio absorvível monofilamentoso (monocryl) 3-0, ou náilon 3-0, e a retinácula dos extensores com fio idêntico 4-0.

Uma nova incisão longitudinal é realizada na retinácula, agora entre o 4º e 5º compartimentos extensores, e na cápsula dorsal logo abaixo, expondo então a região dos 4 cantos. Novamente são seccionadas as inserções cápsulo-ligamentares dorsais para expor adequadamente os ossos do carpo, tomando o cuidado de não ir além da borda radial do osso semilunar, mantendo as inserções já preservadas anteriormente nesta região (Figura 13-5).

Com a área dos 4 cantos exposta, podemos observar a incongruência entre o semilunar e o capitato, pela deformidade em DISI. A redução desta deformidade pode ser feita com a simples extensão do punho, trazendo a segunda fileira sobre a primeira. A redução pode ser constatada visualmente ao se encobrirem completamente as superfícies articulares antes expostas. Neste momento a redução é temporariamente mantida com um ou dois fios de Kirschner, fixando o piramidal ao capitato e evitando que passem exatamente no centro dos 4 cantos. O controle de radioscopia é importante para confirmar uma alinhamento perfeito entre o semilunar e o capitato. A persistência da deformidade DISI promove impacto dorsal e limitação da extensão do punho após a artrodese 4 cantos (Figura 13-6).

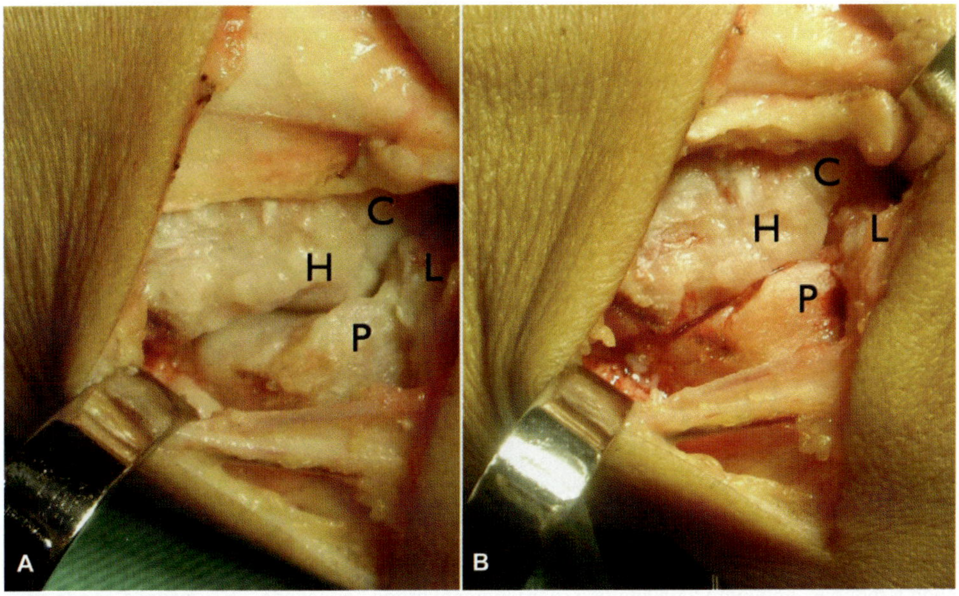

FIGURA 13-5 • Segunda artrotomia realizada entre o 4º e 5º compartimentos extensores, expondo a articulação mediocárpica no centro dos quatro ossos (L: lunato, C: capitato, H: hamato, P: piramidal). Articulação mediocárpica exposta na deformidade DISI (A) e após a redução da deformidade com fixação temporária com fios de Kirschner, ficando a superfície articular completamente coberta (B).

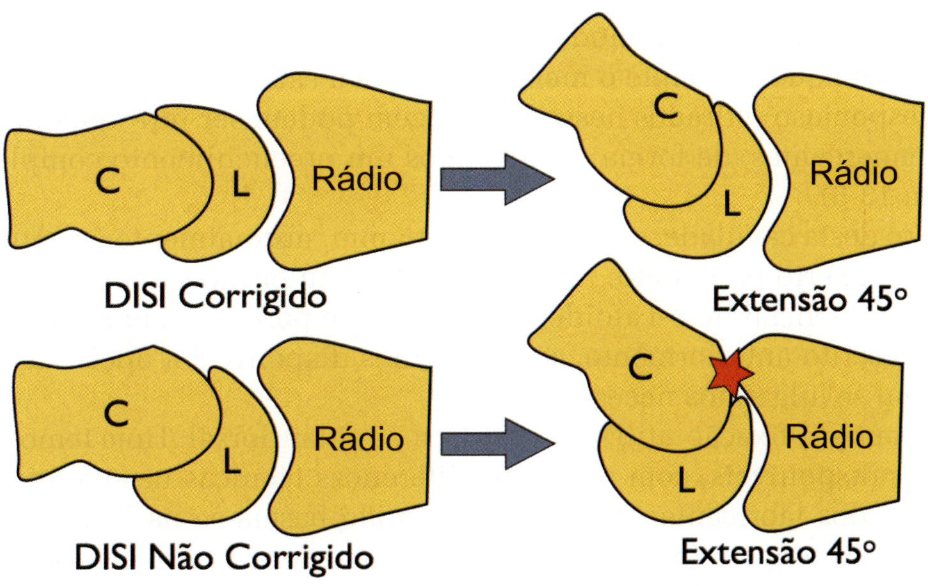

FIGURA 13-6 • Esquema mostra a importância da correção da deformidade DISI na prevenção do impacto dorsal (sinalizado em vermelho).

A artrodese destes quatro ossos será promovida pela formação de pontes ósseas no centro de contato dos quatro ossos, e para isso utilizamos neste momento uma broca esférica (tipo cebolinha ou *blur* ósseo) e iniciamos a escavação da região central dos 4 cantos, até obtermos uma exposição satisfatória do osso esponjoso de cada um dos quatro ossos envolvidos, em área suficiente de contato. Esta cavidade central deve ser profunda, atingindo o limite volar dos ossos do carpo, pois a porção mais dorsal desta cavidade será ocupada pela placa circular (Figura 13-7).

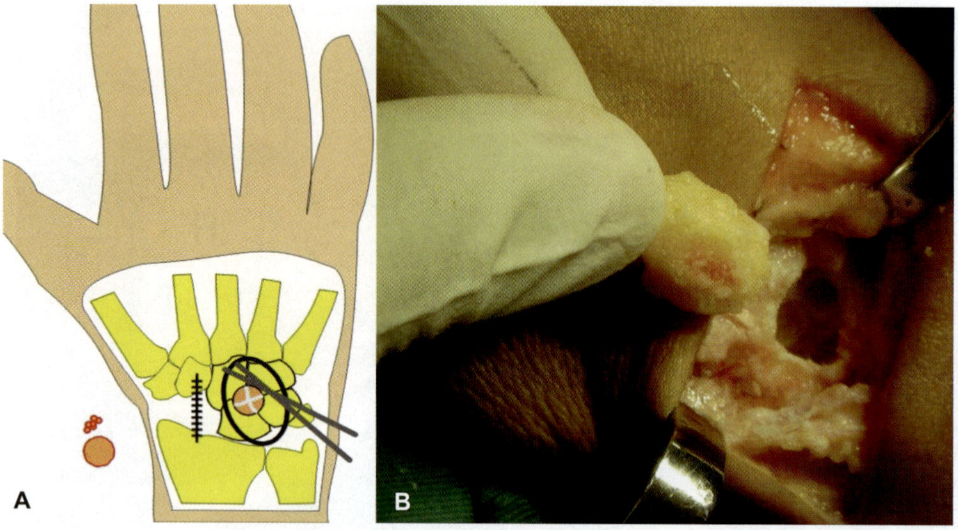

FIGURA 13-7 • A. Esquema gráfico mostra a primeira capsulotomia já suturada, e os quatro ossos provisoriamente fixados com dois fios de Kirschner, mantendo a redução, enquanto a cavidade é realizada com broca "cebolinha". B. Cavidade criada no centro de contato dos quatro ossos a serem artrodesados, o que promoverá a fusão destes ossos restrita ao centro, um dos princípios desta técnica. Notar o enxerto preparado para preencher a cavidade.

Com a cavidade preparada, modelamos o pedaço de enxerto previamente preparado do escafoide para que se adapte o melhor possível a esta cavidade, e pequenos fragmentos de osso esponjoso retirados nessa modelagem podem ser introduzidos em pequenos espaços remanescentes, de forma que obtemos um preenchimento completo desta cavidade (Figura 13-8).

O diâmetro desta cavidade, entre 10 mm e 15 mm, normalmente é pequeno o suficiente para que o enxerto preparado, mesmo em casos de pseudartrose, em que apenas utilizamos a metade distal do escafoide, seja suficiente para seu completo preenchimento. Mas, como descrito anteriormente, sempre temos disponível a opção de retirar enxerto do rádio distal se julgarmos necessário.

Passamos então à fixação utilizando a placa circular dorsal. Hoje temos alguns modelos diferentes disponíveis, com pequenas diferenças técnicas na sua utilização, conforme descrições dos fabricantes. Em geral o método baseia-se na localização da posição ideal para a placa com auxílio de um molde ou da própria placa, e radioscopia, de modo a posicionar os furos da placa sobre os ossos a serem fixados, evitando que estes furos estejam sobre as articulações entre estes ossos. Realizamos então a fresagem neste local determinado, com fresa própria do fabricante, do tamanho exato do implante. Esta fresagem cria um espaço circular na superfície dorsal dos ossos do carpo, que será totalmente ocupado pela placa, de forma que a mesma se mantenha em um nível mais baixo que a borda dorsal dos ossos e, desta forma, não fique proeminente na região dorsal nem cause impacto durante a extensão. Esta função da fresagem deve ser bem entendida, e não confundida com a obtenção de superfície cruenta entre os quatro ossos para a artrodese, pois toda a área cruenta circular exposta durante a fresagem será coberta pelo implante e, portanto, não haverá formação de pontes ósseas nesta área. A região dedicada à fusão óssea é a cavidade criada antes da fresagem e que deverá estar localizada mais profundamente em direção palmar que a área da fresagem (Figura 13-9).

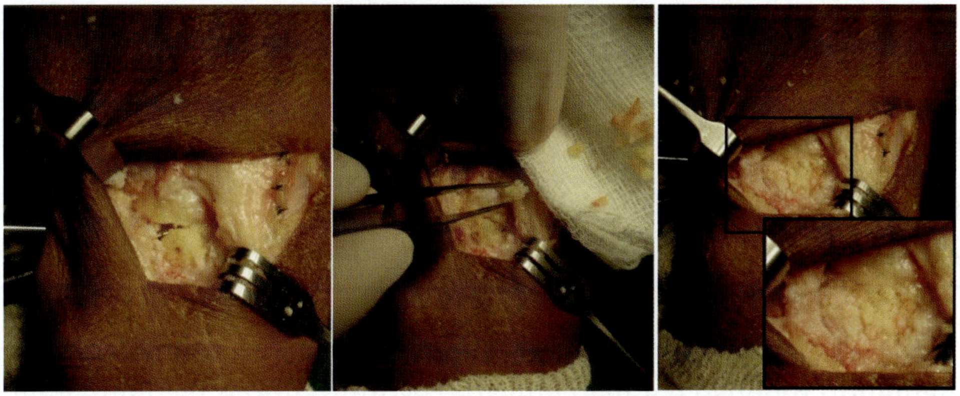

FIGURA 13-8 • Cavidade central criada nos 4 cantos sendo completamente preenchida pelo enxerto preparado do escafoide.

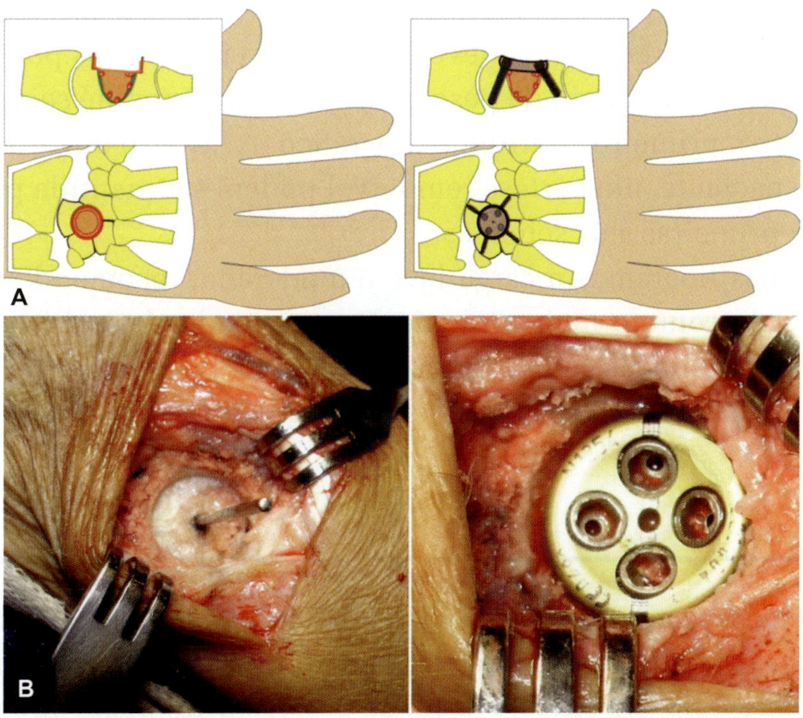

FIGURA 13-9 • A. Esquema gráfico mostrando a localização da cavidade criada para promover a artrodese: abaixo da região fresada para acomodar a placa. B. Aspecto clínico da fresagem do leito da placa circular e placa fixada, abaixo do limite dorsal da superfície dos ossos do carpo para evitar atrito e impacto dorsal.

Uma vez posicionada a placa, fixam-se os parafusos, seguindo instruções do fabricante de cada tipo de implante, sempre com o auxílio de radioscopia, visando obter um posicionamento ótimo dos parafusos e não invadir os limites das articulações radiocárpica e carpometacárpica e, em especial, para evitar atritos com tendões flexores e penetrar a articulação piso-piramidal.

Por fim, checamos radiograficamente a fixação e, clinicamente, a amplitude de movimento, descartando possível impacto dorsal do implante na extensão máxima do punho. Procedemos à sutura da cápsula e do retináculo, conforme descrito anteriormente, seguida do fechamento de subcutâneo e pele.

Pós-operatório

Utilizamos nesta técnica um curativo compressivo e tala gessada por uma semana após a cirurgia, mantendo repouso e a mão elevada, estimulando o paciente à movimentação ativa dos dedos com frequência. Após a primeira semana iniciamos a terapia para ganho de mobilidade e a sutura de pele é removida com duas semanas.

Nenhum tipo de imobilização é utilizado em nossa prática após uma semana da cirurgia, e atividades leves da vida diária são estimuladas desde a primeira semana. Em geral os pacientes retornam para funções profissionais leves e administrativas depois de duas semanas. Trabalhadores braçais devem permanecer afastados por um tempo maior, pois restringimos esforços e apoio de peso na mão operada por até seis semanas, quando normalmente é feito o primeiro controle radiográfico. A critério do cirurgião, e conforme características do paciente, uma órtese removível poderá ser mantida para maior conforto e analgesia nas primeiras seis semanas.

Após seis semanas liberamos a carga leve e moderada, recomendando apenas a restrição de esportes de contato mais violentos ou atividades braçais de muita demanda e esforço. O segundo controle radiográfico é feito com 12 semanas, quando em geral o paciente recebe alta e é liberado para qualquer atividade.

Caso clínico

Paciente do sexo masculino, 39 anos de idade. História de dor no punho direito há seis meses. Referia um episódio de trauma no mesmo punho havia sete anos, em jogo de futebol, caindo sobre o punho em extensão, na ocasião sem diagnóstico de fraturas, permanecendo imobilizado por cerca de 10 dias e com dores por um mês, que melhoraram gradativamente até desaparecerem.

Ao exame clínico apresentava dor à palpação da estiloide radial e tabaqueira anatômica. Dor à palpação da mediocárpica e do ligamento escafolunato. Dor ao desvio radial e extensão forçada do punho.

O diagnóstico de SLAC *wrist* foi feito com radiografias do punho PA e perfil, sendo considerado estágio 3, e imediatamente indicado tratamento cirúrgico com artrodese dos 4 cantos pela técnica descrita. Teve melhora completa da dor, recuperando um arco de movimento de 2° de extensão e 40° de flexão (40% do lado contralateral), com força de preensão de 25 kgf (70% do lado contralateral) e consolidação da artrodese no controle radiográfico após 12 semanas (Figura 13-10).

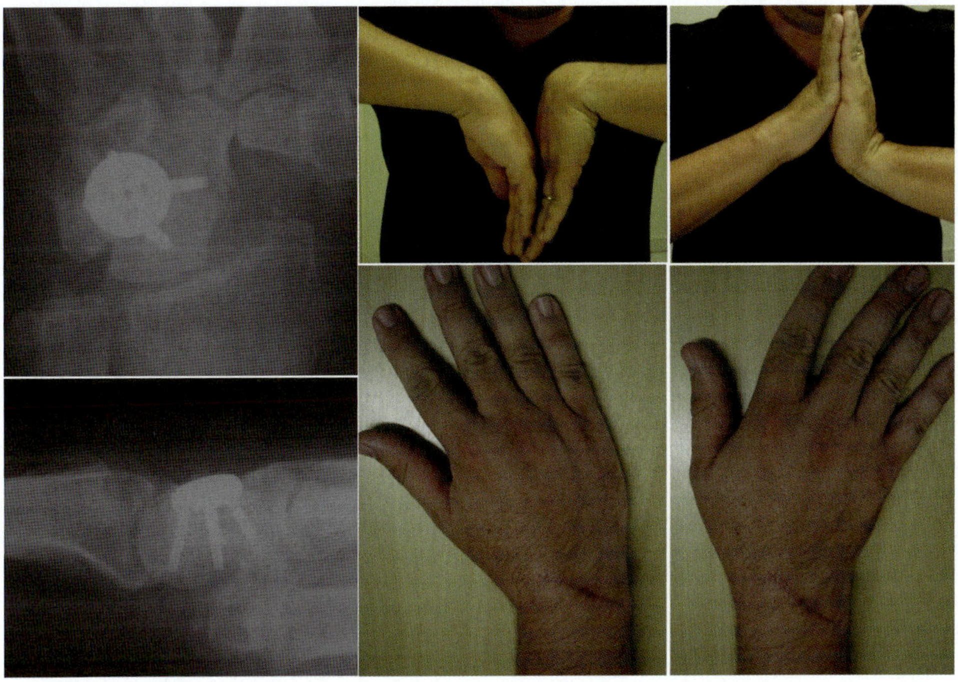

FIGURA 13-10 • Caso clínico: radiografias pós-operatórias, amplitude de movimento final do paciente.

Referências

Bain GI, Watts AC. The outcome of scaphoid excision and four-corner arthrodesis for advanced carpal collapse at a minimum of ten years. J Hand Surg Am. 2010; 35(5): 719-25.

Bedford B, Yang SS. High fusion rates with circular plate fixation for four-corner arthrodesis of the wrist. Clin Orthop Relat Res. 2010; 468(1): 163-8.

Chung KC, Watt AJ, Kotsis SV. A prospective outcomes study of fourcorner wrist arthrodesis using a circular limited wrist fusion plate for stage II scapholunate advanced collapse wrist deformity. Plast Reconstr Surg. 2006; 118: 433-42.

Kendall CB, Brown TR, Millon SJ et al. Results of four-corner arthrodesis using dorsal circular plate fixation. J Hand Surg Am. 2005; 30: 903-7.

Kuhlmann JN, Guerin-Surville H, Chretien Y. Vascularisation du pyramidal et du pisiforme. Bull Assoc Anat (Nancy). 1982; 66: 79-88.

Kuhlmann JN, Guerin-Surville H. Vascularisation de la Rangee Distale du Carpe. Bull Assoc Anat (Nancy). 1982; 66: 359-72.

Kuhlmann JN, Guerin-Surville H. Vascularisation extrinseque et intrinseque du scaphoide et de l'os lunaire. Bull Assoc Anat (Nancy). 1982; 65: 433-46.

Mantovani G, Mathoulin C, Fukushima WY et al. Four corner arthrodesis limited to the centre using a scaphoid one piece graft and a dorsal circular plate. J Hand Surg Eur. 2010; 35(1): 38-42.

Merrell GA, McDermott EM, Weiss APC. Four corner arthrodesis using a circular plate and distal radius bone grafting: a consecutive case series. J Hand Surg Am. 2008; 33: 635-42.

Shin AY. Four-corner arthrodesis. J Am Soc Surg Hand. 2001; 1: 93-110.

Shindle MK, Burton KJ, Weiland AJ et al. Complications of circular plate fixation for four-corner arthrodesis. J Hand Surg Eur. 2007; 32: 50-3.

Vance MC, Hernandez JD, DiDonna ML et al. Complications and outcome of four-corner arthrodesis: circular plate fixation versus traditional techniques. J Hand Surg Am. 2005; 30: 1122-7.

Watson HK. Limited wrist arthrodesis. Clin Orthop Relat Res. 1980; (149): 126-36.

Wyrick JD, Stern PJ, Kiefhaber TR. Motion-preserving procedures in the treatment of scapholunate advanced collapse wrist: proximal row carpectomy versus four-corner arthrodesis. J Hand Surg Am. 1995; 20: 965-70.

14

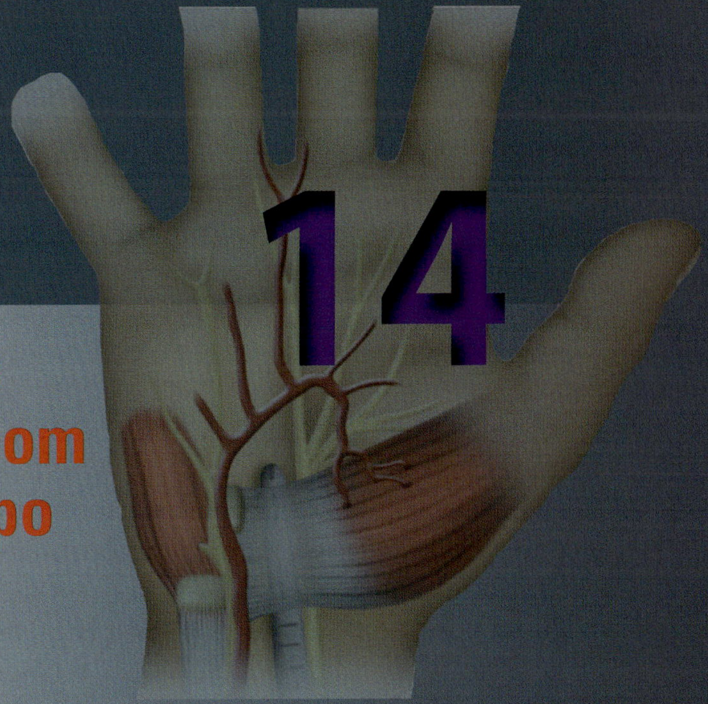

Amputações das pontas dos dedos: tratamento com retalho V-Y lateral do tipo Kutler/Retalho V-Y do tipo Atasoy

Marcelo Rosa Rezende
Marcos Felipe Marcatto de Abreu

INTRODUÇÃO

A mão é um órgão sensorial importante do corpo humano, permitindo a interação do indivíduo com o meio externo por meio do tato, especialmente pelas polpas digitais.

A polpa é definida como a estrutura anatômica situada a partir da prega interfalangiana distal e, devido ao seu posicionamento na extremidade do membro, apresenta maior suscetibilidade ao traumatismo.

As lesões da ponta do dedo referem-se àquelas distais à inserção dos tendões extensor e flexor profundo.

Dos atendimentos de pronto-socorro, cerca de 5% a 10% são decorrentes de acidentes nas mãos, e, destes, uma grande parte é devida aos casos de trauma na ponta dos dedos.

Por ocorrer em todos os segmentos etários e apresentar grande potencial de incapacidade funcional, o manejo adequado destas lesões é fundamental.

ANATOMIA

A polpa digital apresenta anatomia complexa, sendo composta por tecido adiposo entremeado por trabéculas fibrosas que ligam a pele ao periósteo da falange distal.

O revestimento de pele glabra, espessa e rica em glândulas sudoríparas, apresenta inúmeras depressões na derme papilar, responsável pelo aumento da superfície de contato da polpa e formação das impressões digitais.

Os estímulos táteis são captados pelas inúmeras organelas sensoriais de mielina presentes na polpa e repassados para os ramos terminais dos nervos digitais.

Por fim, o complexo ungueal, situado no dorso, por sua estrutura rígida, auxilia na proteção à polpa e no aumento de sua capacidade sensorial.

CLASSIFICAÇÃO

As lesões da ponta dos dedos podem ser classificadas quanto à zona anatômica e ao plano de lesão.

Em relação à zona anatômica, os traumas distais à falange, com preservação da maior parte do leito ungueal, são denominados tipo I. As lesões do tipo II são aquelas distais à lúnula e com exposição óssea, e as do tipo III apresentam acometimento da matriz ungueal com perda de todo o leito (Figura 14-1).

Quanto ao plano de lesão, o ferimento pode ser descrito como transverso, oblíquo dorsal ou oblíquo volar (Figura 14-2). O conhecimento do plano do ferimento auxilia principalmente no planejamento terapêutico das lesões tipo II.

TRATAMENTO

Estratégias de reconstrução da polpa

Apesar de ser motivo de grande discussão e discordância entre especialistas quanto ao melhor método de cobertura e reconstrução, alguns princípios, assim como o conheci-

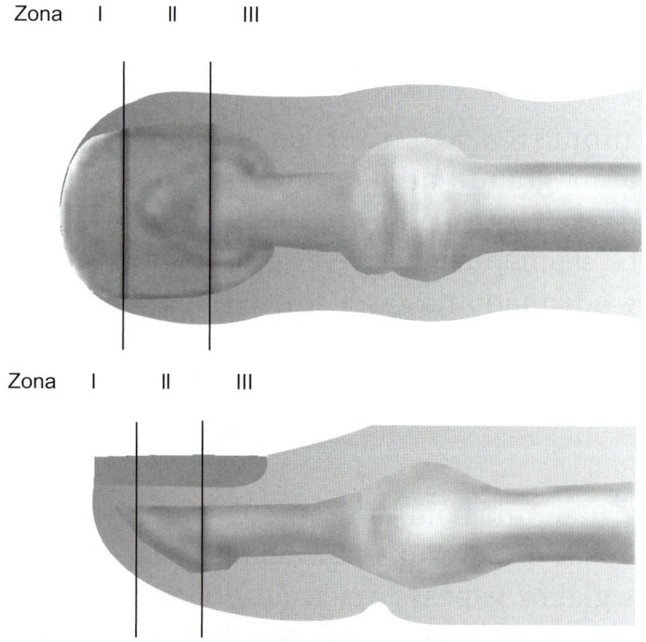

FIGURA 14-1 • Representação esquemática das zonas de lesão de ferimentos da polpa digital dos dedos.

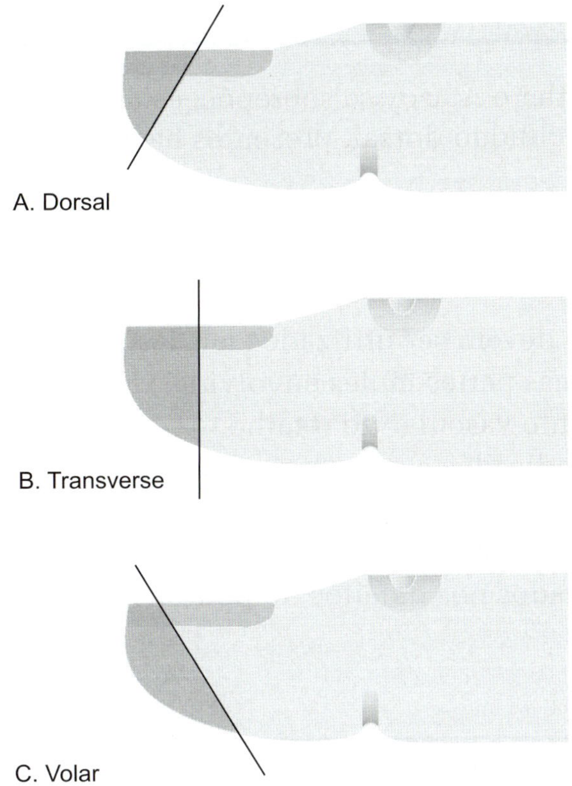

FIGURA 14-2 • Representação dos tipos de lesão da polpa digital conforme a angulação da lesão.

mento das diferentes técnicas cirúrgicas, ajudam a nortear o cirurgião na elaboração do plano terapêutico mais adequado ao seu paciente.

O tratamento deve ser objetivo, simples, confiável e custo-efetivo, levando em consideração idade, ocupação, atividades recreativas, assim como as comorbidades do paciente.

Devem ser priorizadas, quando possível, a restauração da estrutura anatômica da polpa, a manutenção do comprimento do dedo e da mobilidade articular, além de uma cobertura cutânea estável, sensível, indolor e estética.

Na avaliação inicial, devem ser identificados idade e ocupação do indivíduo, mecanismo de trauma e dedo envolvido, membro dominante, doenças associadas, além da presença de outras lesões e do *status* de vacinação.

Ao exame físico, anotar a extensão do ferimento ou o nível da amputação, a angulação do corte, o grau de contaminação, a perfusão do dedo, lesões tendíneas e neurológicas associadas, assim como a extensão do acometimento ungueal. As imagens radiográficas são essenciais na confirmação de fraturas, assim como na identificação de algum corpo estranho.

Por proporcionarem uma cobertura cutânea sensível, estável e de simples confecção, os retalhos descritos por Kutler, em 1944, e por Tranquili-Leali, mas difundido por Atasoy, em 1970, apresentam papel de destaque na reconstrução da polpa digital. O primeiro consiste no avanço de dois retalhos laterais à lesão, e o segundo, com um único retalho da região anterior.

Indicações

O uso dos retalhos de Kutler e Atasoy se sobrepõe, estando indicados nas lesões incisas, de sentido transverso ou oblíquo dorsal, presentes na zona II da polpa digital.

Contraindicações

Esses procedimentos não devem ser utilizados nas lesões por avulsão ou esmagamento. Devido ao maior trauma nas partes moles envolvidas, há maior risco de dano ao pedículo e consequente sofrimento vascular do retalho.

Também estão contraindicados a crianças pequenas (< 5 anos), para as quais o fechamento por segunda intenção é mais recomendado.

Por promover uma cobertura cutânea estreita e com pouco tecido adiposo, estes retalhos não devem ser utilizados nos defeitos do polegar.

Técnica cirúrgica

V-Y de Kutler (Figura 14-3)

Após o bloqueio anestésico do dedo traumatizado e a colocação do torniquete, a parte lesada é cuidadosamente desbridada, nivelando-se as partes moles e, quando necessário, realizando-se o encurtamento ósseo.

São confeccionados, então, dois retalhos triangulares laterais, com base distal e ápice na linha mediolateral do dedo. Cada lado do retalho deve ter em torno de 0,6 cm de comprimento.

Após a incisão da pele, os retalhos são desenvolvidos em direção à polpa e ao leito ungueal, na derme profunda, evitando-se a prega do eponíquio. Deve-se dissecar apenas a quantidade de tecido suficiente para o avanço do retalho. Evitar a dissecção do tecido situado na base do retalho, assim como o pinçamento agressivo do mesmo para que não haja sofrimento. Os pontos, em especial no retalho, deverão ser dados o mais próximo possível da borda do retalho visando evitar a isquemia local.

As bases dos dois retalhos são então unidas e suturadas com náilon 5-0 e a região dorsal, suturada à unha. A falha lateral é fechada primariamente. É importante ressaltar que a sutura deve ser sem tensão e frouxa, evitando o sofrimento vascular dos retalhos. Após a soltura do garrote a perfusão dos retalhos deve ser checada e, se houver dúvida em relação à tensão da sutura, não devemos hesitar na soltura de alguns pontos, mesmo que haja a extrusão de parte do tecido subcutâneo. Muitas vezes o aspecto imediato pode não ser dos melhores, contudo estaremos garantindo a perfusão do retalho, que é o ponto fundamental a ser atingido nesta etapa, deixando eventuais retoques para um segundo tempo.

Sempre devemos soltar o garrote para checar a perfusão do retalho, e somente então devemos realizar curativo com gaze vaselinada e bem acolchoado para proteção local, seguido de uma tala gessada.

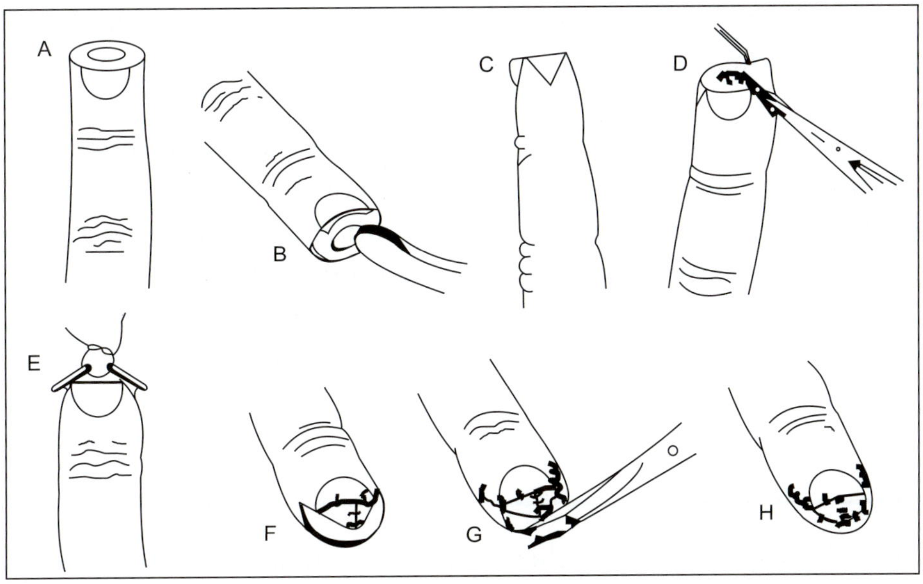

FIGURA 14-3 • Representação esquemática da confecção do retalho do tipo Kutler, com o avanço de dois retalhos laterais em relação à área cruenta.

V-Y de Atasoy (Figura 14-4)

Após o bloqueio anestésico do dedo e a colocação do garrote digital, a lesão é desbridada em ambiente estéril, mediante a retirada dos tecidos desvitalizados. As bordas do ferimento são niveladas e o osso encurtado, quando necessário. Em seguida, o retalho triangular volar é levantado na polpa digital, tendo-se como base a borda mais larga da ferida. É importante salientar que a prega interfalangiana não deve ser violada pelas incisões, as quais são feitas na espessura total da pele da polpa, preservando-se, no entanto, a gordura subjacente, responsável pela nutrição do retalho. Em algumas situações o vértice inferior do retalho é um ponto restritivo ao avanço do retalho, sendo necessária a dissecção mais profunda neste ponto para que se possa deslizar o retalho e, assim, promover o fechamento completo da ferida.

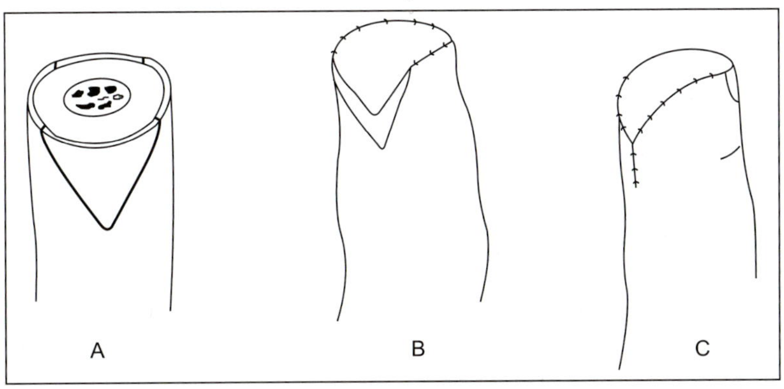

FIGURA 14-4 • Representação esquemática do retalho do tipo Atasoy, com o avanço de retalho volar para fechamento da ferida.

O retalho é suturado, de forma delicada, ao leito ungueal, com fio de náilon 5-0 ou 6-0. As incisões são fechadas, transformando o defeito da incisão triangular num ferimento em Y.

Por fim, o garrote é solto e a perfusão, observada. É comum que o período de enchimento capilar inicial leve alguns minutos para ocorrer. Os mesmos princípios descritos no retalho de Kutler também devem ser observados no retalho de Atasoy em relação à soltura de alguns pontos, quando necessário, para melhora da perfusão do retalho.

O curativo deve ser realizado com gaze vaselinada e acolchoado de forma frouxa para evitar compressão extrínseca local, seguido de imobilização gessada.

Resultados

Os retalhos V-Y do tipo Kutler ou Atasoy são úteis quando bem indicados, o que ocorre principalmente nas lesões transversas do tipo II, em que temos a exposição óssea, necessitando de uma boa cobertura, com retalho, evitando um encurtamento maior do dedo amputado e promovendo um razoável resultado estético e funcional, além da manutenção de uma polpa sensível. Nas lesões em que não há exposição óssea, o uso de enxerto de pele deve ser considerado.

V-Y de Kutler

Numa série de 24 casos, descritos por Gaber, 20 pacientes apresentaram cicatrização completa dos ferimentos em duas semanas, readquirindo a função após seis semanas. Dezoito pacientes apresentaram graus variados de hipoestesia, mas com ganho gradual da sensibilidade. Um paciente apresentou infecção e outro, necrose do retalho, sendo necessário o encurtamento do dedo.

Em outra série de 21 casos, Saraf e Tiwari encontraram as seguintes complicações: um caso com necrose marginal do retalho, três com intolerância ao frio e uma infecção de ferida.

Em 14 casos apresentados por Frandsen, 57% dos pacientes apresentaram intolerância ao frio; 71%, hipersensibilidade à percussão do dedo; 43%, dificuldade para manipular pequenos objetos; 71%, disestesia ou hipoestesia; e 31% desenvolveram unha em garra.

V-Y de Atasoy (Figuras 14-5 a 14-8)

Assim como as indicações, as complicações do retalho de Atasoy se sobrepõem às do retalho de Kutler.

Numa série de 12 casos, relatada por Fradsen, pacientes descreveram intolerância ao frio e hipersensibilidade (40%), além de dificuldade à manipulação de pequenos objetos (50%) e hipoestesia (10%). Objetivamente, entretanto, 70% destes apresentavam algum grau de hipoestesia e 33%, de deformidade ungueal.

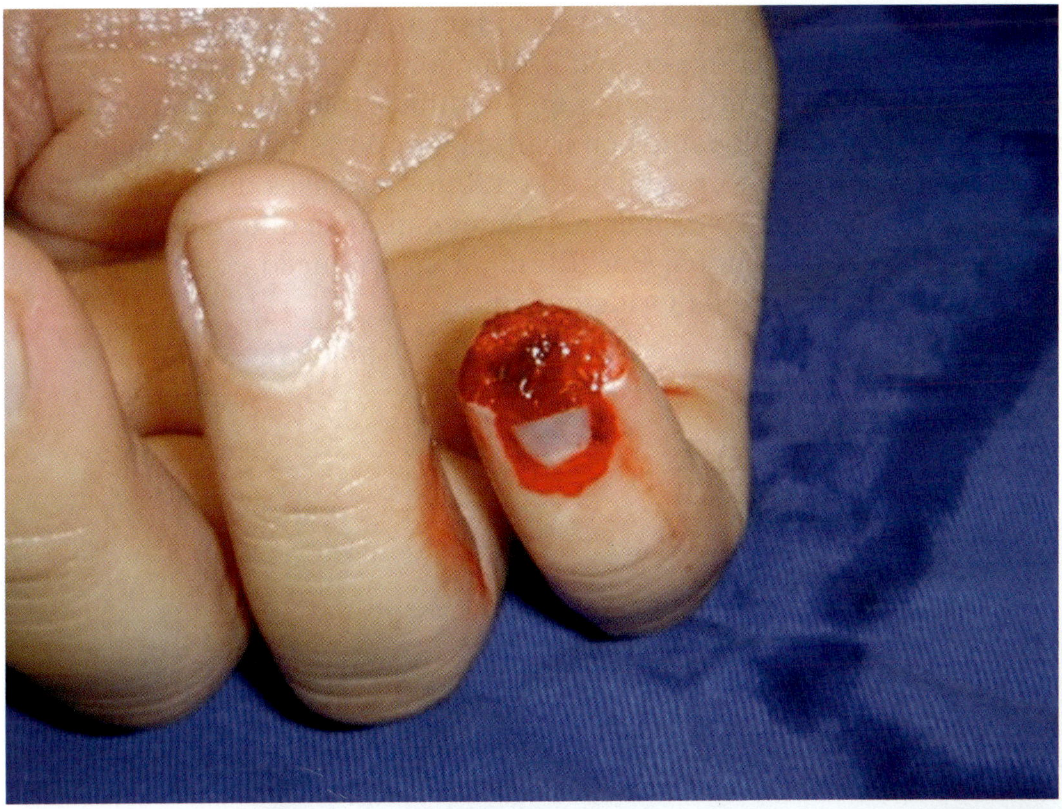

FIGURA 14-5 • Aspecto anterior de lesão da extremidade distal da falange do 5 QDdireito com exposição da falange distal e lesão parcial do leito ungueal.

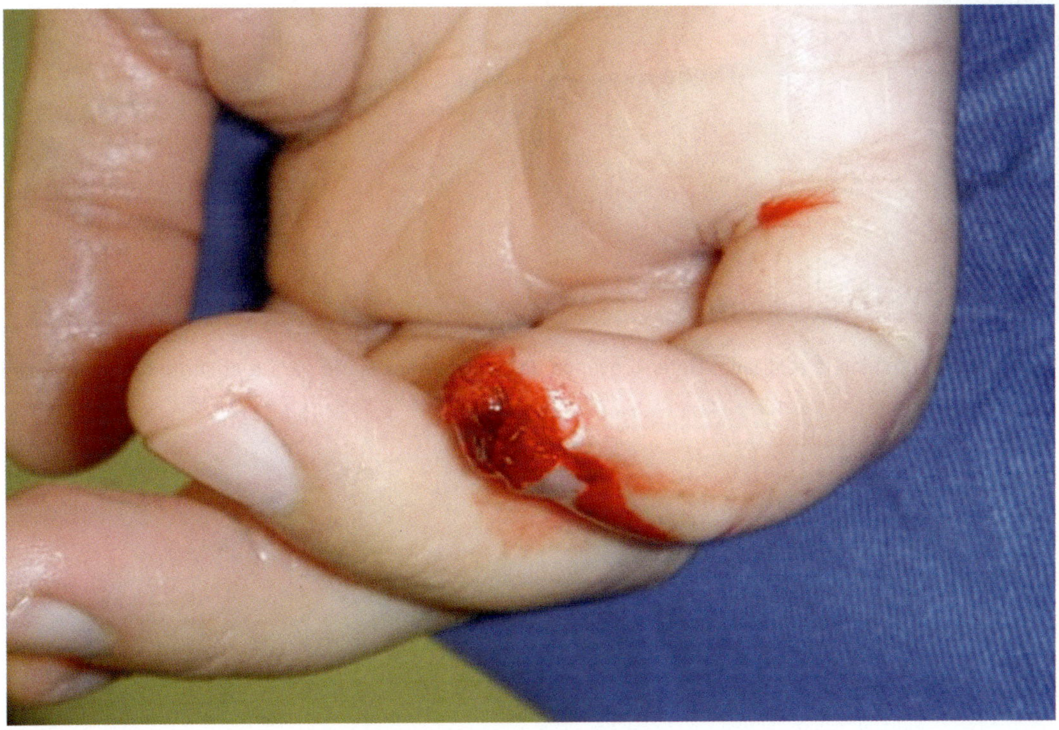

FIGURA 14-6 • Aspecto lateral de lesão da extremidade distal da falange do 5 Qdireito. Observar que trata-se de um lesão transversa e lesão parcial do leito ungueal (Tipo 2).

Algumas destas complicações descritas podem ser minimizadas tomando-se certos cuidados durante a cirurgia. Deve-se evitar uma falange distal muito longa, o que pode ser impedido encurtando-a um pouco, o que facilita a sobrevida do retalho e protege o dedo de desconforto tardio. Podemos citar ainda a importância do fechamento sem tensão, minimizando o sofrimento vascular do retalho. Nos casos de perda de mais de 50% do leito ungueal, é melhor a exérese da matriz, evitando-se que haja o desenvolvimento de deformidade em garra da unha. Por último, a manutenção com curativo vaselinado facilita a cicatrização primária da ferida cirúrgica.

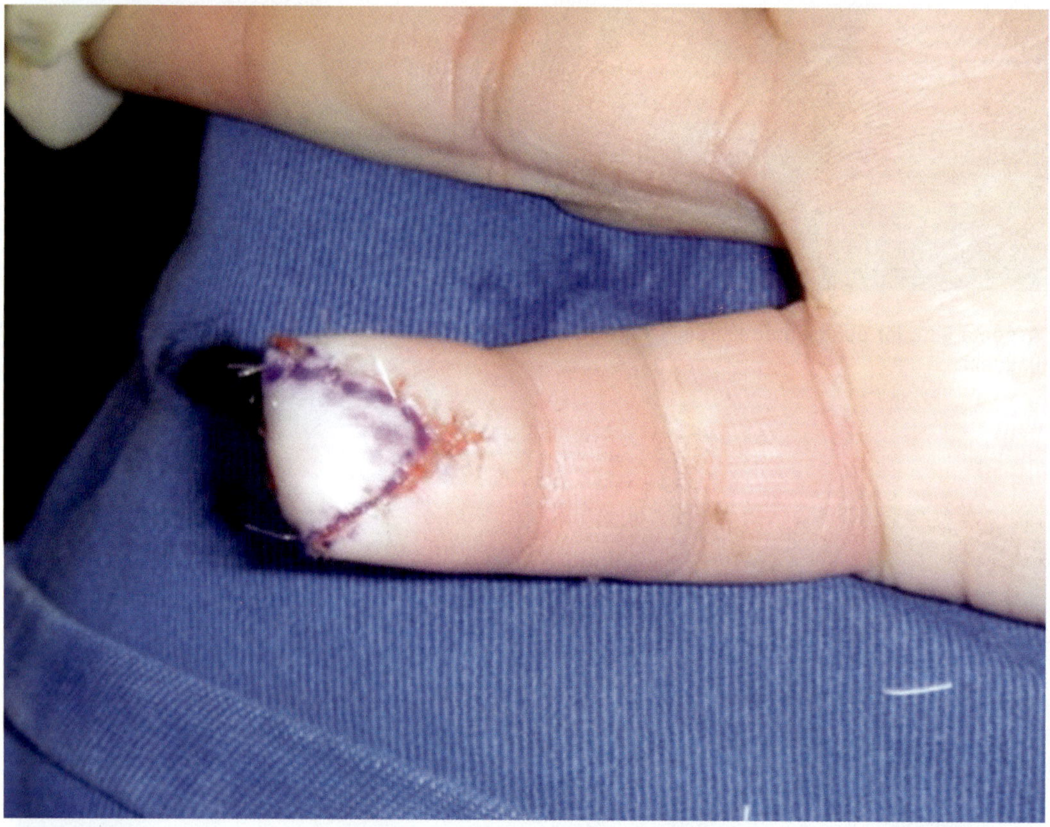

FIGURA 14-7 • Aspecto do retalho já realizado. Notar o avanço do retalho, necessário para a cobertura completa da área cruenta distal.

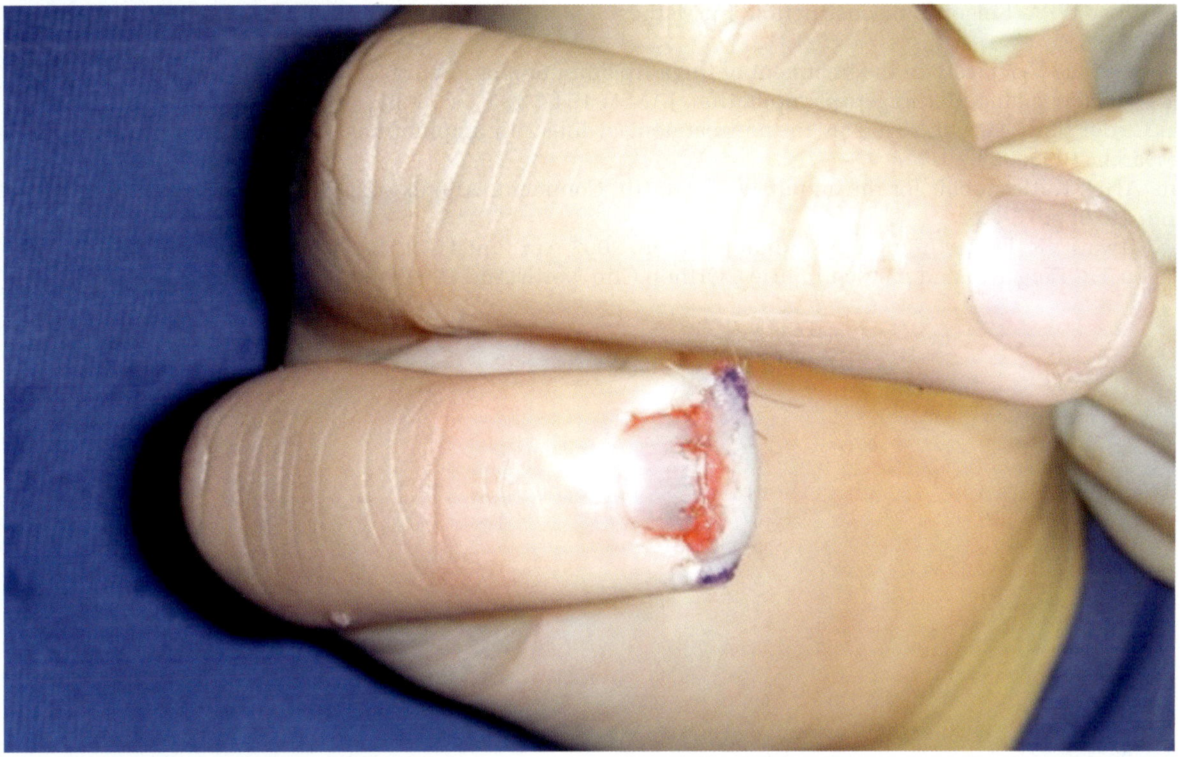

FIGURA 14-8 • Aspecto dorsal do retalho. Notar a preservação parcial do leito ungueal e a sutura do retalho na borda ungueal.

CONCLUSÃO

Os retalhos de Kutler e o de Atasoy constituem métodos já consagrados no nosso armamentário para o tratamento das lesões de ponta de dedo incisas e com sentido transverso, nas quais ao menos metade do leito ungueal está preservada.

Podemos destacar como vantagens: o fechamento primário do defeito e da área doadora, a utilização de tecido semelhante ao da polpa, a manutenção da sensibilidade da polpa, além da baixa morbidade e manutenção da mobilidade articular.

Devemos ter em mente as limitações destas técnicas quanto ao resultado tardio, como a intolerância ao frio, a hipoestesia e a hipersensibilidade na cicatriz e o defeito ungueal.

A utilização destas técnicas nos casos indicados garante uma cobertura estável e de bom aspecto estético, com um procedimento cirúrgico simples e confiável.

Referências

Fisher RH. The Kutler method of repair of finger-tip amputations. JBJS. 1967; 49-A(2).

Frandsen PA. V-Y plasty as treatment of finger tip amputations. Acta Orthop Scand. 1978; 49: 255-259.

Gaber M. Kutler repair for the amputated fingertip. Annals of the Royal College of Surgeons of England, 1979. V. 6i.

Ganchi P, Lee WPA. Fingertip reconstruction. In: Mathes SJ. Plastic surgery. 2nd ed. Philadelphia: WB Saunders, 2005, p. 153-170.

Jackson EA. The V-Y plasty in the treatment of fingertip amputations. American Family Physician. 2001; 64(3).

Kutler WA. New method for fingertip amputation. JAMA. 1947; 133(1): 29-30.

Martin C, del Pino JG. Controversies in the treatment of fingertip amputations. Clinical Orthopaedics and Related Research. 1998; 353.

Roberts AHN. Kutler repair for the amputated fingertip. Comment. Annals of the Royal College of Surgeons of England. 1979. p. 75-76.

Saraf S, Tiwari VK. Fingertip injuries. Indian J Orthop. 2007 Apr-Jun; 41(2): 163-168.

Stevenson TR. Fingertip and nailbed injuries. Orthop Clin North Am. 1992 Jan; 23(1): 149-59.

15

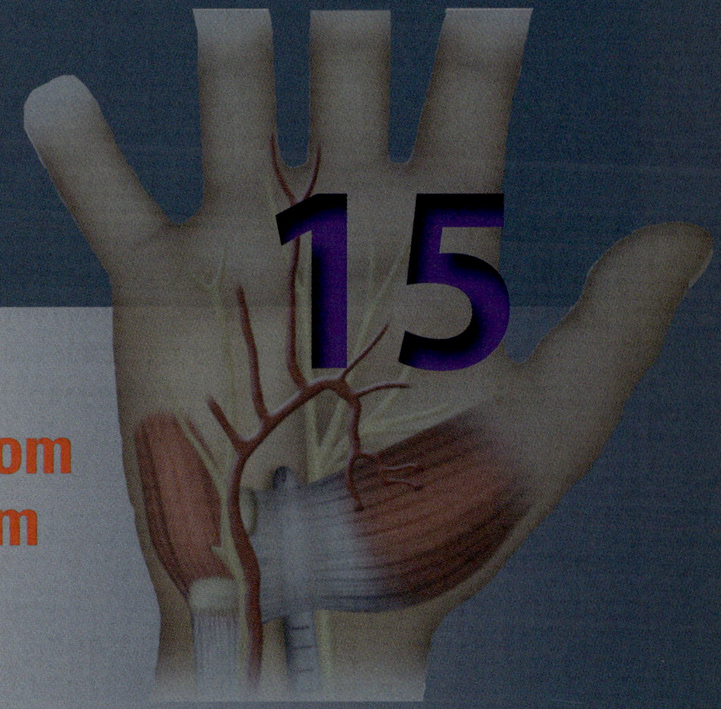

Amputações das pontas dos dedos: tratamento com retalho neurovascular em ilha homodigital

Mauri Cortez
Rui Ferreira da Silva
Carlos Teixeira Brandt

INTRODUÇÃO

O manuseio cirúrgico dos procedimentos relacionados com a amputação das extremidades distais da mão e a confecção de próteses foram objetos de muitos estudos, mas os grandes avanços relacionados com a preservação do membro, as cirurgias reconstrutivas e os procedimentos de protetização da mão só ocorreram no século XX. Na transição para o século XXI começaram a ser desenvolvidas as próteses para os dedos e os procedimentos com sucesso do reimplante de múltiplos dedos. As técnicas microcirúrgicas atuais oferecem aos cirurgiões da mão ferramentas capazes de resolver os mais diversos problemas de cobertura cutânea nas amputações digitais com mínima morbidade e com os melhores resultados.

AMPUTAÇÕES DIGITAIS

As amputações das pontas dos dedos podem ser congênitas, traumáticas ou cirúrgicas. Quando cirúrgica, tem como objetivo criar um coto com máxima função e conforto para o paciente, desde que a indicação do tratamento implique a perda de um segmento.

A amputação digital pode estar relacionada com trauma (agente mecânico, elétrico, térmico ou químico) ou procedimentos cirúrgicos para ressecção de tumores malignos ou benignos invasivos, como hemangiomas e malformações vasculares; casos de infecção; casos agudos agressivos ou crônicos que não respondem aos métodos de tratamento que preservam função; casos de úlceras tróficas; deformidades congênitas: na presença de tecido sem utilidade e que, inclusive, prejudique o desempenho funcional da mão.

As amputações na mão podem ser indicadas por ocasião do atendimento de urgência, ou de forma eletiva. A principal preocupação sempre deve ser o restabelecimento máximo da estética e da função da mão, sendo exceção o tratamento de tumores malignos. Nessas amputações o fundamental é a ressecção da lesão obedecendo a critérios oncológicos. O objetivo é a obtenção de um coto de amputação indolor, estável e útil, não interferindo na função das unidades músculo-tendíneas e articulações remanescentes.

Na anamnese inicial do paciente com amputação de parte da mão, em especial dos dedos, é importante saber a ocupação do paciente, suas habilidades, suas atividades de vida, antecedentes pessoais detalhados da lesão, doenças associadas ou concomitantes e os aspectos emocionais relacionados com a lesão e a indicação da amputação.

Frequentemente existem fatores culturais e psico-sociais que podem influenciar na conduta terapêutica e sempre se deve considerar o sentimento de preservação da imagem corporal, presente em todo ser humano.

Os objetivos ou metas a serem atingidas em um procedimento cirúrgico de amputação podem ser: preservar o máximo a estética; preservar a sensibilidade; prevenir a formação de neuromas sintomáticos; preservar a melhor forma e proporcionar retorno precoce às atividades de vida diária e ao trabalho; prevenir contratura e rigidez articular; não adicionar morbidez à situação clínico-cirúrgica do paciente; proporcionar protetização precoce, quando indicada; promover, o mais precoce possível, a reabilitação e readaptação da mão.

Com relação ao procedimento cirúrgico, os tecidos devem ser tratados obedecendo aos princípios básicos: toda pele viável (com perfusão) deve ser mantida e utilizada para proporcionar revestimento cutâneo adequado no coto; a utilização da pele palmar é preferível por ser mais espessa, possuir tecido celular subcutâneo estável e sensibilidade mais diferenciada; o tecido ósseo deve ser revestido sem tensão. Se houver necessidade, podem-se utilizar enxertos de pele em áreas em que não há pressão. Quando há pele insuficiente em área de estresse mecânico, é importante utilizar retalhos de vizinhança, axiais ou livres.

É fundamental proporcionar sensibilidade protetora à cobertura cutânea para evitar úlceras de pressão. Nesse sentido, o tecido ósseo deve ser regularizado de forma a proporcionar contorno regular e liso. A cartilagem pode ser mantida nas desarticulações, pois ela pode absorver choques e ser menos dolorosa, sendo importante evitar a proeminência dos côndilos, ressecando-os e dando um contorno regular ao coto.

Quanto ao tratamento do nervo periférico, é o procedimento mais controverso na amputação. Devem-se evitar neuromas dolorosos. Para tanto o nervo não deve ser seccionado próximo à extremidade do coto ou em leito hipovascular. As técnicas mais utilizadas são a dissecação do nervo proximalmente, a tração suave e a secção, deixando-o retrair para as partes moles proximais. Ligadura, coagulação, implantação no osso ou esmagamento não evitam a formação de neuromas dolorosos.

Com relação aos tendões, o tendão flexor profundo não deve ser suturado à extremidade de um dedo amputado, pois este procedimento pode limitar a movimentação dos dedos normais. A movimentação precoce, após a amputação, evita aderências tendinosas.

Quanto aos vasos sanguíneos, deve-se identificá-los e ligados adequadamente para evitar sangramento e formação de pseudoaneurismas.

As complicações podem ocorrer nas diversas fases que envolvem o procedimento de amputação. Após a amputação até o ato cirúrgico especial, cuidado deve ser tomado com a área amputada no sentido de evitar infecção. Devem ser feitos lavagem exaustiva e desbridamento criterioso do ferimento, que são as armas do ortopedista ou do cirurgião de mão para prevenir infecções. Da mesma forma, a antibioticoterapia deve ser iniciada precocemente quando a ferida está contaminada ou infectada. Se já há secreção, deve-se obter material para culturas e antibiogramas, que podem orientar a mudança do antibiótico utilizado.

Sangramento deve ser evitado mediante ligadura criteriosa de todos os vasos.

A cobertura cutânea deve ser objeto de planejamento do revestimento das estruturas expostas, procedimento que é fundamental para o sucesso da restauração da amputação.

Não se deve aceitar exposição de osso, nervo, tendões e vasos. Da mesma forma, não se deve permitir revestimento cutâneo instável, que não suporta pressão e atrito, além da presença de retrações cicatriciais que causem deformidades, as quais podem comprometer a estética e a função.

As preocupações importantes no pós-operatório são hematoma, infecção e necrose dos enxertos e retalhos.

Nos pacientes ansiosos ou com problemas neurológicos deve-se ter cuidado com suporte psicológico, visando prevenir a ocorrência da dor fantasma e as diversas formas de sua apresentação. Após período variável do pós-operatório, a maioria dos pacientes para de se queixar deste sintoma. Outras complicações neurológicas nesta fase relacionam-se com a presença de neuromas e distrofia simpática reflexa.

Com o objetivo de minimizar os transtornos músculo-esqueléticos, o paciente deve ser orientado para manter a mobilidade articular para evitar deformidades. Nesse sentido, as aderências tendinosas e a retração cápsulo-ligamentar são as principais causas de restrição da mobilidade.

Os problemas ósseos, particularmente em crianças, são causados geralmente por crescimento e perda da cobertura cutânea adequada do coto.

Problemas vasculares, apesar de pouco frequentes, podem produzir pseudo-aneurismas, que são complicações possíveis e que requerem tratamento cirúrgico.

Os problemas de cobertura cutânea mais frequentes incluem cobertura cutânea inadequada, pele instável, dermatite, úlceras de pressão e infecção.

As alterações psicológicas mais frequentes por perda de dedos ou parte deles incluem alterações da personalidade, depressão, ansiedade, agressividade, frustração e negação, podendo ser observada, inclusive, a sensação do dedo fantasma.

A perda real ou simbólica de qualquer parte da mão deve ser bem detectada pelo cirurgião antes de iniciar qualquer tratamento, o que é influenciado diretamente pelo que se convencionou chamar sequência de recuperação psicológica, dividida em três estágios:

- Negação: pode durar horas ou dias. O paciente ainda não acredita no ocorrido, nem prestando atenção às explicações e orientações.
- Pesar (luto): também pode durar horas ou dias, dependendo da personalidade do paciente. É uma fase de lamentações, ira e acusações a si ou a outros; desespero; agitação. Nesta fase é importante o cirurgião entender o paciente, criar uma empatia necessária para passar à fase seguinte.

- Reação: o paciente começa a entender que há ainda esperança de função e começa a aceitar a perda como passado inevitável. Nasce um período de pensamento positivo, que o médico deve aproveitar para criar um ambiente de otimismo e entusiasmo pelo tratamento realizado ou a se realizar. Quanto mais cedo o médico entrar em sintonia psicológica com o paciente, melhor.

AMPUTAÇÕES DA EXTREMIDADE DISTAL DOS DEDOS

São as amputações traumáticas mais comuns e seu tratamento é ainda muito controverso. A conduta dependerá do comprometimento das diversas estruturas, da experiência do cirurgião e da escolha do paciente, já que, normalmente, existe mais de uma opção. As mais frequentes são:

Amputações com perda de pele (polpa digital) sem exposição óssea. O tratamento, de certo modo, depende da forma da lesão (transversa, oblíqua, comprometimento predominantemente volar ou dorsal etc.). A utilização da parte amputada como enxerto de pele total é o método mais popular de tratamento. Para aumentar a chance de sucesso é necessário remover, da parte amputada, todo o tecido gorduroso, deixando apenas o tegumento apoiado em um leito bem vascularizado. Em alguns casos, deixar a ferida aberta e aguardar a cicatrização por segunda intenção pode proporcionar bons resultados. A maior queixa dos pacientes tratados com enxerto é a falta de sensibilidade, mas eles devem ser esclarecidos que esta deve retornar gradativamente. Quando a parte amputada não pode ser aproveitada, é possível utilizar enxerto de pele convencional para fechar um ferimento;

Amputações com exposição óssea. Nesta situação a decisão mais importante é determinar qual comprimento do dedo é possível manter, lembrando sempre do princípio de conservar o máximo de função. O tratamento deve basear-se na transformação de um ferimento com osso exposto em outro fechado e, para isso, regulariza-se a borda óssea com goivas delicadas, utilizando-se procedimentos de revestimento cutâneo (retalhos). Os retalhos realizados para este fim podem ser locais, de vizinhança ou a distância. Os retalhos locais mais utilizados são o avanço tipo "V-Y" volar de Atasoy (1970), ou o "V-Y" lateral de Kutler (1947). Outros retalhos utilizados são: volar tipo "V-Y" de Atosy-Kleinert, retalho de avanço de Moberg, retalho cruzado entre os dedos (*cross finger*), retalho tenar, além de outros menos usados.

O retalho de Moberg é mais indicado para proporcionar cobertura cutânea nas lesões da extremidade do polegar, que possui uma pele volar mais móvel. São realizadas duas incisões mediolaterais de cada lado do polegar e dissecção de um retalho volar incluindo os pedículos neurovasculares. Este retalho é avançado até cobrir a lesão da extremidade. A dissecção deste retalho provoca lesão dos vasos que nutrem os tendões flexores, assim como os ramos arteriais dorsais. Outra complicação é a possibilidade de provocar uma retração articular em flexão. Uma vantagem deste retalho no polegar é que este tolera melhor uma deformidade em flexão sem haver comprometimento grave de sua função. Outra técnica de Moberg consiste no retalho em ilha neurovascular heterodigital.

Os objetivos maiores do tratamento da amputação digital, ou parte do dedo, são a restauração da cobertura cutânea, etapa imprescindível no tratamento de traumatismos, tumores e infecções que evoluam com solução de continuidade do tegumento, e a manutenção da estética, da função e da sensibilidade. A decisão sobre a melhor técnica depende de vários fatores, como localização e extensão da lesão, exposição de estruturas nobres e a experiência do cirurgião com as técnicas de reconstrução. Neste nível, entre as opções já conhecidas, destacam-se os retalhos neurovasculares pediculados em ilha de fluxo reverso 12-24 e os retalhos microcirúrgicos.

TRATAMENTO DAS AMPUTAÇÕES DAS PONTAS DOS DEDOS COM RETALHO NEUROVASCULAR EM ILHA HOMODIGITAL

A reconstrução da ponta dos dedos usando retalho neurovascular em ilha homodigital deve ser realizada por microcirurgia, procedimento que vem sendo feito desde o início da década de 1990. O retalho é baseado na anastomose entre as artérias radial e ulnar. Estes ramos anastomóticos se situam entre a parede posterior da bainha do tendão e o periósteo, para formar arcos que são chamados "arcos digitopalmares". A vascularização do retalho neurovascular em ilha digital é feita a partir do arco palmar transverso.

O retalho pode ter a irrigação arterial pela rede vascular entre a artéria digital dorsal (ramo terminal da artéria dorsal metacarpiana) e o ramo dorsal da artéria digital. A drenagem venosa é feita pelas veias cutâneas e pela rede venosa associada à rede arterial dorsal. O retalho pode ser feito tanto para a região proximal dorsal como a região medial da falange. Quanto à inervação, podem ser usados o ramo dorsal do nervo digital (para a porção média da falange), o nervo digital dorsal (para a porção proximal da falange) ou o ramo superficial do nervo radial (para o polegar), o qual pode ser anastomosado com a porção distal do nervo digital. Após a transferência o sítio doador pode ser coberto com enxerto completo de pele.

Como resultado, o retalho dorsal reverso inervado em ilha digital proporciona boa opção para a cobertura cutânea no tratamento da amputação homodigital da ponta do dedo. Entre as vantagens da técnica pode-se ressaltar a preservação do feixe vasculonervoso digital, além de permitir a reconstrução em um único tempo cirúrgico. A desvantagem potencial é a possível congestão venosa que pode ocorrer nos quatro a cinco dias após o procedimento cirúrgico.

Técnica cirúrgica – reconstrução da polpa digital com retalho em ilha homodigital reversa

A anestesia é feita por bloqueio digital ou axilar. Antibioticoprofilaxia é usada antes do procedimento cirúrgico. Torniquete pneumático é aplicado. O procedimento é feito com lupa de magnificação de quatro aumentos durante todo o procedimento.

Inicialmente, o debridamento do coto de dedo é realizado.

O desenho do retalho é feito a partir da porção mediolateral do lado não dominante da falange proximal homodigital.

Durante o planejamento, o tamanho do retalho é feito de maneira clássica, na qual a largura não cruza as bordas entre a linha média lateral e o meio da zona volar. Portanto todas as regiões doadoras podem ser suturadas primariamente sem a necessidade de enxerto de pele.

O comprimento, por outro lado, em contraste, deve ser planejado de acordo com o tamanho da perda de substância ocasionada pela lesão. Todavia deve-se planejar de forma máxima entre os níveis interfalangiano proximal e a articulação metacarpofalangiana (Figuras 15.1 a 15.5).

O retalho é desenhado no formato fusiforme. Isso permite fechar o defeito facilmente em conjunto e pode-se livrar dos excessos de pele "orelhas de cachorro" (Figuras 15.6A e 15.6B).

Após o planejamento inicial, são realizadas uma incisão proximal de 1 cm na direção da prega palmar e outra em zigue-zague na direção distal até o defeito. Essas incisões são necessárias para prevenir contratura durante a cicatrização. Nos casos de grande perda de substância, o comprimento do retalho é estendido dorsalmente até a articulação metacarpofalangiana, o que leva ao aumento substancial do tamanho do retalho, não influenciando no fechamento da incisão local e permitindo a sutura primária da área doadora do retalho.

A incisão do retalho é feita junta com o feixe digital proximalmente. Após identificação da artéria digital, ela é ligada e seccionada.

O segmento distal da artéria é ligado com fio de seda 5/0 e reparado para retração durante a dissecção.

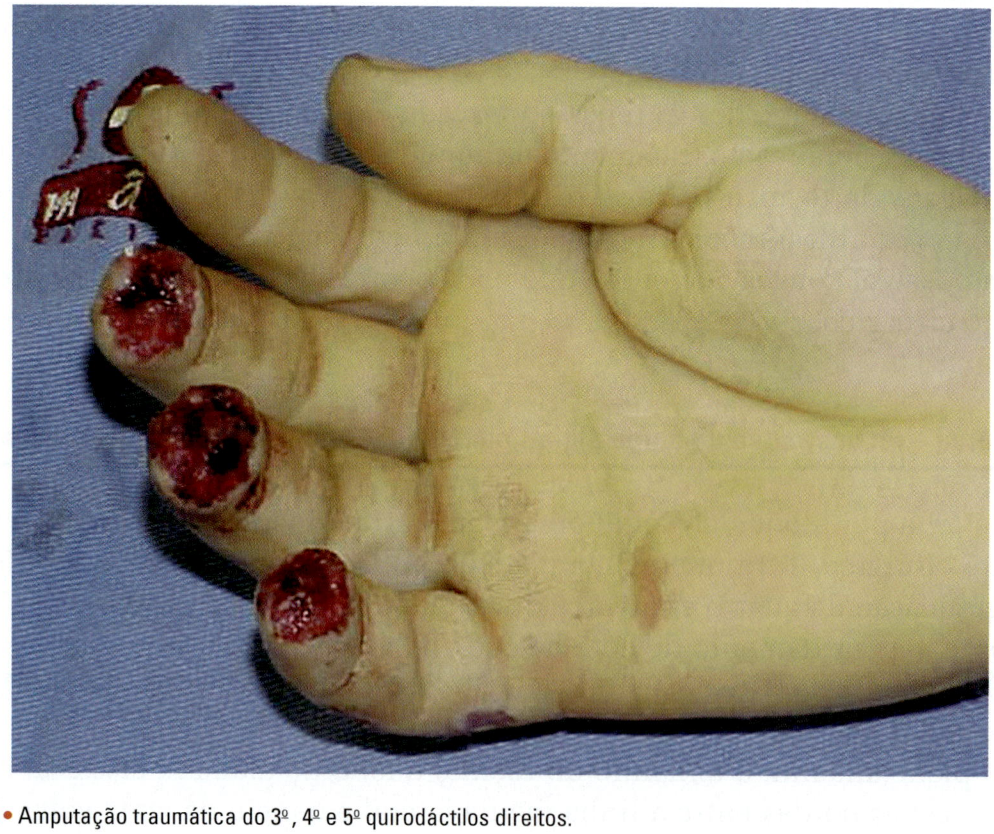

FIGURA 15-1 • Amputação traumática do 3º, 4º e 5º quirodáctilos direitos.

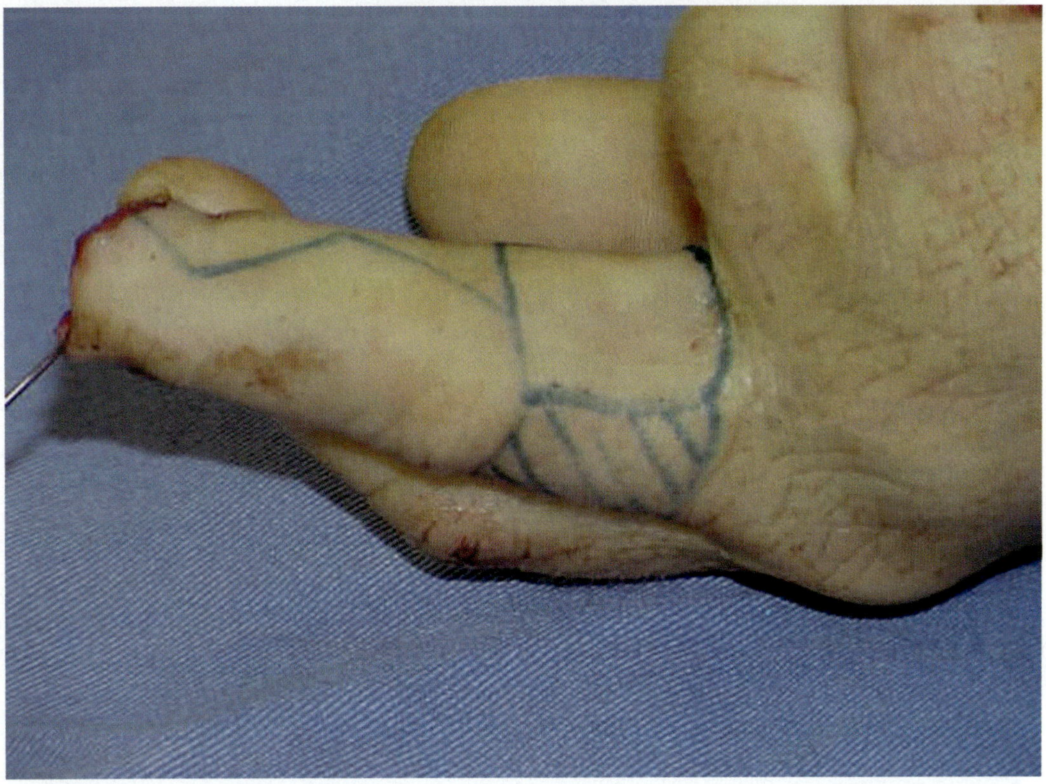

FIGURA 15-2 • Marcação cirúrgica (desenho) para obtenção de retalho neurovascular em ilha homodigital.

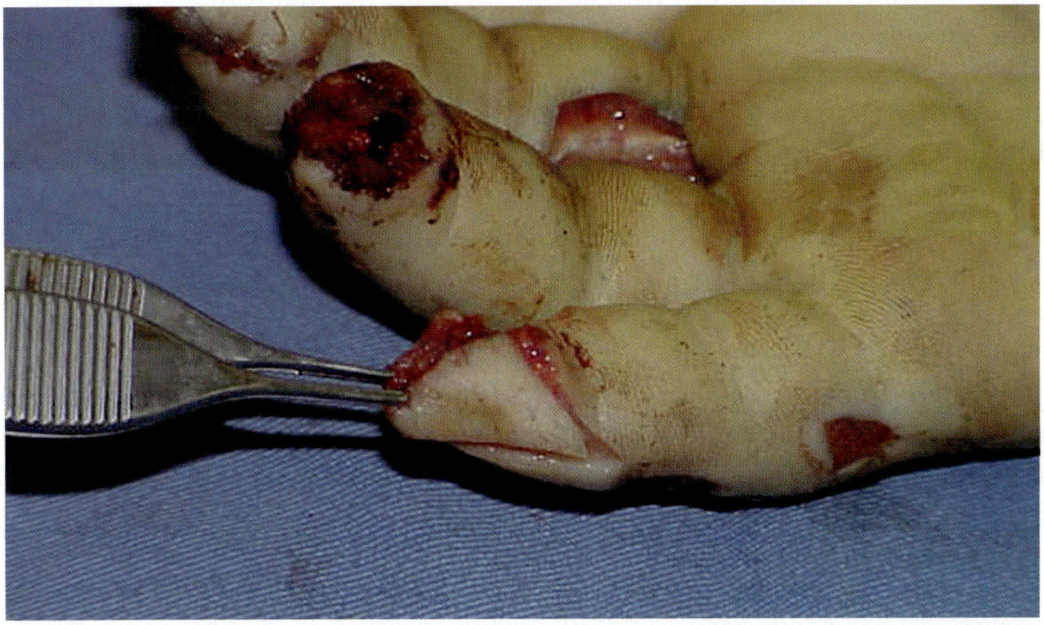

FIGURA 15-3 • Retalho neurovascular em ilha homodigital posicionado na área da perda da polpa digital. Retalho de Kutler para o 5º quirodáctilo.

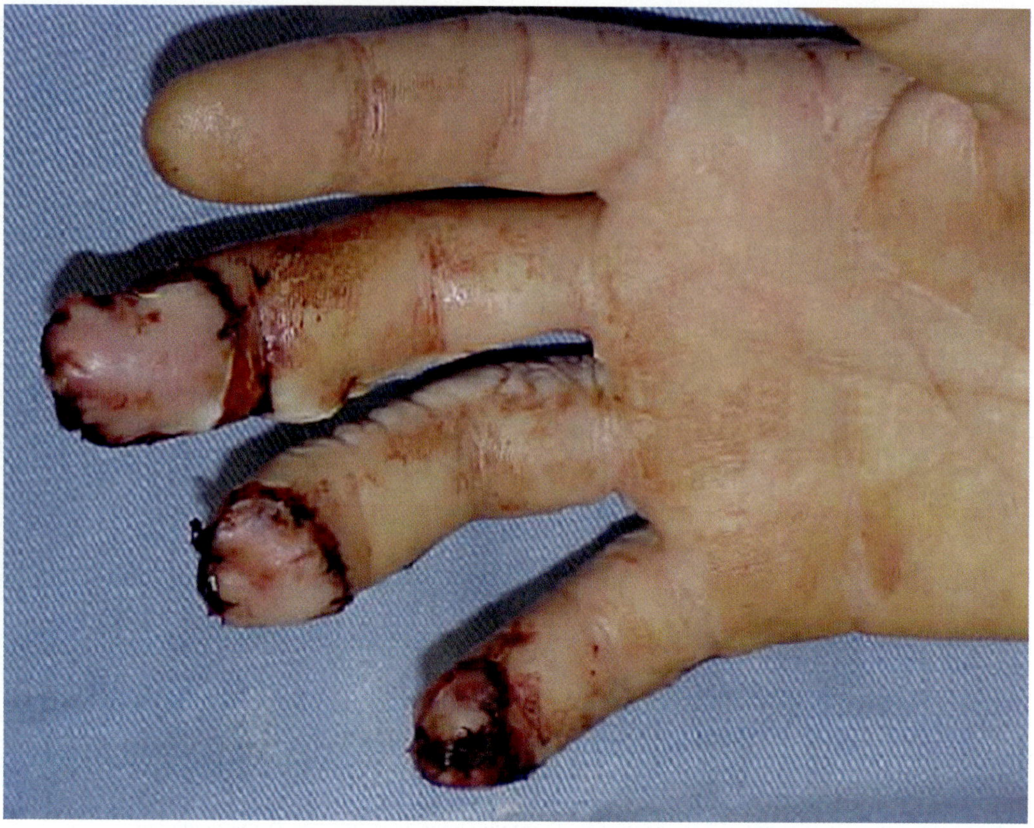

FIGURA 15-4 • Retalhos neurovasculares em ilha homodigital posicionados nas áreas das perdas das polpas digitais dos 3º e 4º quirodáctilos e retalho de Kutler para o 5º quirodáctilo.

O nervo proximal digital é identificado e novamente ligado e seccionado proximalmente. Para prevenir um neuroma, o coto proximal do nervo é enterrado nos tecidos moles.

O retalho é então dissecado sobre o tendão de maneira distal até 5 mm proximais à articulação interfalangiana distal, com inclusão do feixe vasculonervoso (Figura 15.7A e B).

Após completar a dissecação ipsilateral, uma incisão contralateral e mediolateral é feita, onde o nervo digital é identificado e seccionado ao nível apropriado. A aba de inserção é feita posteriormente.

O nervo digital contralateral seccionado é anastomosado ao nervo receptor do retalho (Figura 15.8A).

Na experiência dos autores, a anastomose do nervo não está associada a melhora da sensibilidade pós-enxertia. Nesse sentido, não é feita em alguns casos. A região doadora é fechada primariamente (Figura 15-8B).

Os bordos cutâneos próximos do pedículo são aproximados de forma frouxa para prevenir a constrição do retalho.

Uma tala dorsal é colocada na mão em posição anatômica e removida após 10 dias de pós-operatório, dando início à fisioterapia.

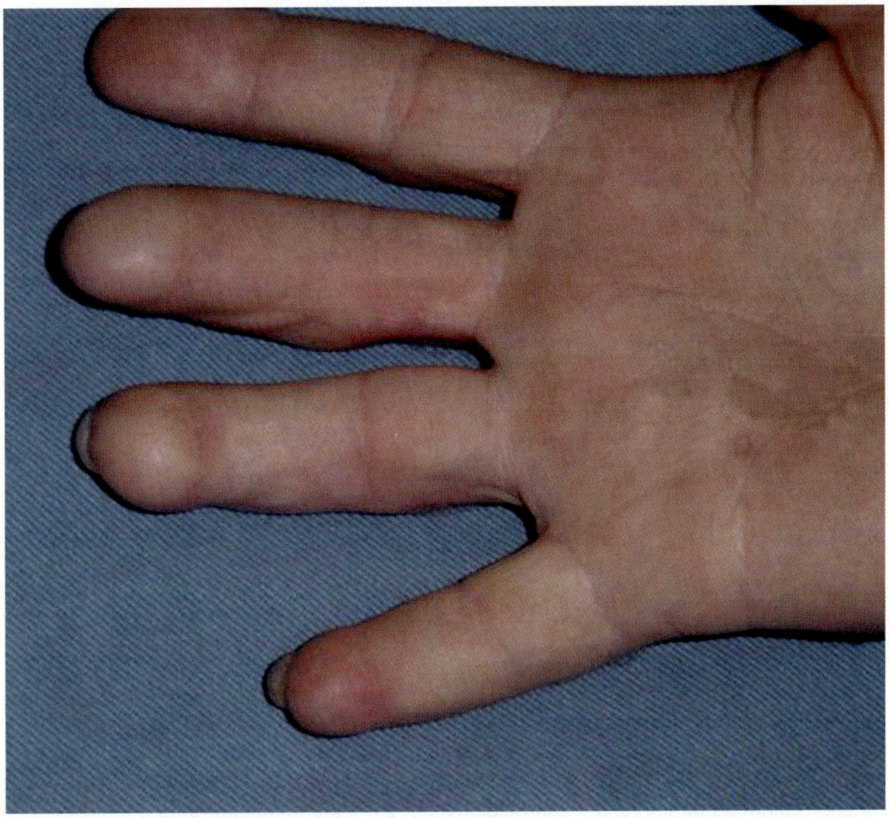

FIGURA 15-5 • Resultado em longo seguimento da reconstrução das polpas digitais usando retalhos neurovasculares em ilha homodigital.

Na experiência dos autores a técnica vem proporcionando bons resultados com prevalência muito baixa de complicações. Todavia, elas podem incluir o deficiência de perfusão, espasmo arterial ou venoso, trombose, sangramento, infecção, falha do reimplante, pseudo artrose, aderências e bridas.

Pós-operatório

O manejo pós-operatório é de extrema importância. É preciso manter o paciente monitorado, aquecido, em ambiente tranquilo (evitar vasoespasmo) e com o membro elevado para reduzir o edema. Administra-se antibioticoterapia, anticoagulação oral com aspirina e hidratação para manter a volemia adequada.

A tala é removida após 10 dias de pós-operatório, dando início a fisioterapia. A reabilitação especializada é iniciada na segunda ou terceira semanas de pós-operatório. Inicia-se com movimentos ativos e passivos, especialmente nas articulações não diretamente lesionadas. No reimplante da polpa digital, o fisioterapeuta ou terapeuta especializado tem papel central na reabilitação.

O mecanismo de injúria, uso do tabaco no pós-operatório e o método de preservação pré-operatória da parte amputada da polpa digital são fatores importantes no sucesso no reimplante.

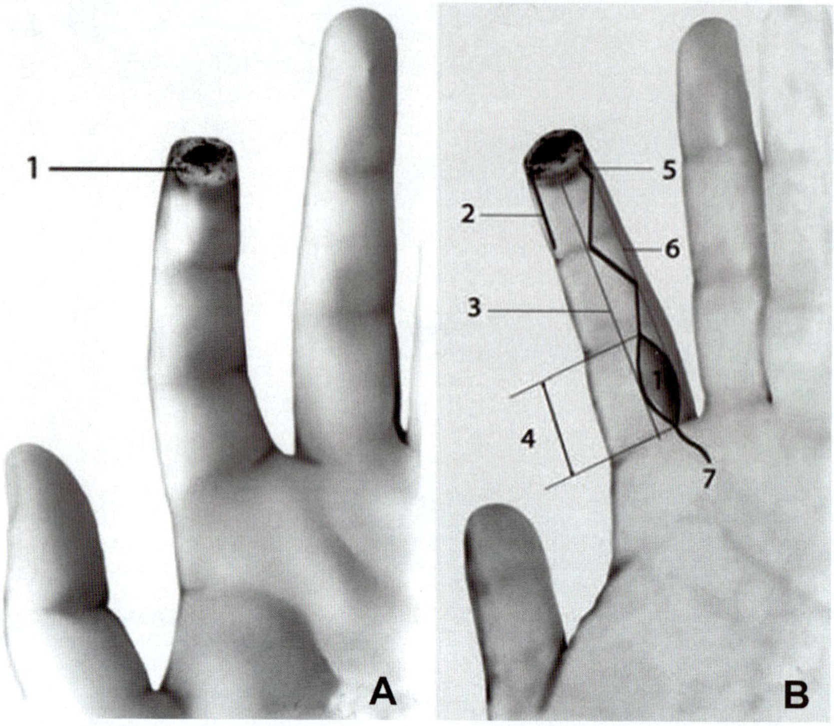

FIGURA 15-6 • A. Polpa digital amputada: 1 – Visão após o debridamento. B. Desenho da ilha homodigital: 1 – Retalho cutâneo em ilha; 2 – incisão contralateral para captação do nervo; 3 – linha mediovolar; 6 – linha mediolateral (3 e 6 designam a largura do retalho); 4 – comprimento das bordas do retalho (entre as pregas interfalangiana proximal e metacarpofalangiana); 5 – incisão em zigue-zague planejada na região distal do retalho; 7 – incisão proximal para transecção do nervo.

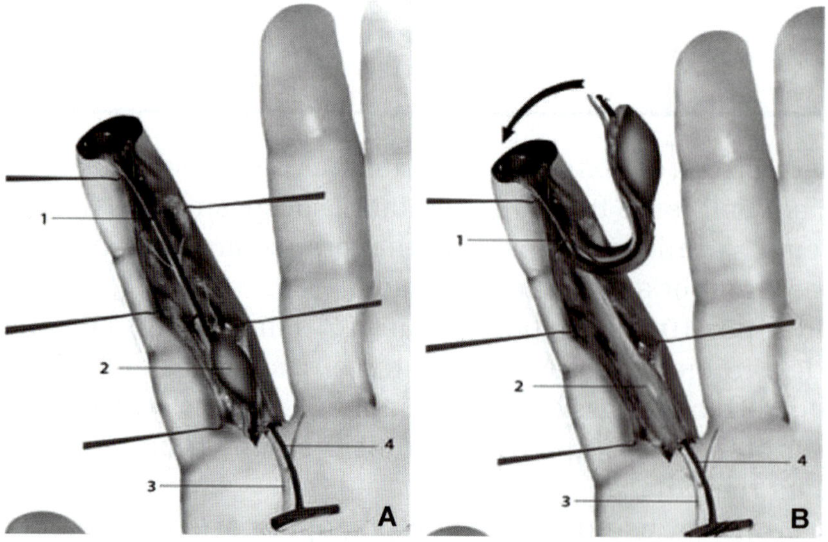

FIGURA 15-7 • A. Dissecção do retalho: 1 – feixe distal digital; 2 – retalho; 3 – nervo digital proximal; 4 – artéria digital proximal. B. Retalho colhido ao lado do tendão: 1 – feixe digital distal; 2 – paratendão; 3 – nervo proximal digital; 4 – artéria proximal digital.

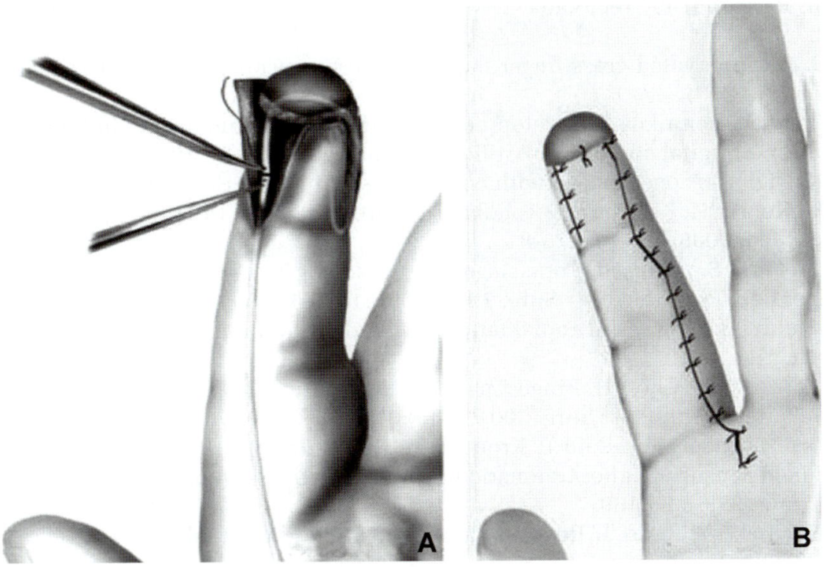

FIGURA 15-8 • A. Coaptação do nervo. B. Aparência final do dedo reconstruído.

RESULTADOS

O prognóstico do reimplante da polpa digital depende de diversos fatores, entre eles o mecanismo da lesão e tempo de isquemia. Estão associados ao pior prognóstico de tabagismo e idade (superior a 40 anos). Crianças apresentam maior recuperação funcional em comparação aos adultos. Globalmente, as taxas de sucesso do reimplante de polpa digital giram em torno de 85% a 90%. Os resultados dependem da recuperação funcional global da polpa amputada. Esta situação está relacionada com a capacidade de regeneração nervosa. A amplitude dos movimentos articulares, o correto alinhamento ósseo e deslizamento dos tendões são quesitos importantes na recuperação da função.

Em adultos a recuperação sensitiva é razoável, embora dependa da idade do paciente. Quanto mais idoso, menor é a capacidade de regeneração nervosa. A avaliação da sensibilidade pode ser acessada pelo teste de discriminação de dois pontos de Weber.

Polpas digitais amputadas ou reimplantadas podem apresentar intolerância ao frio, provavelmente resultado da injúria inicial. A etiologia é provavelmente multifatorial pela associação a lesão óssea, vascular e nervosa. Portanto, os piores resultados ocorrem após casos em que houve lesões de múltiplas polpas digitais, com maior quantidade de vasos traumatizados e lesão completa dos nervos.

Referências

Adani R, Marcuzzi A, Busa R, Pancaldi G, Bathia A, Caroli A. A reverse vascular autograft finger island flap. A review of 15 cases and of the literature. Ann Chir Main Memb Super. 1995; 14(3): 169-81.

Akyürek M, Safak T. Microsurgical replantation of a small segment of thumb volar skin. Ann Plast Surg. 2004; 52(6): 614-6.

Bakhach J, Katrana F, Panconi B, Baudet J, Guimberteau JC. Temporary ectopic digital implantation: a clinical series of eight digits. J Hand Surg Eur Vol. 2008; 33(6): 717-22.

Bene MD, Petrolati M, Raimondi P, Tremolada C, Muset A. Reverse dorsal digital island flap. Plast Reconstr Surg. 1994; 93(3): 552-7.

Cohen BE, Cronin ED. An innervated cross-finger flap for fingertip reconstruction. Plast Reconstr Surg. 1983; 72(5): 688-97.

Cunha FL, H, Schneebeli JA, Dynnikov I. Development of anthropomorphic upper limb prostheses with human-like interphalangian and interdigital couplings. Artificial Organs. 2000; 24(3): 193-97.

Foucher G, Khouri RK. Digital reconstruction with island flaps. Clin Plast Surg. 1997; 24(1): 1-32.

Hatori M, Watanabe M, Kotake H, Kokubun S. Tohoku Chondrosarcoma of the ring finger: a case report and review of the literature. J Exp Med. 2006; 208(3): 275-81.

Hirasé Y, Kojima T, Matsuura S. A versatile one-stage neurovascular flap for fingertip reconstruction: the dorsal middle phalangeal finger flap. Plast Reconstr Surg. 1992; 90(6):1009-15.

Kantarci U, Cepel S, Buldu H. Successful replantation in ten-digit amputation. Acta Orthop Traumatol Turc. 2010; 44(1): 76-8.

Kim KS, Yoo SI, Kim DY, Lee SY, Cho BH. Fingertip reconstruction using a volar flap based on the transverse palmar branch of the digital artery. Ann Plast Surg. 2001; 47(3): 263-8.

Klein-Weigel P, Pavelka M, Dabernig J, Rein P, Kronenberg F, Fraedrich G, Piza-Katzer H. Macro- and microcirculatory assessment of cold sensitivity after traumatic finger amputation and microsurgical replantation. Arch Orthop Trauma Surg. 2007 Jul; 127(5): 355-60.

Kojima T, Tsuchida Y, Hirasé Y, Endo T. Reverse vascular pedicle digital island flap. Br J Plast Surg. 1990; 43(3): 290-5.

Küntscher MV, Erdmann D, Homann HH, Steinau HU, Levin SL, Germann G. The concept of fillet flaps: classification, indications, and analysis of their clinical value. Plast Reconstr Surg. 2001 Sep 15; 108(4): 885-96.

Lu CT, Chen HC, Coskunfirat OK. Immediate toe transfer following index finger amputation for extensive giant cell tumor of the tendon sheath with intraosseous invasion. Chang Gung Med J. 2004; 27(4): 312-7.

Michalko KB, Bentz ML. Digital replantation in children. Crit Care Med. 2002; 30(11 Suppl): S444-7. Review.

Mitsunaga N, Mihara M, Koshima I, Gonda K, Takuya I, Kato H et al. Digital artery perforator (DAP) flaps: modifications for fingertip and finger stump reconstruction. J Plast Reconstr Aesthet Surg. 2010; 63(8): 1312-7.

Narushima M, Mihara M, Koshima I, Gonda K, Takuya I, Kato H et al. Intravascular stenting (IVaS) method for fingertip replantation. Ann Plast Surg. 2009 Jan; 62(1): 38-41.

Rahmanian-Schwarz A, Schiefer J, Amr A, Schaller HE, Hirt B. Vascularized tendon incorporated in reverse homodigital and heterodigital island flaps for the reconstruction of dorsal digital defects. Microsurgery. 2012. doi: 10.1002/micr.20973. [Epub ahead of print].

Ropars M, Kaila R, Cannon SR, Briggs TW. Primary giant cell tumours of the digital bones of the hand. J Hand Surg Eur Vol. 2007; 32(2): 160-4.

Sierakowski A, Watts C, Thomas K, Elliot D. Long-term outcomes of osseointegrated digital prostheses for proximal amputations. J Hand Surg Eur Vol. 2011 Feb; 36(2): 116-25.

Takeishi M, Shinoda A, Sugiyama A, Ui K. Innervated reverse dorsal digital island flap for fingertip reconstruction. J Hand Surg Am. 2006; 31(7): 1094-9.

Varitimidis SE, Dailiana ZH, Zibis AH, Hantes M, Bargiotas K, Malizos KN. Restoration of function and sensitivity utilizing a homodigital neurovascular island flap after amputation injuries of the fingertip. J Hand Surg Br. 2005; 30(4): 338-42.

Wang B, Chen L, Lu L, Liu Z, Zhang Z, Song L. The homodigital neurovascular antegrade island flap for fingertip reconstruction in children. Acta Orthop Belg. 2011; 77(5): 598-602.

Xu JH, Gao ZJ, Yao JM, Tan WQ, Dawreeawo J. Foster replantation of fingertip using neighbouring digital artery in a young child. J Plast Reconstr Aesthet Surg. 2010; 63(6): 532-4.

Yazar M, Aydın A, Kurt Yazar S, Başaran K, Güven E. Sensory recovery of the reverse homodigital island flap in fingertip reconstruction: a review of 66 cases. Acta Orthop Traumatol Turc. 2010; 44(5): 345-51.

Yildirim S, Calikapan GT, Akoz T. Reconstructive microsurgery in pediatric population-a series of 25 patients. Microsurgery. 2008; 28(2): 99-107.

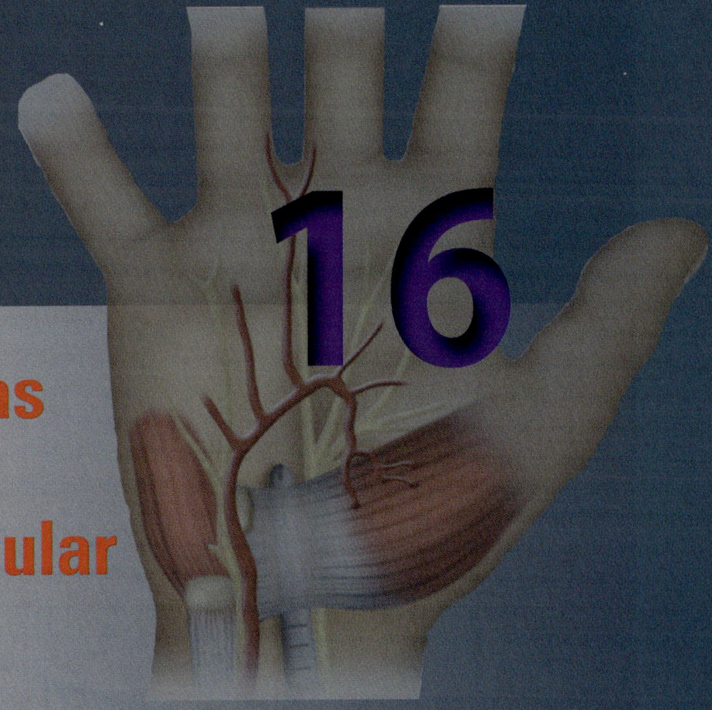

16

Amputações das pontas dos dedos: tratamento com retalho neurovascular em ilha heterodigital

Mário Yoshihide Kuwae
Ricardo Pereira da Silva

INTRODUÇÃO

Traumatismos envolvendo as extremidades dos dedos das mãos com perdas de substância e exposição de estruturas nobres como nervos, tendões e osso são extremamente frequentes. Oferecer uma cobertura cutânea estável, de boa qualidade, com características semelhantes às do tecido original, procurando restaurar a sensibilidade, preservar o máximo de comprimento do segmento afetado e assim restabelecer uma boa função são os principais objetivos a serem alcançados quando nos propomos a tratar lesões desta natureza.

Várias técnicas cirúrgicas já foram descritas com essas finalidades, variando desde a cicatrização dirigida, enxertos de pele, retalhos locais, retalhos homo e heterodigitais em ilha até retalhos microcirúgicos, no entanto são as características dessas lesões, como extensão, localização e geometria (transversa, oblíqua curta ou longa), bem como a experiência de cada cirurgião, que vão definir qual a melhor técnica a ser utilizada.

Neste módulo faremos uma análise mais detalhada a respeito do uso do retalho neurovascular em ilha heterodigital para cobertura de perdas de substância da extremidade dos dedos da mão, sobretudo do polegar.

HISTÓRICO

Em 1955 Moberg sugeriu o uso de um retalho em ilha neurovascular para uma perda de substância na extremidade do polegar. No ano seguinte (1956) Littler descreveu o uso de um retalho elevado da borda ulnar do dedo médio ou anelar transferido com seu pedículo intacto para reconstrução da polpa digital do polegar (Figuras 16-1 e 16-2).

Após este período inicial de euforia com surgimento desta nova técnica cirúrgica, Tubiana e Duparc, em 1961, começaram a publicar trabalhos reportando algumas das complicações com a utilização da técnica de Littler original, como intolerância ao frio, hiperestesia, deterioração da sensibilidade e, em particular, o "fenômeno da dupla sensibilidade". Hueston (1966) apresentou um retalho em "L", com incisão longitudinal na borda lateral do dedo seguida por incisão transversa à altura da prega de flexão, permitindo a rotação e cobertura das lesões.

A partir daí algumas modificações da técnica original de Littler começaram a surgir. De Conink (1975) sugeriu a secção do nervo digital do retalho que seria suturado ao nervo ulnar do polegar após o retalho ser transferido para a área receptora popularizada mais tarde por Foucher *et al.* (1981). Adani (1994) mostrou um estudo comparativo da utilização do retalho heterodigital neurovascular para o polegar com e sem a sutura do nervo digital no sítio da lesão, analisando qualidade do retalho, morbidade da área doadora, contratura cicatricial, intolerância ao frio, formação de neuroma, mobilidade, sensibilidade e grau de satisfação dos pacientes, relatando as vantagens e desvantagens de cada técnica.

AVALIAÇÃO PRÉ-OPERATÓRIA

As lesões de ponta de dedos podem variar desde uma simples avulsão de pele, com exposição apenas do tecido subcutâneo que se presta a tratamentos com curativos sequenciais ou enxertos convencionais, até lesões mais extensas que necessitam de uma avaliação mais precisa do cirurgião, procurando definir as características dessa lesão que, de forma direta, influenciarão na decisão da melhor técnica cirúrgica a ser utilizada em cada caso.

Características das lesões de ponta de dedos que devem ser sempre avaliadas (Figura 16-3):

- Extensão.
- Localização da lesão.
- Geometria.

Nas lesões menores, transversas e oblíquas curtas da extremidade dos dedos e com exposição da falange distal, retalhos vascularizados locais como Atasoy (V-Y) e Kutler (duplo V-Y lateral) são uma boa opção de cobertura, no entanto, nas lesões com perdas maiores de substância, volares ou dorsais com exposição óssea e traço oblíquo, os retalhos neurovasculares em ilha parecem ser a melhor opção, sejam eles de avanço (Moberg, 1955; Hueston, 1966), homodigitais de fluxo reverso (Brunelli, 1987; Glicenstein, 1988) ou heterodigitais (Littler, 1956; Foucher, 1981; Adani, 1990).

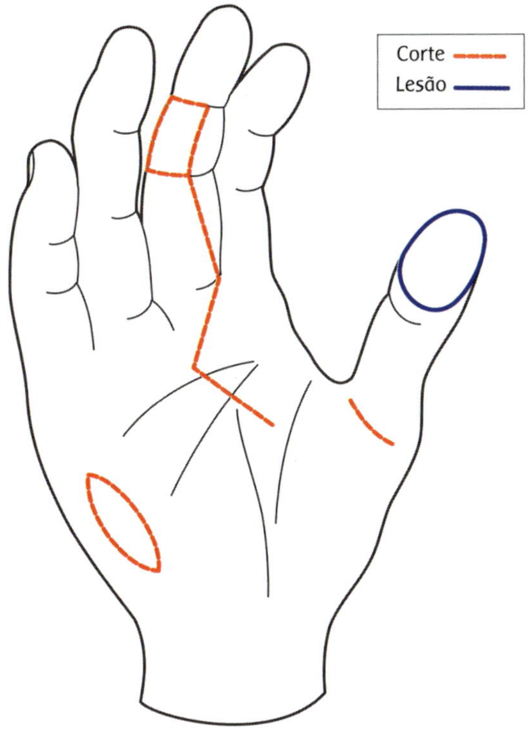

FIGURA 16-1 • Planejamento do retalho.

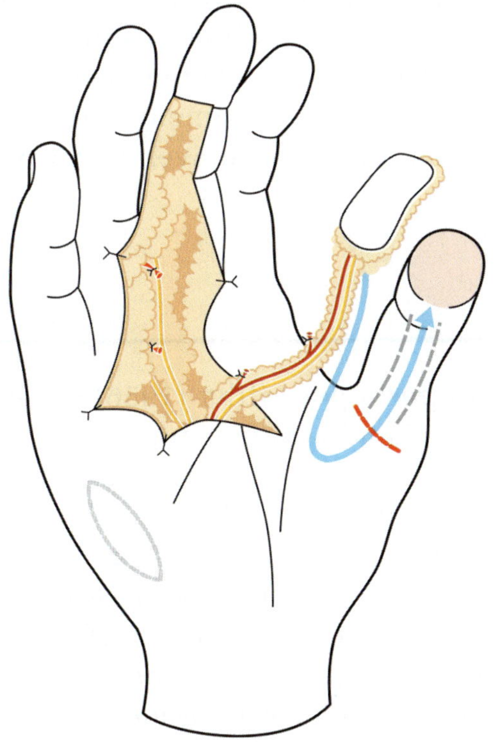

FIGURA 16-2 • Retalho em ilha neurovascular elevado da borda ulnar do dedo médio com seu pedículo intacto para reconstrução da polpa digital do polegar.

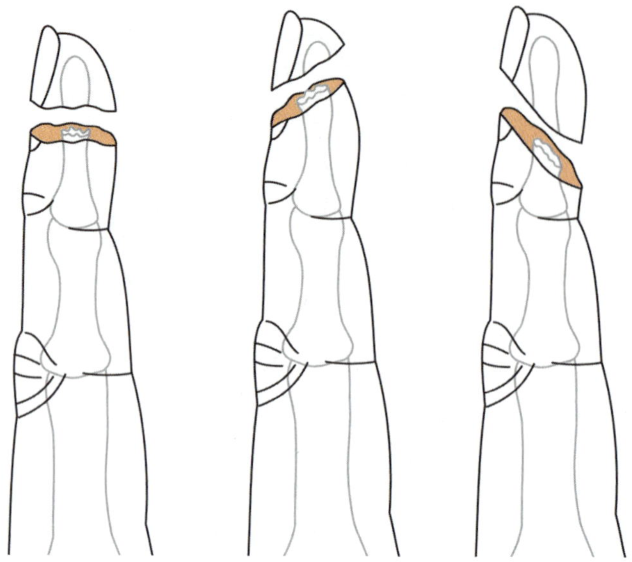

FIGURA 16-3 • Diferentes planos de amputação das pontas dos dedos.

Indicação do retalho neurovascular em ilha heterodigital

É nas reconstruções da extremidade do polegar com perda de substância da polpa digital mais extensa e com exposição óssea que encontramos a maioria dos trabalhos relacionados com a aplicação dos retalhos em ilha neurovascular heterodigitais. A técnica clássica proposta por Littler (1956) é a mais difundida e estudada entre a maioria dos cirurgiões com objetivo de oferecer uma cobertura tecidual de boa qualidade, restabelecendo a sensibilidade, mantendo o máximo de comprimento do polegar, procurando preservar o leito ungueal e oferecendo uma estética aceitável, restaurando assim uma anatomia o mais funcional possível.

Técnica cirúrgica

A técnica cirúrgica original proposta por Littler (1956) inicia-se com o mapeamento da área receptora do retalho determinando exatamente as suas dimensões após o desbridamento dos tecidos desvitalizados seguido da demarcação do retalho, com base na extensão da lesão da área receptora, centrado na linha mediolateral ulnar do dedo médio e caminhando em incisões tipo Brunner "Z" em direção ao arco arterial palmar superficial.

Realizada a demarcação do retalho, inicia-se a dissecção do pedículo neurovascular medial ao longo de seu eixo até o arco palmar superficial realizando hemostasia dos pequenos vasos mais superficiais. Após a identificação do pedículo neurovascular o retalho previamente demarcado começa a ser incisado de forma bastante delicada, aprofundando-se a dissecção até superficial ao paratendão, de maneira que o pedículo esteja contido no retalho, que, então, começa a ser elevado de distal para proximal em direção ao arco palmar superficial, fazendo a ligadura dos pequenos vasos perfurantes.

A partir deste ponto, confeccionamos os túneis subcutâneos, o primeiro, desde o arco palmar superficial até a prega de flexão do polegar, e o segundo, deste ponto até a lesão na extremidade do polegar. O retalho então é tunelizado com bastante sutileza até a área receptora, evitando-se o estiramento do pedículo e a consequente lesão.

Com retalho já tunelizado e justaposto à área receptora, soltamos o garroteamento para observarmos a perfusão do retalho. Posteriormente suturamos o retalho sobre a área receptora e realizamos o fechamento das incisões em "Z".

A área doadora do retalho é imediatamente coberta por enxerto de pele total retirado da região hipotenar, que é suturada primariamente, finalizando o procedimento cirúrgico.

Complicações

- Intolerância ao frio.
- Hiperestesia.
- Dupla sensibilidade.
- Morbidade da área doadora.
- Retração cicatricial.

Muitos trabalhos foram publicados. De Conink (1975), Foucher (1981) e Adani (1990) realizaram modificações da técnica original de Littler (1956), procurando, por meio da sutura do nervo digital no sítio da lesão, minimizar as complicações relacionadas principalmente com perda de sensibilidade, hiperestesia e o fenômeno da dupla sensibilidade decorrente da orientação insuficiente de informações para córtex cerebral, ou seja, quando se toca no retalho colocado no polegar, o paciente sente como se tocasse na área doadora do retalho (dedo médio), o que provoca uma perda funcional do polegar. Mas o que temos observado é que, com a utilização da mão, em muitos pacientes há uma transferência de sensibilidade da área doadora para a receptora.

A morbidade da área doadora e a retração cicatricial podem ocasionar restrição de movimentos e rigidez das articulações interfalangianas, ser minimizadas com a utilização de incisões cirúrgicas em "Z" e uma reabilitação com protocolos de movimentação precoce ativa assistida, evitando-se incisões retilíneas cruzando as pregas de flexão dos dedos e da mão, com formação de bridas que necessitem de procedimentos de zetaplastia.

Pós-operatório

No pós-operatório imediato realizamos um curativo bastante acolchoado com a mão e os dedos apoiados numa goteira gessada bem leve englobando o polegar, procurando deixar uma pequena janela como monitor para verificar, já nas primeiras horas de pós-operatório, a perfusão do retalho.

O primeiro curativo é realizado no primeiro dia pós-operatório e procuramos manter esta rotina em dias alternados com curativos ambulatoriais até a primeira semana. Os pontos são removidos em torno de duas semanas com o paciente já realizando movimentos ativos suaves, quando então é encaminhado ao setor de terapia de mão para dar início à reabilitação seguindo protocolo previamente estabelecido pelo terapeuta ocupacional.

Casos clínicos

Caso 1

Paciente do sexo masculino, 48 anos, vítima de acidente de trabalho com serra circular há dois dias, com lesão da extremidade distal do polegar, perda de substância volar e exposição óssea. Realizamos retalho neurovascular em ilha heterodigital (Figuras 16-4 a 16-6).

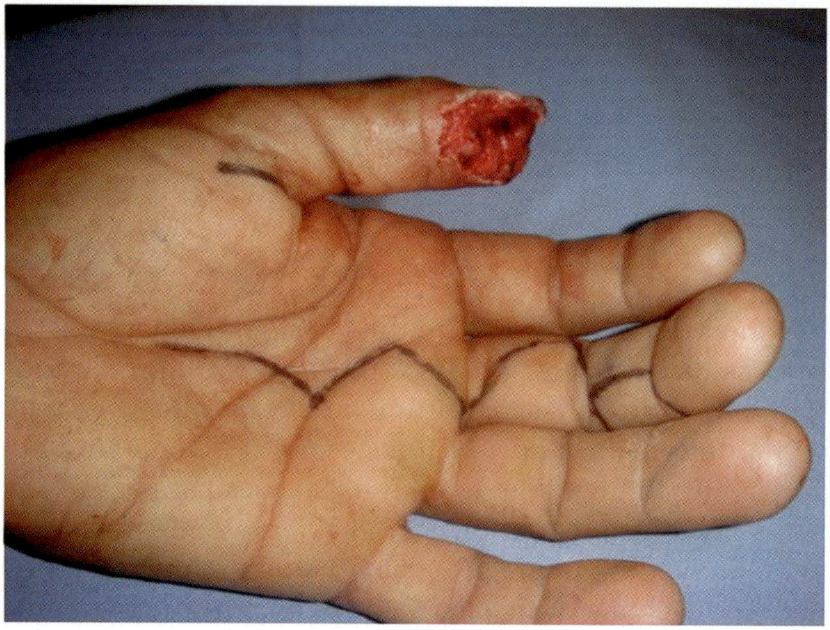

FIGURA 16-4 • Lesão inicial e desenho esquemático do retalho.

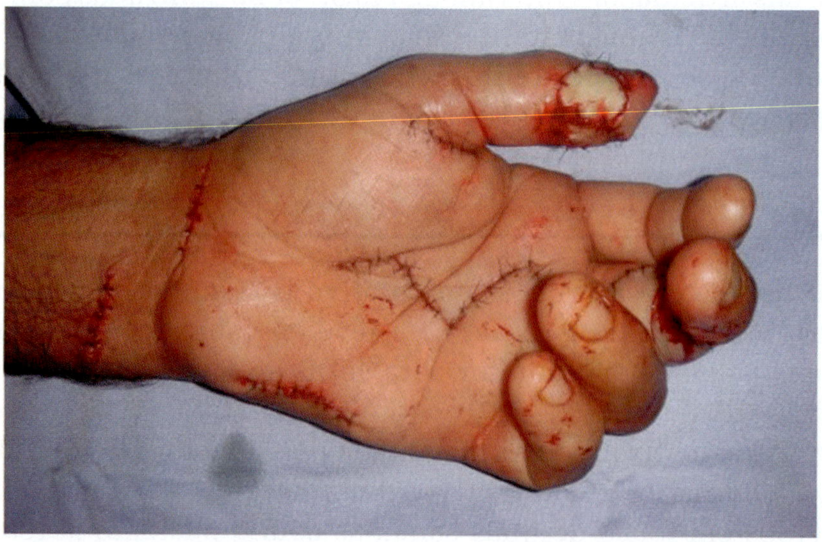

FIGURA 16-5 • Retalho posicionado.

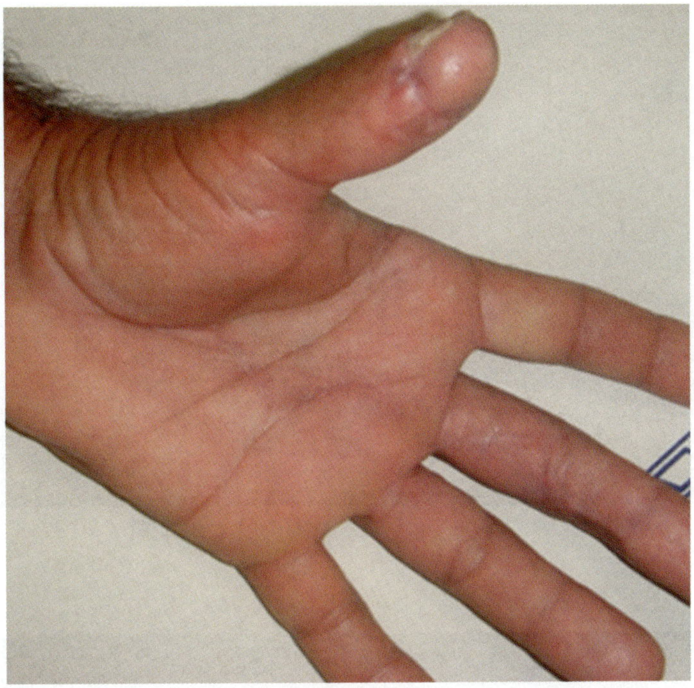

FIGURA 16-6 • Resultado final.

Caso 2

Paciente do sexo masculino, 11 anos, vítima de lesão por avulsão da extremidade do polegar há sete dias, apresentando uma área de necrose já estabelecida. Realizamos um duplo retalho heterodigital para o polegar, neurovascular do dedo médio para a polpa digital do polegar e puramente vascular, ou seja, sem o nervo digital do dedo indicador para o dorso da falange distal do polegar (Figuras 16-7 a 16-12).

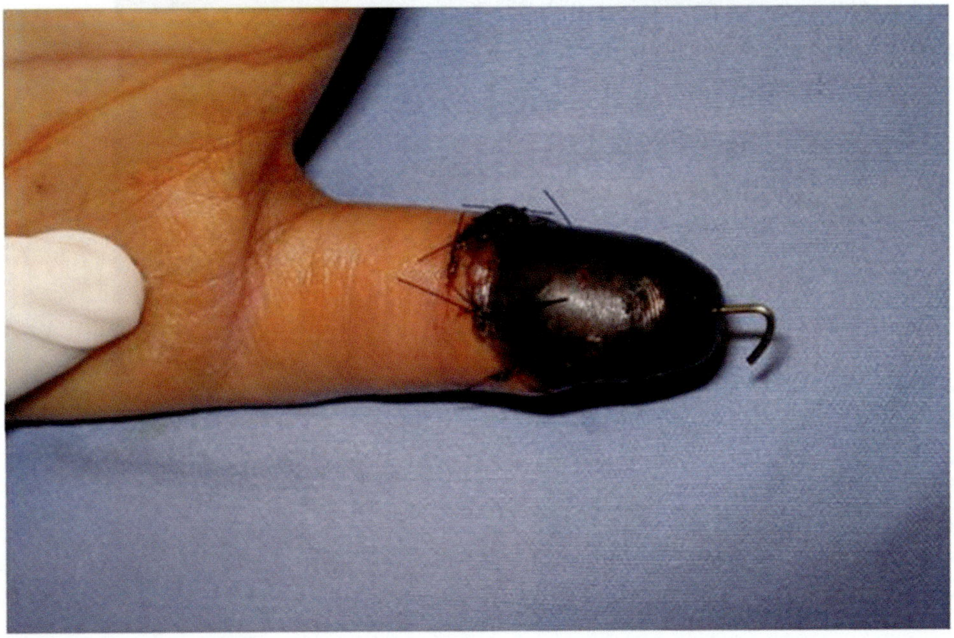

FIGURA 16-7 • Vista anterior.

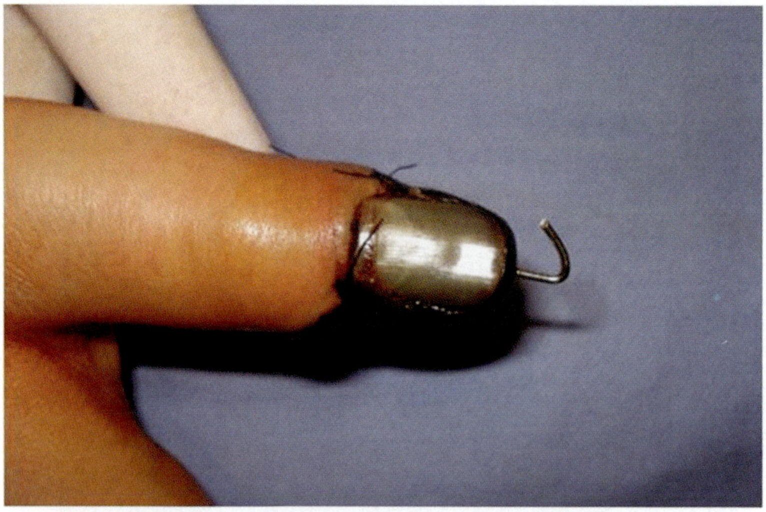

FIGURA 16-8 • Vista posterior.

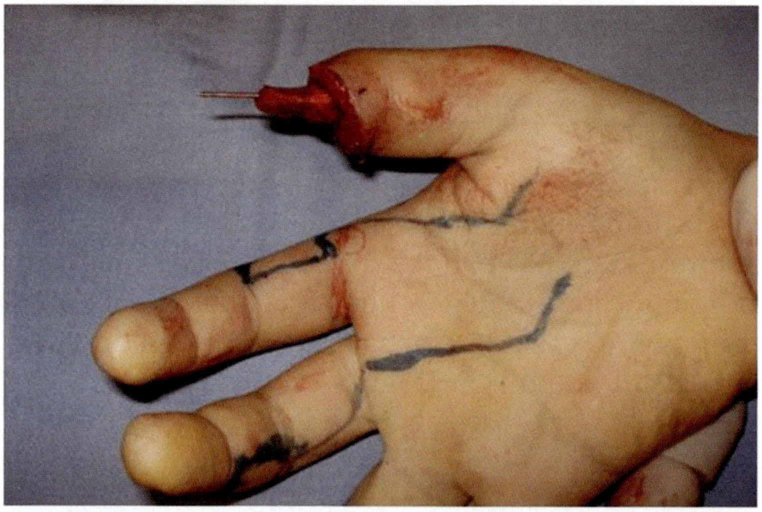

FIGURA 16-9 • Desenho esquemático dos retalhos.

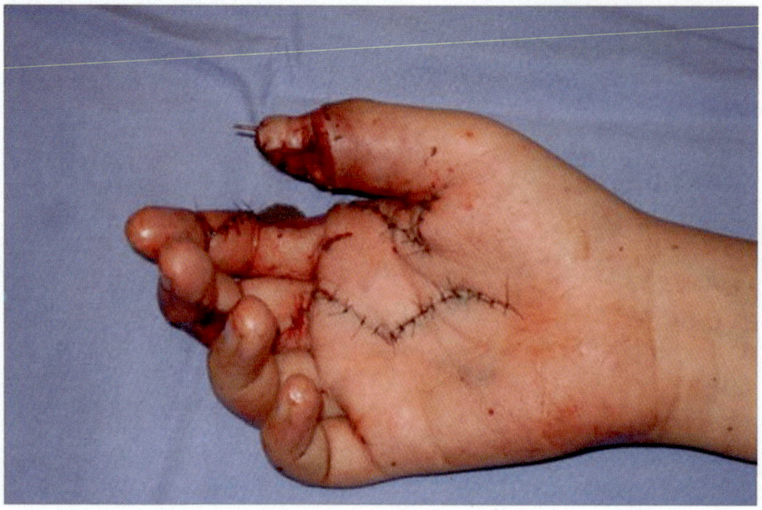

FIGURA 16-10 • Retalhos posicionados (dorsal e volar).

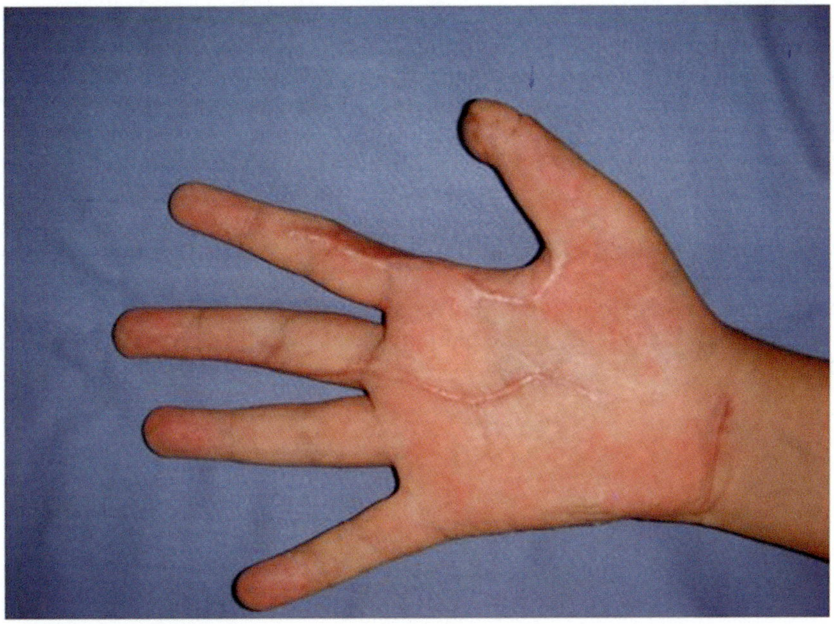

FIGURA 16-11 • Resultado final – vista panorâmica.

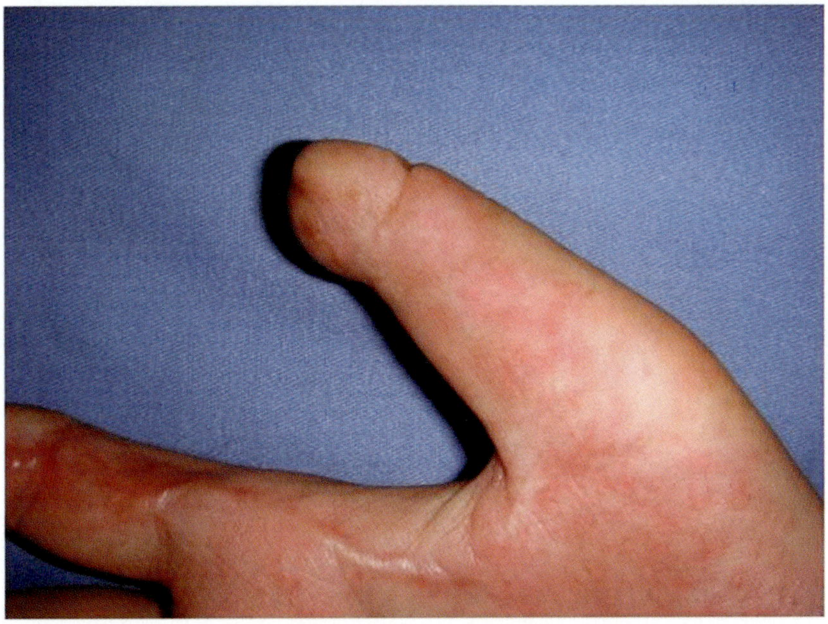

FIGURA 16-12 • Resultado final.

Referências

Adani R, Squarzina PB, Castagnetti C et al. Acomparative study of the heterodigital neurovascular island flap in thumb reconstruction with or without nerve reconnection. J Hand Surg (Br). 1994;19: 552.

Brunelli F. Lambeau en ilót digital inverse. Pages at GEM winter meeting, Paris. 1987.

Brunner JM. The zig-zag volar digital incision for flexor tendonsurgery. Plast Reconstr. 1967; 40: 571-74.

De Coninck, A. Transplantation hétéro-digitale avec réinnervation locale. Acta Orthop Belg. 1975; 41: 170.

Foucher G, Braun FM, Merle M., Michon J. La Techenique du "Débranchement – rebranchement" due lambeau en ilot pédiculé. Annales de Chirurgic. 1981; 35(4): 301-303.

Hueston J. Local flap repair of finger tip injuries. Plast Reconstr Surg. 1966: 37; 349-50.

Littler JW. Neurovascular pedicle transfer of tissue in reconstructive surgery of the hand. J Bone Joint Surg Am. 1956; 38: 917.

Littler LW. Neurovascular pedicle method of digital transposition for reconstruction of the thumb. Plast Reconstru Surg. 1953; 12; 303-3019.

Moberg, E. Transfer of sensation. J Bone Joint Surg Am. 1955; 37: 305.

Tubiana R, Duparc J. Restoration of sensibility in the hand by neurovascular skin island transfer. J Bone Joint Surg Br. 1961; 43; 474-480.

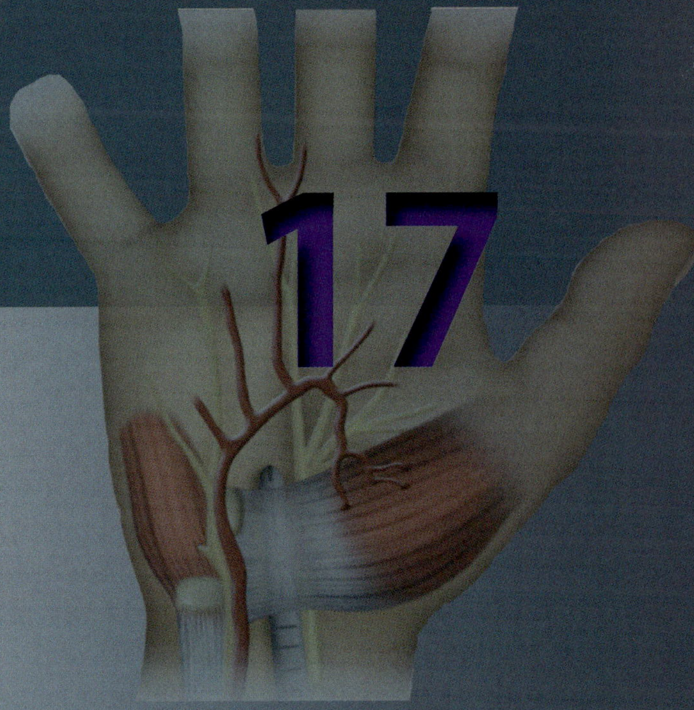

17

Mini-incisão para liberação do túnel do carpo

Henrique Ayzemberg
Gabriel El Kouba
Valdir Steglich
Tiago Salati Stangarlin

INTRODUÇÃO

Descrita inicialmente por Sir James Paget, em 1854, e nomeada por Moersch, em 1938, a síndrome do túnel do carpo (STC) consiste na compressão do nervo mediano em um túnel inelástico existente na face volar do punho. Trata-se do local de compressão nervosa mais comum do nervo mediano.

A descrição da primeira série de pacientes ocorreu em 1946, por Cannon e Love, mas Phalen, em 1950, publicou vários artigos sobre a doença, tornando-a conhecida.

Ditmars, em 1993, relatou que a invasão do pequeno espaço existente no túnel do carpo causa compressão da vasculatura perineural, originando inicialmente congestão venosa e, posteriormente, obstrução arterial. As alterações metabólicas locais resultantes levam a um atraso na condução nervosa, com sintomas de parestesia e dor na distribuição sensorial do nervo mediano. Se a compressão persistir, ocorrerão degeneração walleriana e fibrose intraneural com bloqueio completo e irreversível.

Os tendões flexores estão envoltos por tecido sinovial, que os nutre e permite um perfeito deslizamento. Este tecido sinovial pode sofrer processo inflamatório devido a várias patologias, aumentando o volume dentro do túnel inelástico e levando à compressão do nervo, como pode ser visto na artrite reumatoide, por exemplo. Além disso, outras patologias sistêmicas podem estar associadas à STC, como o diabetes melito, alterações hormonais relacionadas com a menopausa, gravidez, gota, amiloidose, mieloma múltiplo, acromegalia, alterações da tireoide, insuficiência renal, tumores (lipomas, cistos, neurofibromas), abscessos etc.

Alguns autores acreditam que 60% dos pacientes com fratura do rádio distal têm, em algum momento durante o tratamento, sintomas de compressão do nervo mediano no túnel do carpo, fato confirmado em 20% dos pacientes submetidos a estudos neurofisiológicos em série publicada por Bienek *et al.*

A STC é mais frequente nas mulheres (em aproximadamente 70%) entre a quarta e sexta décadas de vida, embora possa ser encontrada em homens e em todas as faixas etárias, inclusive tendo sido descrita em crianças e em jovens.

O quadro clínico pode ser vago como dor difusa, adormecimento e fadiga muscular, evoluindo até alterações das funções sensitivas, motoras ou tróficas, porém sempre limitadas à distribuição e ao território do nervo mediano.

Inicialmente a compressão nervosa está associada a parestesia e dor na distribuição sensorial do nervo mediano. Com a persistência da sintomatologia poderão ocorrer degeneração e fibrose com bloqueio irreversível do nervo. Caso as raízes motoras do nervo mediano sejam comprimidas, poderão ocorrer denervação e atrofia muscular, sendo o abdutor curto do polegar o músculo mais frequentemente acometido.

O dedo indicador é o mais atingido. É comum o paciente referir hipoestesia nas mãos à noite, sendo necessário levantar-se para friccioná-las, o que consiste na braquialgia parestésica. Em linhas gerais, parestesia nas mãos pela manhã é patognomônico da STC.

A dor ou a sensação de desconforto pode irradiar-se até o ombro. Ela pode ser contínua, intermitente ou paroxística, sendo exacerbada por movimento, força ou uso excessivo da mão.

Transtornos de sensibilidade, tato superficial ou discriminação tátil defeituosa são relatados. Os transtornos tróficos não são comuns. Em casos mais graves pode haver hipotrofia tênar.

CLASSIFICAÇÃO

A STC é diagnosticada de acordo com o quadro clínico e pode ser classificada por eletroneuromiografia (ENMG), conforme proposto por Ditmars:

Classificação	Características
Leve	Alteração sensorial somente
Moderada	Alteração sensorial e motora
Grave	Denervação do nervo mediano

DIAGNÓSTICO

A anamnese e o exame físico são a chave para o diagnóstico da compressão do canal do carpo, mas a confirmação ocorre mediante exames complementares.

O teste de Phalen consiste na flexão volar do punho durante 1 a 2 minutos e, se positivo, leva à reprodução dos sintomas; o teste de Phalen invertido, com flexão dorsal do punho, e também o teste de Phalen modificado, com flexão forçada do polegar, do indicador e do dedo médio com o punho fletido, são de grande importância no diagnóstico, pois, quando positivos, também reproduzem as queixas do paciente.

O sinal de Tinel é, também, de grande valia para o diagnóstico da STC, assim como o teste do torniquete de Guillat e Wilson (torniquete inflado no braço acima da pressão venosa por 1 minuto): os testes sensitivos com toque leve, toque com agulha, discriminação entre dois pontos, monofilamentos e o teste vibratório.

Dellon relata que a aplicação de 256 CPS de sintonia do diapasão diretamente na polpa digital ajuda no diagnóstico de lesões compressivas recentes.

O teste do abdutor curto do polegar com abdução forçada dos polegares, um de encontro ao outro, com a mão espalmada sobre uma mesa, poderá ser assimétrico, demonstrando fraqueza muscular.

O primeiro sinal de alteração motora é lentidão dos movimentos tênares pela manhã, que pouco a pouco melhoram durante o dia. À medida que a hipotrofia e a parestesia avançam, os movimentos de coordenação do polegar e do indicador vão se alterando, tornado-se débeis, rígidos e entorpecidos. A força de preensão vai se tornando cada vez menor e acaba acarretando hipotrofia da região tênar, o que traduz compressão crônica do nervo mediano no túnel carpal.

Exames complementares

Existe muito questionamento quanto à utilização de exames complementares de alto custo no diagnóstico desta doença, sendo que a melhor definição é demonstrada pelo quadro clínico do paciente.

Podemos realizar um estudo radiológico do punho e detectar possíveis alterações ósseas no túnel do carpo. A incidência *tunnel view* é a mais indicada neste caso, além das convencionais anteroposterior, perfil e oblíquas.

A ultrassonografia (US) tem se mostrado um importante exame não invasivo na confirmação diagnóstica da STC. Yesildag *et al.* encontraram especificidade de 94,7% e sensibilidade de 89% na confirmação ecográfica da doença em 148 punhos estudados.

A ENMG é o exame padrão ouro para STC e pode confirmar o diagnóstico clínico. A latência motora distal acima de 4 ms e a latência sensitiva distal no estudo da velocidade sensitiva acima de 3,4 ms confirmarão a compressão do nervo mediano. Quando o estudo das latências sensoriais e motoras não é suficiente para o diagnóstico, empregam-se técnicas complementares, como o estudo da neurocondução sensorial do mediano no segmento transcarpiano, entre o punho e a região palmar, que não deve ser maior que 40 ms, assim como a diferença sensorial entre as respostas do mediano e do ulnar na mesma mão, captadas no quarto dedo, não deve ser maior que 0,5 ms. O sinal de Bactrian também é de grande valia na confirmação da STC. Na avaliação muscular, as alterações são encontradas nos casos mais crônicos e intensos. A ENMG possibilita o diagnóstico precoce e diferencial com radiculopatias cervicais, polineuropatias, mielopatias e neuropatias compressivas de outros nervos, além de poder quantificar a intensidade da compressão.

No entanto ainda existe uma variedade de opiniões entre especialistas acerca da necessidade do teste para diagnóstico da síndrome e ainda não chegaram a um consenso quando existe um paciente com quadro clínico clássico e ENMG negativa para a doença. Conforme a *American Academy of Orthopaedic Surgeons* (AAOS), os estudos eletrodiagnósticos podem ser negativos em alguns pacientes com a doença, mas fornecem evidência quando positivos, não sendo necessários ao diagnóstico.

Outros exames de imagem, como tomografia computadorizada (TC), ressonância magnética (RM) e termografia, têm seu valor como ferramentas investigativas, mas não são usados rotineiramente devido ao seu alto custo.

TRATAMENTO

O tratamento correto depende da identificação da causa da compressão. Quando a STC é manifestação de alguma enfermidade sistêmica subjacente, deve ser identificado e tratado o processo básico. Nesse caso, a regressão da síndrome não será rápida.

Quando a compressão é idiopática ou de origem ocupacional, não se conseguirá alívio sem afastamento da causa que a desencadeou. O tratamento, portanto, é individualizado e pode ser dividido em conservador e cirúrgico.

O tratamento conservador é preconizado para pacientes com quadro clínico leve, pouco tempo de evolução, sem alterações tróficas ou doenças sistêmicas definidas. É realizado com imobilização do punho em posição neutra, podendo ser usado por três a quatro semanas, seguido por imobilização apenas durante à noite. O uso de anti-inflamatórios não esteroidais (AINEs) pode ser benéfico em muitos casos, mesmo não existindo processo inflamatório agudo confirmado na maioria dos pacientes.

A infiltração com corticosteroide pode produzir alívio total ou parcial dos sintomas, mas geralmente é temporário, apesar de alguns autores a indicarem em casos leves e iniciais e apresentarem resultados interessantes. Green *et al.* reportaram recorrência dos sintomas entre 65% e 90% dos pacientes após um infiltração de corticoide com bom resultado, ocorrendo principalmente entre dois e quatro meses. No entanto 11% dos casos desta mesma série não apresentaram recorrência por até 45 meses.

A fisioterapia também faz parte do tratamento conservador e pode trazer bons resultados quando realizada em casos recentes e com sintomatologia leve.

O tratamento cirúrgico está indicado quando não há resposta ao tratamento conservador, nos casos de longa duração ou quando há atrofia da musculatura tênar. Consiste na abertura do ligamento transverso do carpo ou retináculo flexor, o qual pode ser feito por diferentes maneiras, dependendo da preferência do cirurgião: acesso amplo em ziguezague do terço distal do antebraço até o meio da palma da mão; pequeno acesso transverso na base da palma da mão ou punho, na porção proximal do retináculo flexor; acesso longitudinal entre as regiões tênar e hipotênar; liberação videoendoscópica com um ou dois portais; acesso mínimo com uso de reticulótomo.

MINI-INCISÃO PARA LIBERAÇÃO DO TÚNEL DO CARPO

Indicações

Os casos com indicação de tratamento cirúrgico são aqueles com hipotrofia tênar; os resistentes ao tratamento conservador; pacientes com sintomas exuberantes; perda de sensibilidade; classificação pela ENMG como lesão moderada ou severa.

A técnica por mini-incisão apresenta menor morbidade quando em comparação com o acesso em zigue-zague por este se apresentar antiestético, demandar um maior tempo cirúrgico e período mais longo para reabilitação. Tem um risco menor quando em comparação com a incisão transversa, pois esta apresenta uma visualização pior das estruturas e tem a seu favor apenas a cicatriz estética.

A videoendoscopia para liberação do retináculo é um procedimento que vem ganhando adeptos e tem um forte apelo comercial, porém apresenta longa curva de aprendizado e grandes riscos nas mãos de cirurgiões com pouca experiência com a técnica. Outros pontos negativos desta abordagem são a necessidade de anestesia geral ou sedação e o alto custo do material empregado.

A técnica com uso do reticulótomo tem um forte apelo estético e não apresenta custo adicional, mas traz um grande risco pela não visualização de estruturas nobres que podem ser lesionadas iatrogenicamente no transoperatório.

Contraindicações

As contraindicações para o tratamento de liberação do túnel do carpo são raras. Em casos de cicatriz cirúrgica prévia ou decorrente de queimaduras, a técnica tradicional com acesso amplo para melhor visualização das estruturas é mais prudente, assim como em pacientes com compressão do nervo mediano causada por hemangiomas ou demais tumorações.

Quando a compressão do túnel do carpo ocorre devido a consolidações viciosas de fraturas do rádio distal, também existe contraindicação para o tratamento cirúrgico por mini-incisão. Estes devem ter a anatomia do rádio corrigida previamente com osteotomia corretiva, o que deve aliviar a sintomatologia neurológica.

Doenças sistêmicas em atividade também devem ter a cirurgia contraindicada por não haver melhora definitiva ou completa sem o tratamento da doença de base.

Pacientes com quadro clínico pouco característico e com ganho secundário associado por questões trabalhistas devem ter a causa principal tratada inicialmente (como ergonomia do sítio de trabalho), estando contraindicado o tratamento cirúrgico.

Anatomia relacionada

O ligamento carpal transverso é uma banda fibrosa espessa, inelástica, que cruza sobre a superfície côncava volar do carpo, ligando radialmente a tuberosidade do escafoide e parte do trapézio ao pisiforme e ao hâmulo, ou gancho, do hamato (Figura 17-1).

Neste confinado espaço passam nove tendões flexores, com suas bainhas, e o nervo mediano. Todas essas estruturas ficam encerradas nos limites indeformáveis do túnel, e qualquer redução dessa área ou aumento de algum de seus componentes pode levar à compressão nervosa (Figura 17-2).

O nervo mediano passa superficial e diretamente sob o ligamento transverso carpal. Spinner *et al.* relataram que inúmeras variações anatômicas podem estar presentes associadas à síndrome do túnel do carpo, e o próprio nervo apresenta 15 variações anatômi-

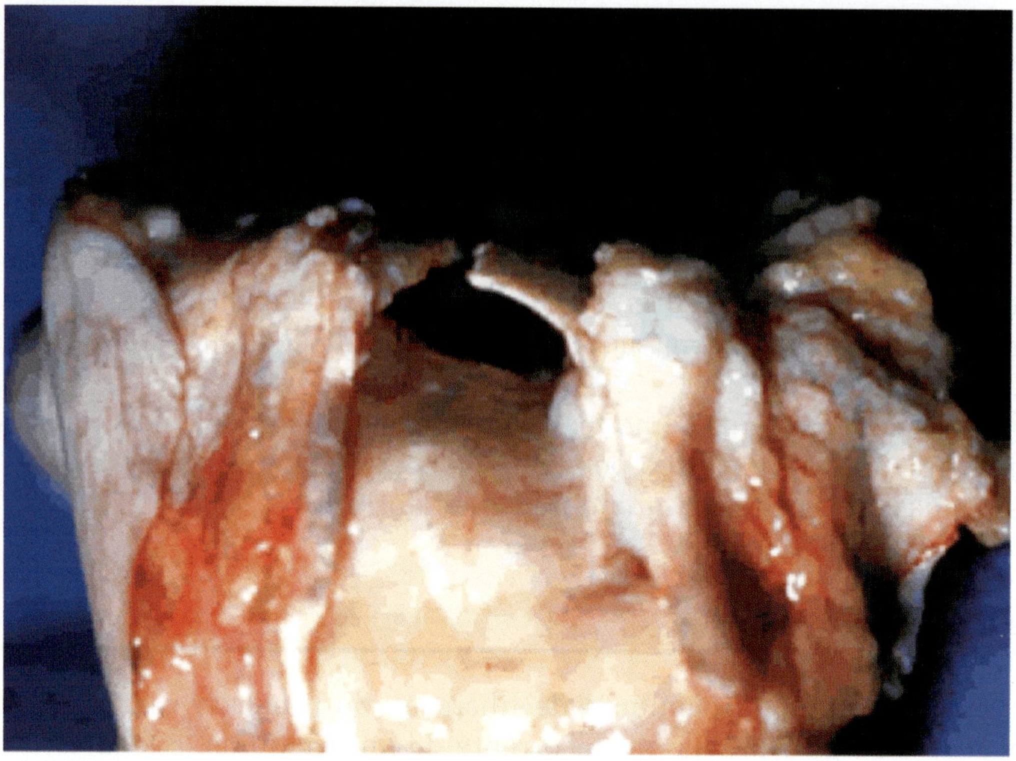

FIGURA 17-1 • Imagem anatômica evidenciando anatomia do túnel do carpo com ligamento transverso seccionado delimitando o canal carpiano. (Imagem cedida pelo Dr Osvandré Lech.)

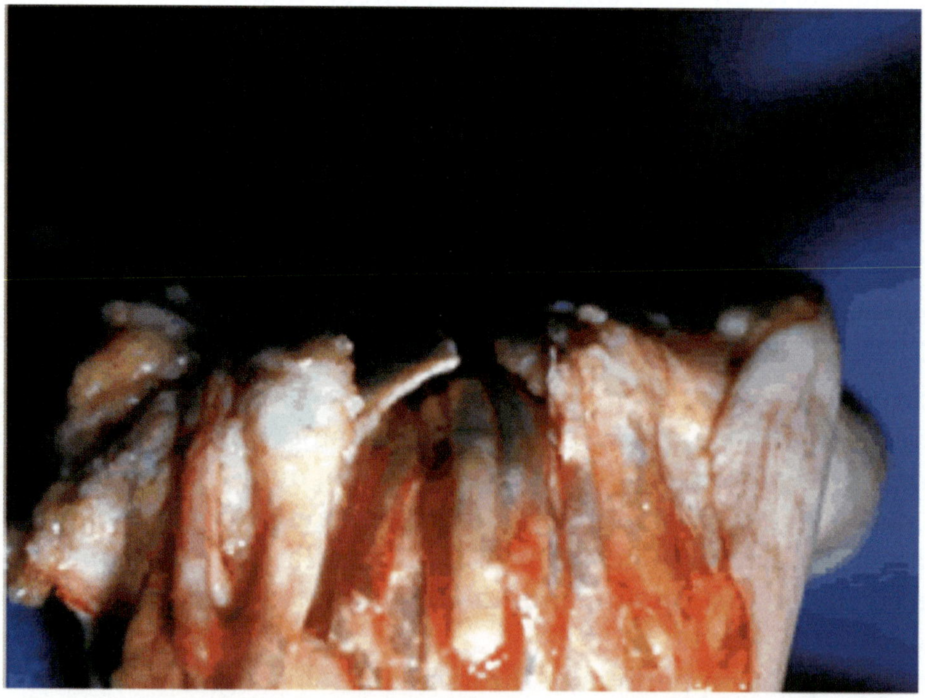

FIGURA 17-2 • Peça de cadáver demonstrando as estruturas que passam no túnel do carpo, sendo o nervo mediano a estrutura mais superficial, logo abaixo do ligamento transverso. (Imagem cedida pelo Dr Osvandré Lech.)

cas do ramo motor tênar do mediano, todas de curso radial, levando a grande atenção e liberação cirúrgica do nervo.

Desta forma, sempre devemos proceder à incisão na borda ulnar do túnel para prevenir lesão do ramo motor. As variações encontradas durante a cirurgia podem ser: persistência da artéria mediana, músculos anômalos, como o palmar profundo, ventres musculares do flexor superficial dos dedos, músculos lumbricais com origem proximal que penetram o túnel, nervo mediano duplo etc.

Técnica cirúrgica

O paciente é posicionado em decúbito dorsal sob bloqueio anestésico de Bier. Inicialmente demarcamos o acesso cirúrgico de aproximadamente 1,5-2 cm, que se estende do cruzamento da linha de Kaplan com a linha do quarto dígito para proximal (Figura 17-3).

Procede-se à incisão com bisturi de lâmina 15 e abertura do tecido celular subcutâneo até ficar evidente a fáscia palmar, que deve ser aberta longitudinalmente (Figura 17-4).

Depois disso realiza-se a abertura distal do ligamento transverso do carpo, permitindo ao cirurgião visualizar o nervo mediano e os tendões flexores. Nesta etapa o cirurgião deve mudar de posição, saindo de sua posição usual e ficando de frente para a mão e o ligamento carpal a ser liberado (Figura 17-5).

Em seguida o cirurgião realiza a dissecção por cima do retináculo dos flexores no subcutâneo e, depois, por baixo do ligamento, fazendo a dissecção dentro do túnel. É

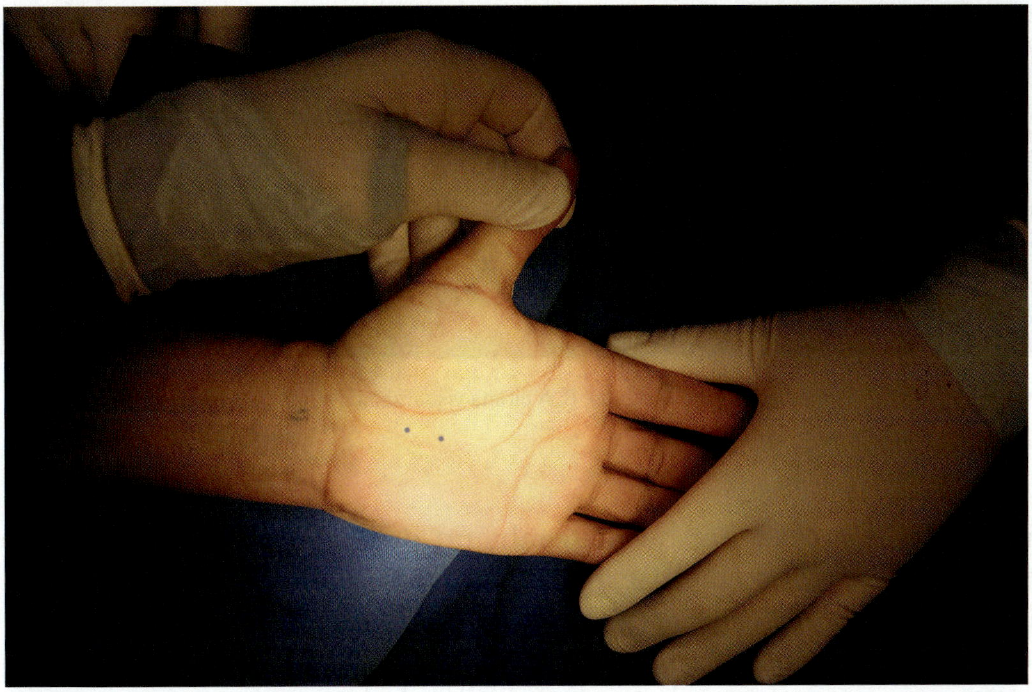

FIGURA 17-3 • Imagem do pré-operatório demonstrando a demarcação na pele da mini-incisão.

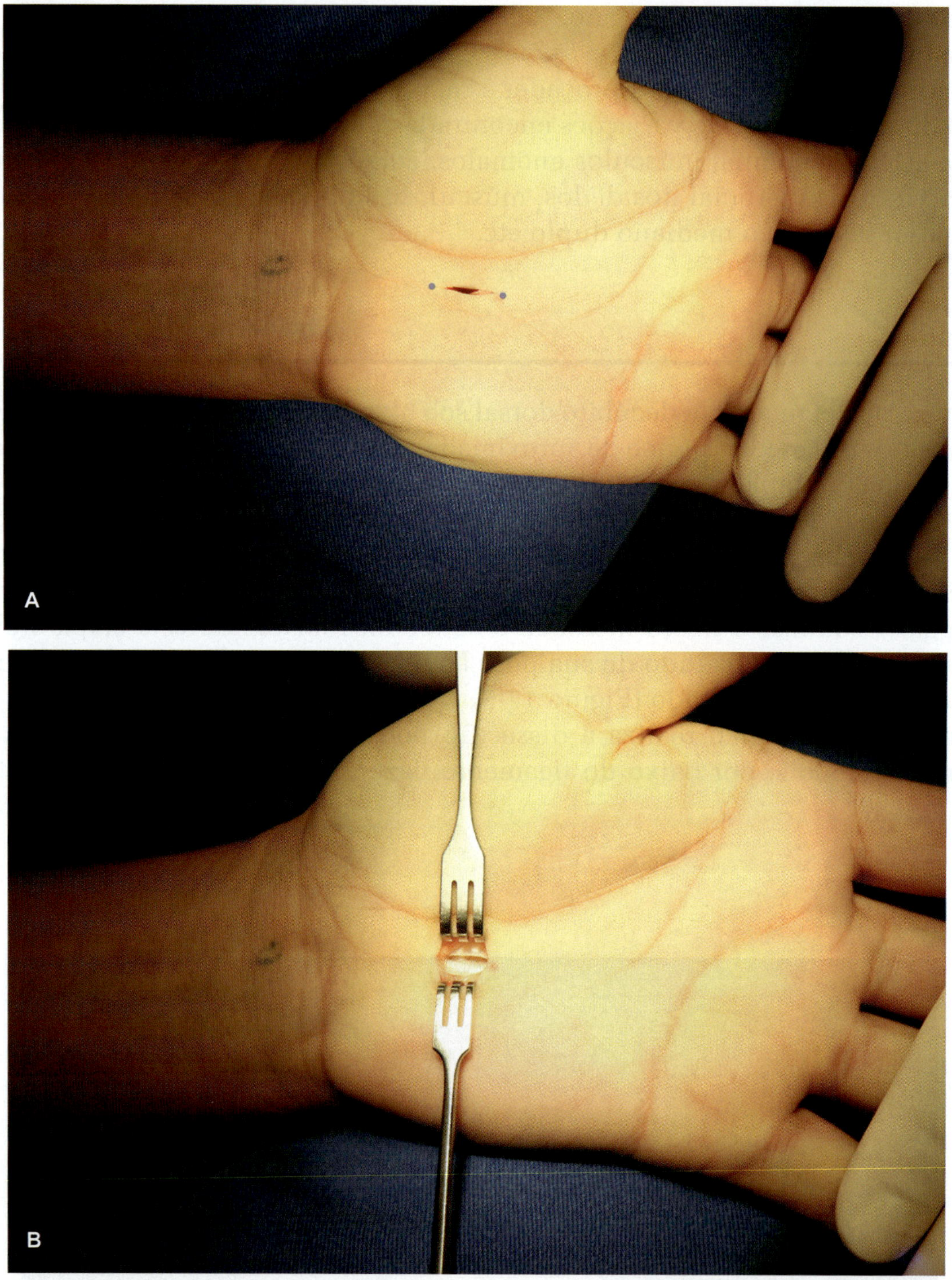

FIGURA 17-4 • A. À esquerda visualizamos Incisão realizada. B. À direita visualizamos a Abertura da fáscia palmar.

importante frisar que a tesoura de Metzenbaum deve ser inserida fechada e retirada aberta, nunca a fechando enquanto estiver dentro do canal do carpo para evitar lesões às estruturas nobres (Figura 17-6).

A seguir o cirurgião realiza a liberação do ligamento transverso do carpo, sempre com a ponta da tesoura virada para o lado ulnar, evitando lesões de possíveis variações anatômicas do ramo motor do nervo mediano (Figura 17-7). Após a liberação do ligamento

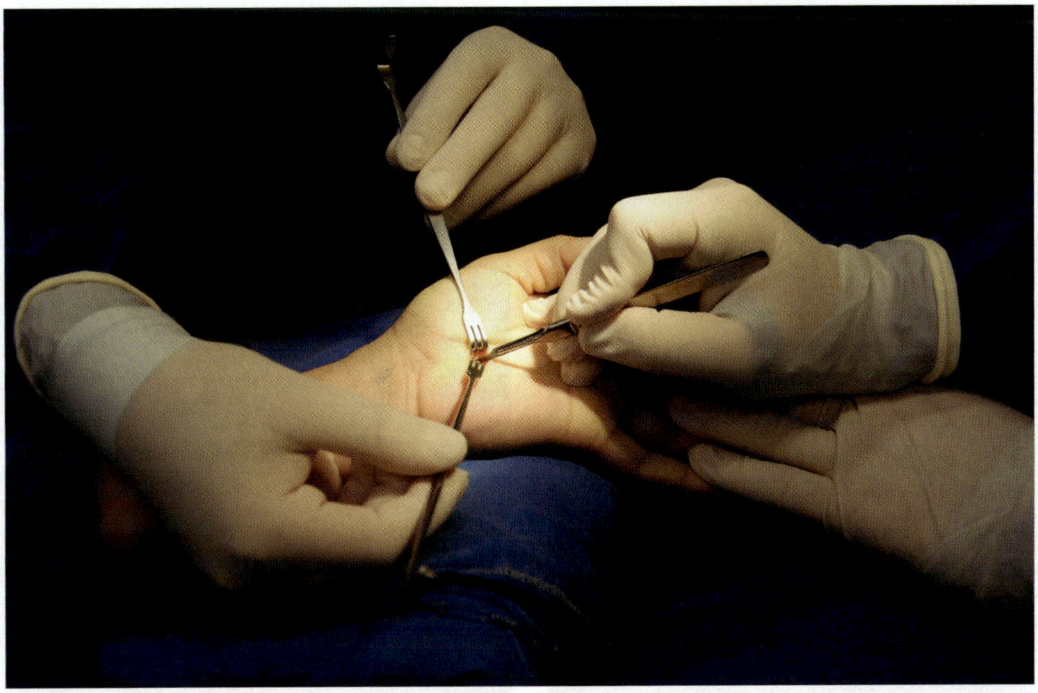

FIGURA 17-5 • Imagem transoperatória demonstrando mudança de posição para melhor dissecção cuidadosa e visualização do túnel carpal.

procede-se à inspeção do conteúdo do túnel, explorando o nervo mediano e a presença de outros fatores de compressão (Figura 17-8).

Ao final do procedimento infiltra-se o túnel já liberado com anestésico, onde vemos a liberação do mesmo de acordo com a impressão do líquido na face volar do punho (Figura 17-9). Após a infiltração realiza-se a sutura com dois pontos em "X" na incisão. Curativos entre os dedos e tala-luva antálgica marcam o final da cirurgia, quando o paciente é encaminhado para a sala de recuperação pós-anestésica e liberado para casa em seguida.

O procedimento todo dura cerca de 10 a 15 minutos, dependendo da experiência do cirurgião, e a cicatriz cirúrgica, quase imperceptível, pode ser vista na Figura 17-10.

Pós-operatório

O paciente retorna para consulta após cerca de três dias do procedimento para avaliação do curativo, quando, então, é retirada a imobilização. Os pontos são retirados depois de duas semanas de pós-operatório e o retorno ao trabalho ocorre após cerca de 45 dias.

Caso clínico

Paciente do sexo feminino, 49 anos, em época de climatério, com história de dores em região de punho e mão esquerda com irradiação até o ombro e queixas de parestesias principalmente durante à noite.

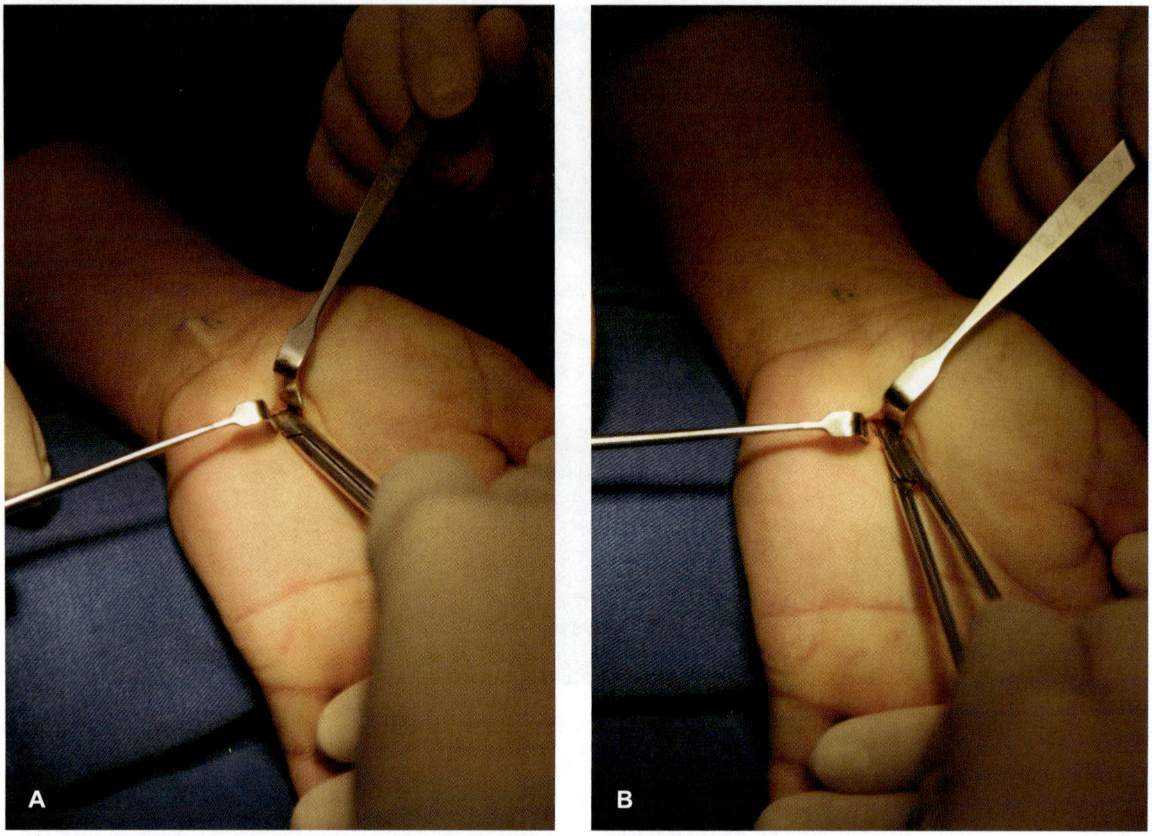

FIGURA 17-6 • A. À esquerda visualizamos Dissecção subcutânea por sobre o ligamento transverso do carpo. B. À direita evidenciamos a Dissecção dentro do túnel do carpo. Note como a tesoura está sendo retirada aberta de dentro do canal.

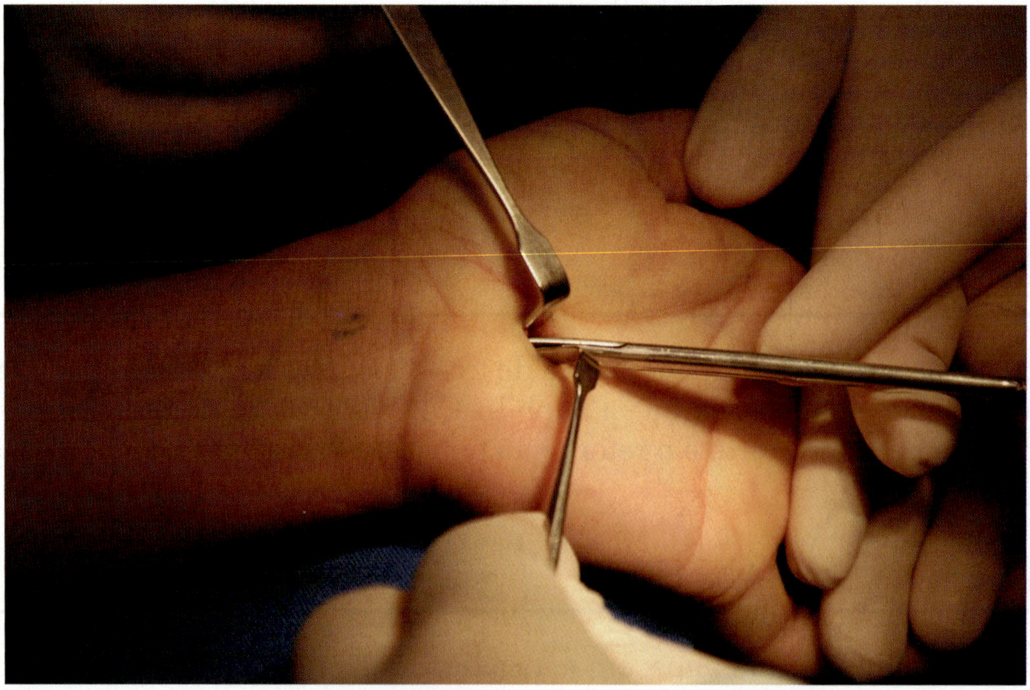

FIGURA 17-7 • Imagem transoperatória evidenciando a secção do ligamento transverso do carpo com a ponta da tesoura virada para o canto ulnar.

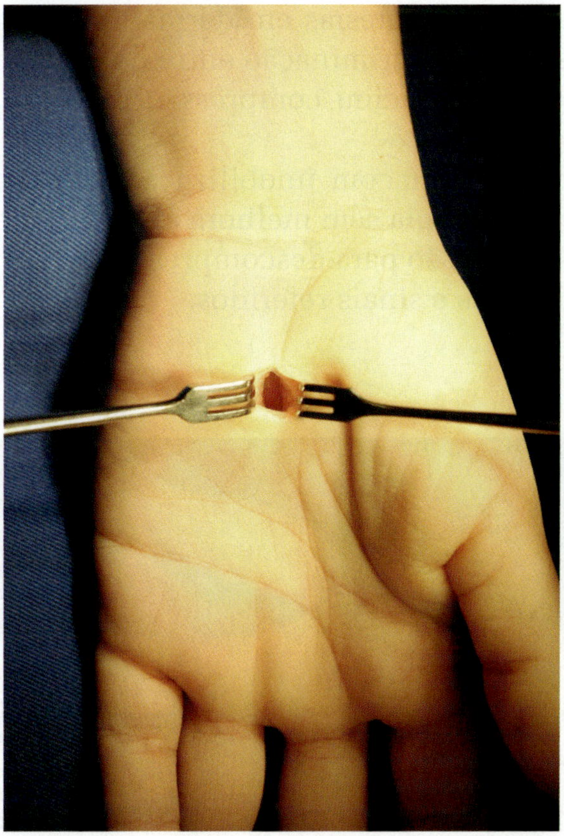

FIGURA 17-8 • Imagem após a liberação do ligamento, onde se constata a completa descompressão.

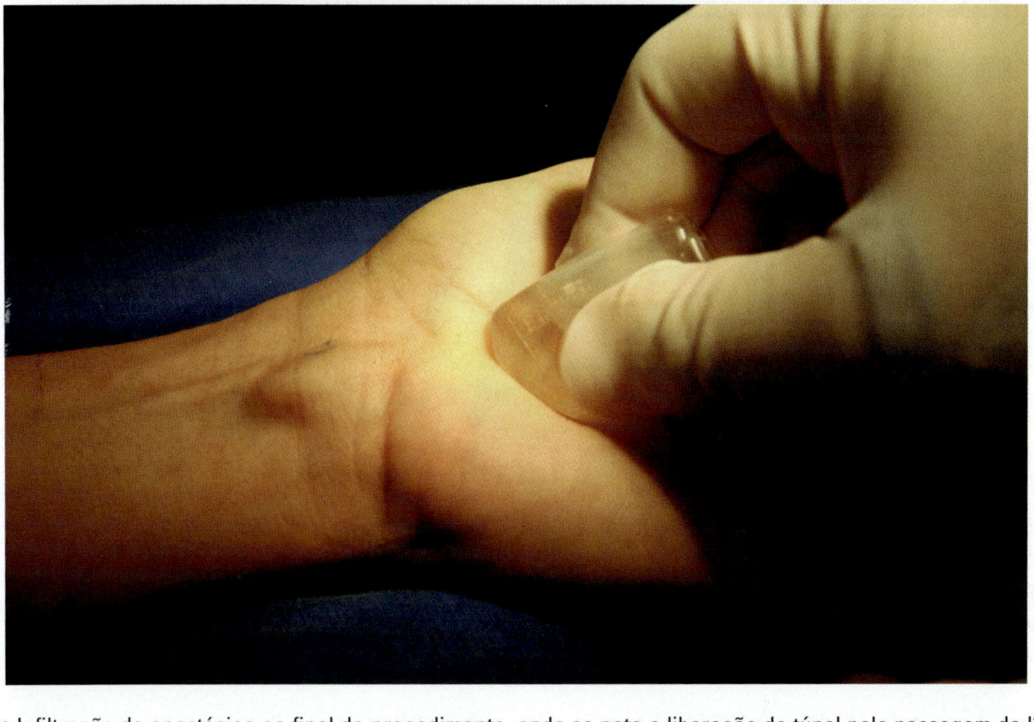

FIGURA 17-9 • Infiltração de anestésico ao final do procedimento, onde se nota a liberação do túnel pela passagem de líquido para a região volar do punho.

Ao exame físico apresentava parestesias em dermátomo do nervo mediano e manobras de Tinel e Phalen positivas. Discriminação entre dois pontos dificultada.

Foi solicitada ENMG, que evidenciou compressão moderada do nervo mediano ao nível do túnel do carpo.

Realizou tratamento conservador com imobilização noturna com tala gessada tipo luva, AINEs, vitamina B e fisioterapia sem melhora após três meses de tratamento.

Foi realizada então a mini-incisão para descompressão do nervo mediano no túnel do carpo com melhora dos sintomas e sinais referidos.

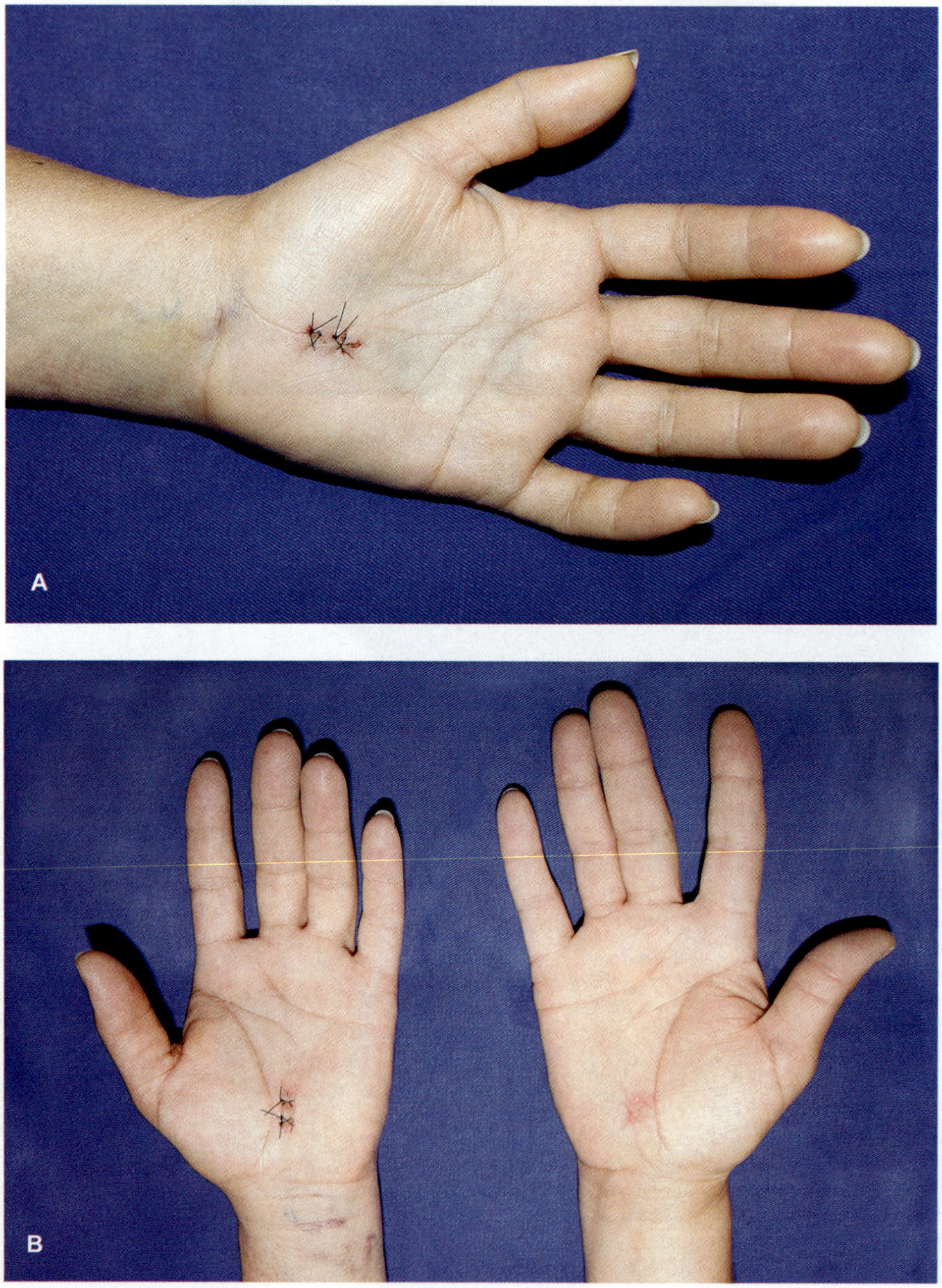

FIGURA 17-10 • A. À esquerda visualizamos a ferida operatória já suturada com dois pontos. B. À direita vemos o pós-operatório de três dias da mão esquerda e três meses na mão direita.

Referências

Ayzemberg H, Costa M. Síndromes compressivas do membro superior. In: Lech O. Fundamentos em cirurgia do ombro. 2 ed. Rio de Janeiro: Revinter; 2005.

Bayrak IK, Bayrak AO, Tilki HE et al. Ultrasonography in carpal tunnel syndrome: comparison with eletrophysiological stage and motor unit number estimate. Muscle Nerv. 2007; 35(3): 344-8.

Bienek T, Kusz D, Cielinski L. Peripheral nerve compression neuropathy after fractures of the distal radius. J Hand Surg. 2006; 31(3): 256-60.

Dellon AL. Clinical use of vibratory stimuli to evaluate peripheral nerve injury ADN compression neuropathy. Plast Reconstr Surg. 1980; 65: 456.

Ditmars, D. Patterns of carpal tunnel syndrome. Hand Clinics.1993; 9: 241-252.

Eversmann Jr WW. Entrapment and compression neuropathies. In Green D. Operative Hand Surgery. 3 ed. New York: Churchill Livingstone, 1993. v. 2.

Gelberman RH, Rydevik BL, Pess GM, Szabo RM, Lundborg G. Carpal tunnel syndrome. Orthop Clin North Am. 1988; 19: 115-124.

Gould JZ, Wissinger HA. Carpal tunnel syndrome in pregnancy. South Med J. 1978; 71: 144-5.

Green DP. Diagnostic and therapeutic value of carpal tunnel injection. J Hand Surg Am. 1984; 9: 850-854.

Kummel BM, Zazanis GA. Shoulder pain as the presenting complaint in carpal tunnel syndrome. Clin Orthop. 1973; 92: 227-230.

Leach RE, Odom JA. Systemic causes of the carpal tunnel syndrome. Postgrad Med. 1968; 44: 127-31.

Lettin AWF. Carpal tunnel syndrome in childhood. J Bone Joint Surg. 1965; 47: 556-9.

MacKinnon SE, Dellon A. Two point discrimination tests. J Hand Surg. 1985; 10: 906-7.

Moersch P: Median thenar neuritis. Proc Surg Meet Mayo Clin. 1938; 220: 222.

Nakamichi K, Tachibana S. Histology of the transverse carpal ligament and flexor tenosynovium in idiopathic carpal tunnel syndrome. J Hand Surg Am. 1998; 23: 1015-1024.

Nakamichi K, Tachibana S. Ultrasonographic measurement of median nerve cross-sectional area in idiopathic carpal tunnel syndrome: diagnostic accuracy. Muscle Nerv. 2002; 26(6): 798-903.

Orlin JR, Stranden E, Slagsvold CE. Effects of mechanical irritation on the autonomic part of the median nerve. Eur J Neurol 2005; 12(2): 144-9.

Pfeffer GB, Gelberman RH, Boyes JH et al. The history of carpal tunnel syndrome. *J Hand Surg Br.* 1938; 13: 28-34.

Phalen GS. The carpal tunnel syndrome. J Bone Joint Surg. 1966; 48A: 211-228.

Phillips RS. Carpal tunnel syndrome as manifestation of systemic disease. Ann Rheum Dis. 1967; 26: 59.

Pires PR, Andrade RP. Síndromes compressivas do membro superior. In: Pardini A, Freitas A. Cirurgia da mão: lesões não traumáticas. 2 ed. Rio de Janeiro: Medbook; 2008.

Rempel D, Evanoff B, Amadio PC, et al: Consensus criteria for the classification of carpal tunnel syndrome in epidemiologic studies. Am J Public Health. 1998; 88: 1447-1451.

Russell GS, Wong DA, Henke JA, et al. Clinical Policies – American Academy of Orthopaedic Surgeons. Park Ridge, Ill, AAOS, 1991.

Slater RR. Carpal tunnel syndrome: current concepts. J South Orthop Assoc. 1999; 8(3).

Spinner M. Injuries to the major branches of peripheral nerves of the forearm. Philadelphia: W.B.Sauders Co.; 1978.

Sunderland S. The nerve in the carpal tunnel syndrome. J Neuro Neurosurg Psych. 1976; 39: 615-26.

Tinel J. Le signe du "formillement" dans les lesions des nerfs peripheriques. Presse Med. 1915; 47: 388-389.

Wright PE: Carpal tunnel and ulnar tunnel syndromes and stenosing tenosynovitis. Campbell's Operative Orthopaedics. In: Crenshaw AH (ed.). St. Louis: Mosby Year Book Co; 1992.

Yelsidag A, Kutluhan S, Sengul N, et al. The role of ultrasonographic measurements of the median nerve in the diagnosis of carpal tunnel syndrome. Clin Radiol, 2004; 59(10): 909.

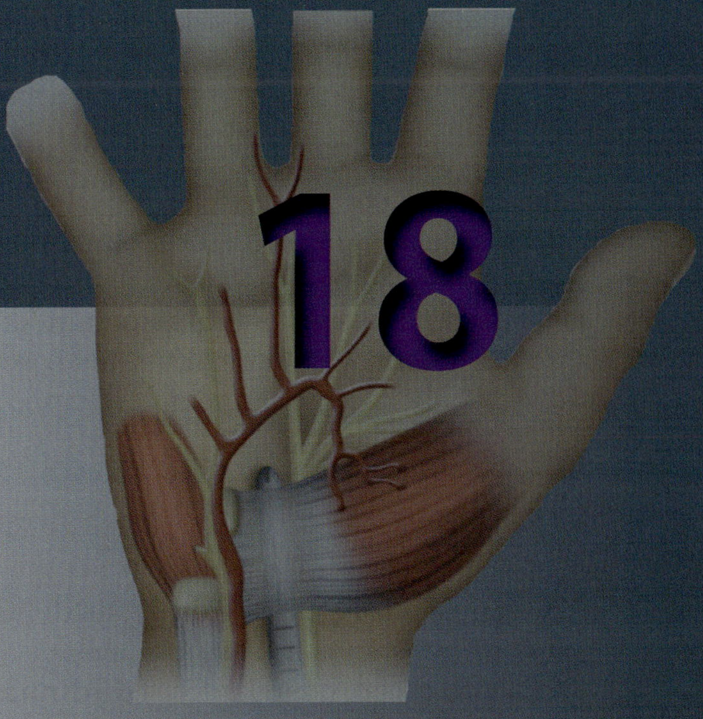

18

Tratamento endoscópico da síndrome do túnel do carpo

Carlos Henrique Fernandes

INTRODUÇÃO

O tratamento da Síndrome do Túnel do Carpo (STC) deve ser individualizado para cada tipo de paciente. É diferente o tratamento de uma paciente com STC durante a gravidez e uma paciente que já apresenta atrofia dos músculos tenares. Devemos preferencialmente iniciar com o tratamento clínico, salvo quando já existem alterações musculares. Kulick *et al.* fizeram estudo retrospectivo de cem pacientes submetidos ao tratamento cirúrgico da síndrome do canal do carpo para determinar quais eram os fatores associados com falha ou sucesso em longo prazo. Apenas quinze das quarenta mãos operadas que tinham envolvimento muscular, apresentaram melhora ao exame final.

CLASSIFICAÇÃO

A síndrome do túnel do carpo pode ser classificada quanto à etiologia em idiopática ou secundária.

A STC secundaria pode ser pós-traumática, sendo mais comum após fratura da extremidade distal do rádio viciosamente consolidada. Algumas doenças apresentam uma incidência maior de STC, como a artrite reumatoide, diabetes e hipotireoidismo.

DIAGNÓSTICO

De acordo com a American Association of Orthopedic Surgeons (AAOS), o diagnóstico deve ser baseado na história clínica de parestesia noturna e no exame físico com a presença de sinal de Tinel, teste de Phalen e atrofia tenar.

O exame de eletroneuromiografia deverá ser solicitado somente em casos de suspeita de diagnóstico diferencial ou nos casos em que houve falha do tratamento conservador e será indicado o tratamento cirúrgico.

TRATAMENTO

A técnica cirúrgica a ser utilizada depende da experiência do cirurgião. Pode-se destacar nos últimos anos a crescente utilização dos métodos endoscópicos para a liberação do canal do carpo, com o intuito de diminuir a morbidade e agilizar o retorno dos pacientes ao trabalho.

A indicação para utilização de descompressão endoscópica do túnel do carpo é para pacientes com STC idiopática. Pacientes com STC secundária, por trauma ou doenças reumáticas tem contraindicação relativa. Nos casos de recidiva dos sintomas após uma primeira descompressão, uma descompressão endoscópica pode ser realizada.

As desvantagens dessa técnica são a demorada curva de aprendizagem e o alto custo do treinamento do cirurgião e do instrumental.

No mercado, existem vários modelos de equipamentos para realizar a descompressão endoscópica do túnel do carpo. Não importa qual o tipo equipamento que voce utilizará, mas é fundamental conhecer as peças que compõe o *Kit*, sua montagem e seu funcionamento. Quanto à técnica endoscópica temos experiência com a de um portal na região do punho. O conjunto que utilizamos (Figura 18-1) é composto de uma cânula fendida (A)

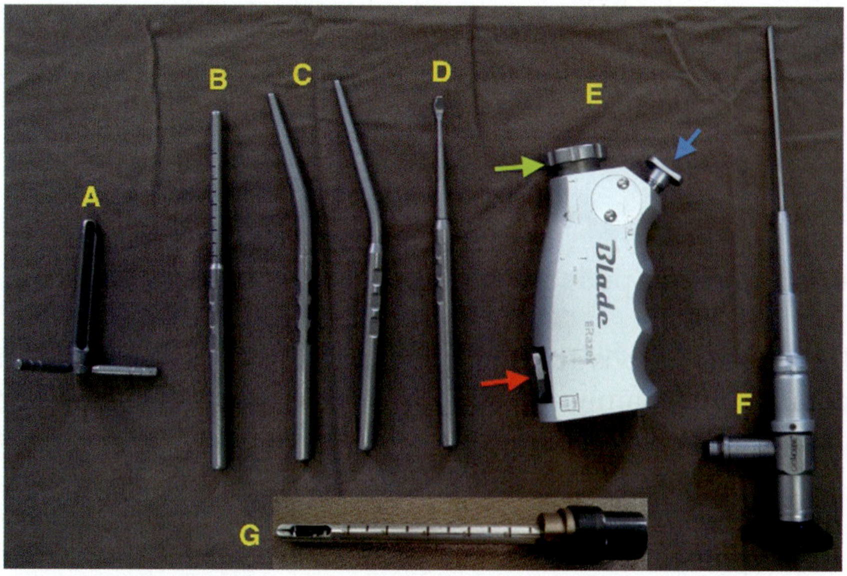

FIGURA 18-1 • Equipamento de liberação endoscópica do túnel do carpo.

com medidor de comprimento do canal (B), 2 palpadores do hamato, sendo um grosso (C1) e um fino (C2), um descolador de sinóvia (cureta) (D), peça de mão (E), ótica (F) e a lâmina descartável com lâmina de corte (G).

Utilizamos este sistema porque é fabricado no Brasil e com isso temos uma grande diminuição nos custos do procedimento.

A montagem do equipamento é bastante simples. Inicialmente se introduz a ótica no orifício posterior da da peça de mão. Para fixar as duas peças basta rosquear o parafuso indicado com a seta vermelha na figura 1. Em seguida, introduza a lâmina sobre a ótica, desrosqueie a trava da lâmina (seta verde na Figura 18-1) encaixe a lâmina na peça de mão e rosqueie a trava para fixar as duas peças. Por último, conecte a câmera de artroscopia e o cabo de luz na ótica.

Antes de iniciar o procedimento cirúrgico, verifique o correto funcionamento da lâmina de corte, que deve se elevar ao pressionar o gatilho (seta azul na Figura 18-1) e deve baixar quando não pressionado.

O paciente deve ficar deitado sobre a maca cirúrgica, em decúbito dorsal, com o membro a a ser operado em abdução do ombro e apoiado sobre uma mesa cirúrgica. Utilize sempre isquemia para evitar sangramento e ter uma boa visão do túnel.

A técnica anestésica para realizar a abertura do canal do carpo pode ser geral, bloqueio do plexo braquial, bloqueio regional intravenoso. Quando utilizar o bloqueio tipo Bier, tome o cuidado de não deixar a faixa elástica de borracha em uma posição que atrapalhe posteriormente a utilização do equipamento. Anestésico local pode distorcer a anatomia e dificultar a visão endoscópica, por essses motivos evitamos usá-lo.

O equipamento deve ficar sempre na mão dominante e o monitor na área de visão do cirurgião (Figura 18-2). Se for realizar um procedimento na mão direita do paciente e o cirurgião for destro, deverá ficar do lado da axila do paciente e o auxiliar em frente ao cirurgião do lado da cabeça do paciente. Se o cirurgião for canhoto ou o procedimento for na mão esquerda, deverá ficar no lado oposto (Figura 18-3).

A incisão deve ser realizada em uma das pregas de flexão do punho que separa a pele da palma da mão da pele do antebraço. Deve ser transversa, de 2 a 3 cm entre os tendões do flexor ulnar do carpo e palmar longo (Figura 18-4). Esta via evita a lesão dos nervos cutâneos.

Contrariamente ao descrito na literatura médica, não inciso a fáscia antebraquial realizando um retalho retangular de base distal. Acho que este retalho muitas vezes atrapalha a visão durante a introdução da cânula. Realizo uma incisão transversa na fáscia do antebraço na mesma direção da incisão de pele. Tome muito cuidado nesse momento, pois geralmente o nervo mediano está situado imediatamente abaixo da fáscia antebraquial (Figura 18-5). Se incisar profundamente, voce pode provocar uma lesão do nervo mediano. Atenção, ao identificar o túnel do carpo, pois nas primeiras cirurgias, pode ocorrer introdução dos instrumentos e da lâmina no Canal de Guyon (Figura 18-6). Existem maneiras de diferenciar os dois túneis que irei explicando ao descrever os passos da cirurgia.

Uma vez identificado a parte proximal do túnel do carpo, introduz-se o elevador de sinóvia em direção à base do dedo anular. Deve-se conseguir sentir com a ponta do elevador de sinóvia, a margem distal do Ligamento Transverso do Carpo (LTC), onde termina o túnel do carpo. Utilize a polpa digital do indicador ou do polegar para palpar a

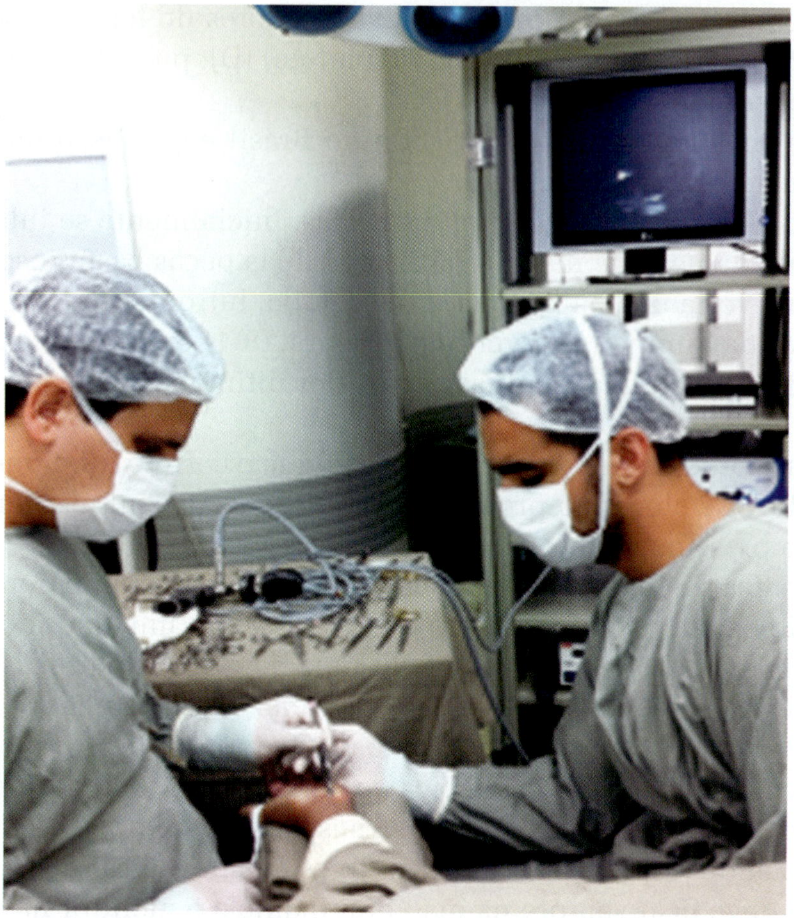

FIGURA 18-2 • Monitor na direção dos olhos do cirurgião.

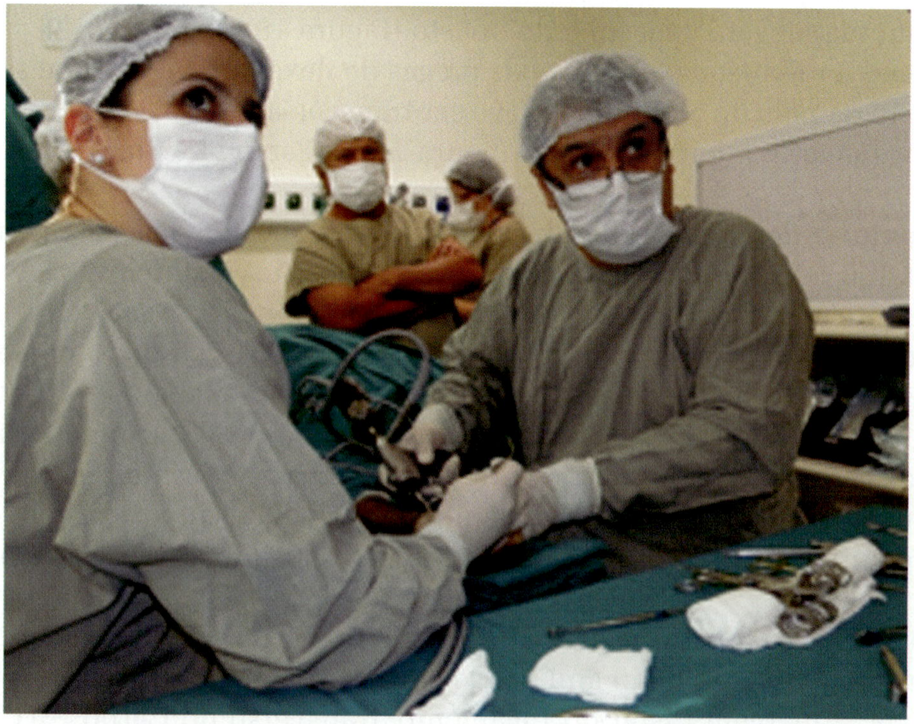

FIGURA 18-3 • A peça de mão na mão dominante do cirurgião para facilitar a manipulação do equipamento.

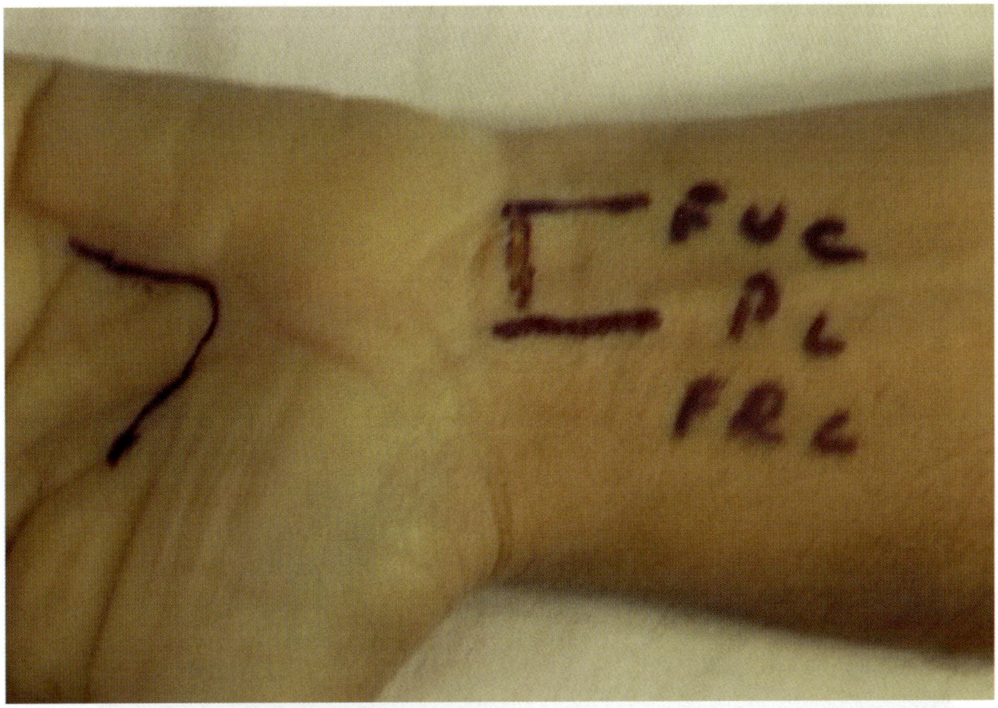

FIGURA 18-4 • Incisão na prega de flexão do punho entre a topografia do flexor ulnar do carpo e do palmar longo.

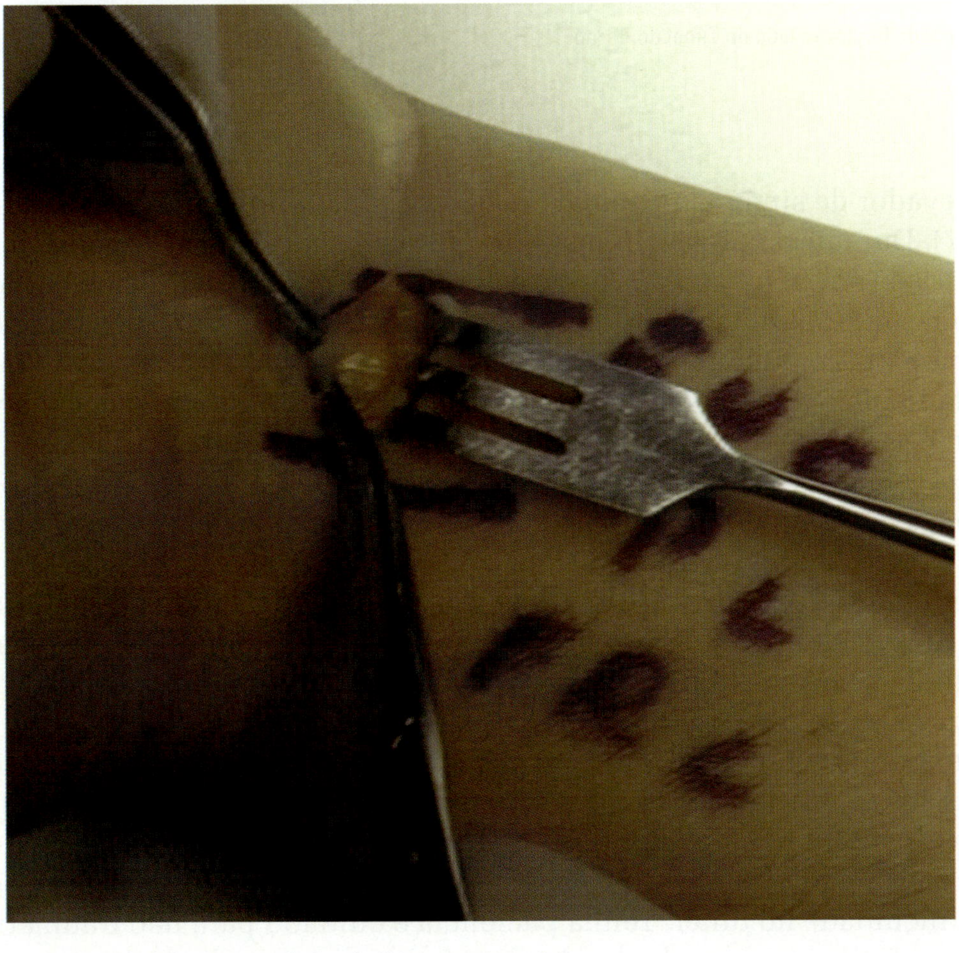

FIGURA 18-5 • Nervo mediano imediatamente abaixo da fáscia antebraquial.

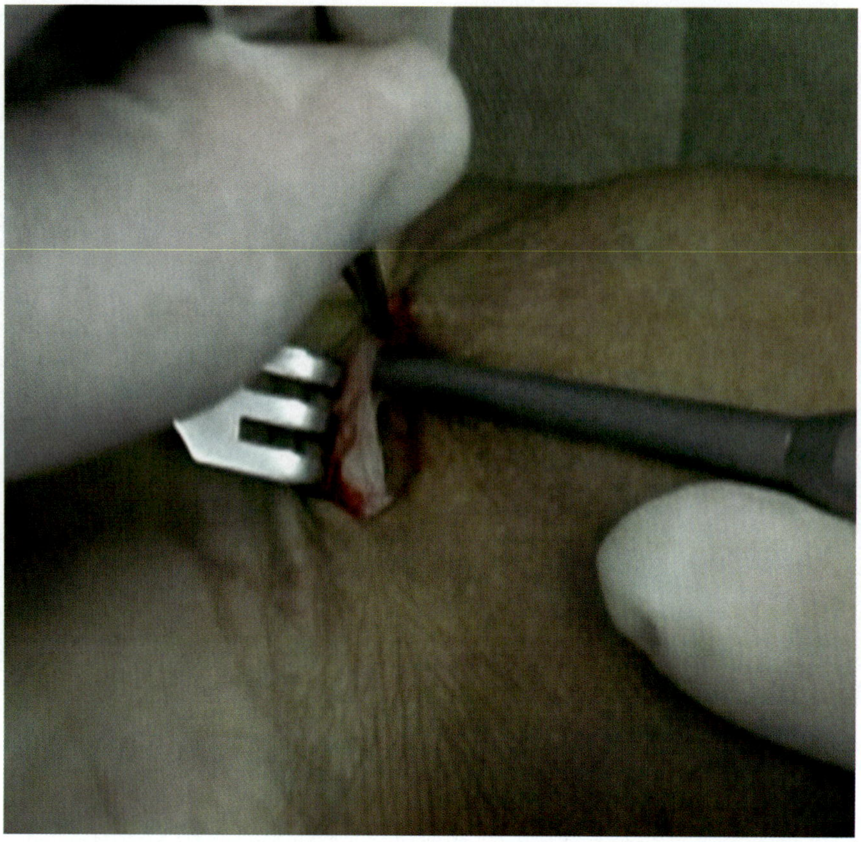

FIGURA 18-6 • Canal de Guyon ao lado do Túnel do Carpo.

ponta do elevador de sinóvia na pele da região palmar, quando termina o túnel do carpo (Figura 18-7). Durante a curetagem da parte interna do LTC, deve-se sentir a aspereza de suas fibras transversas, ouça o ruído provocado pela curetagem. Esta sensação é muito parecida com a que se sente quando se realiza uma curetagem uterina. Não tenha pressa e seja paciente, retire o máximo possível de tecido sinovial situado no LTC. Esse passo será importante para que, quando introduzirmos a ótica, possamos ter uma visão muito clara da direção das fibras transversas. Se quando fizer a curetagem não sentir aspereza do ligamento, atenção, provavelmente você, inadvertidamente, introduziu o descolador no canal de Guyon. Outra diferença a ser observada é que não há tecido sinovial no canal de Guyon.

Em seguida, introduz-se o palpador fino com o objetivo de palpar o hâmulo do hamato, que é o limite mais ulnar do túnel do carpo. Palpe sua ponta percutaneamente com a polpa digital. Com intuito de se dilatar o caminho para a futura entrada do conjunto lâmina-ótica retira-se o palpador fino e passa-se o palpador grosso (Figura 18-8). Evite introduzir e retirar o palpador múltiplas vezes, isso pode traumatizar o nervo mediano.

Após retirar o palpador de hamato, introduzimos no túnel do carpo a cânula com o medidor milimetrado, com a sua parte fendida situada para cima, de modo que fique em contato com a parte interna do LTC. Algumas vezes, em mulheres menores, a cânula entra com dificuldade no túnel. Tenha paciência e cuidado para não traumatizar o nervo mediano. Para facilitar a entrada da cânula e fazer com que ela deslize com mais facili-

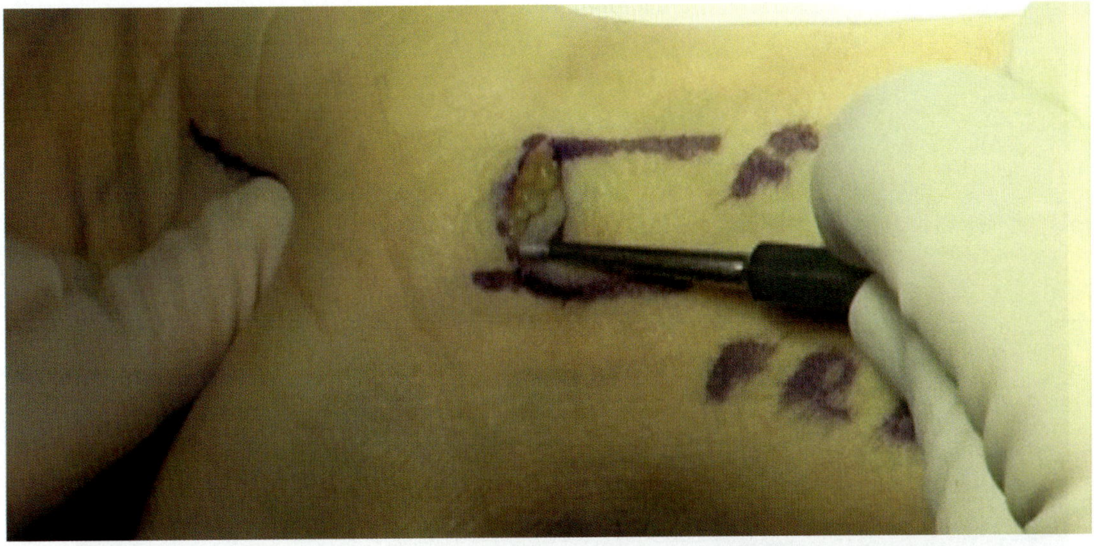

FIGURA 18-7 • Palpação percutânea da cureta para identificar o témino do túnel do carpo

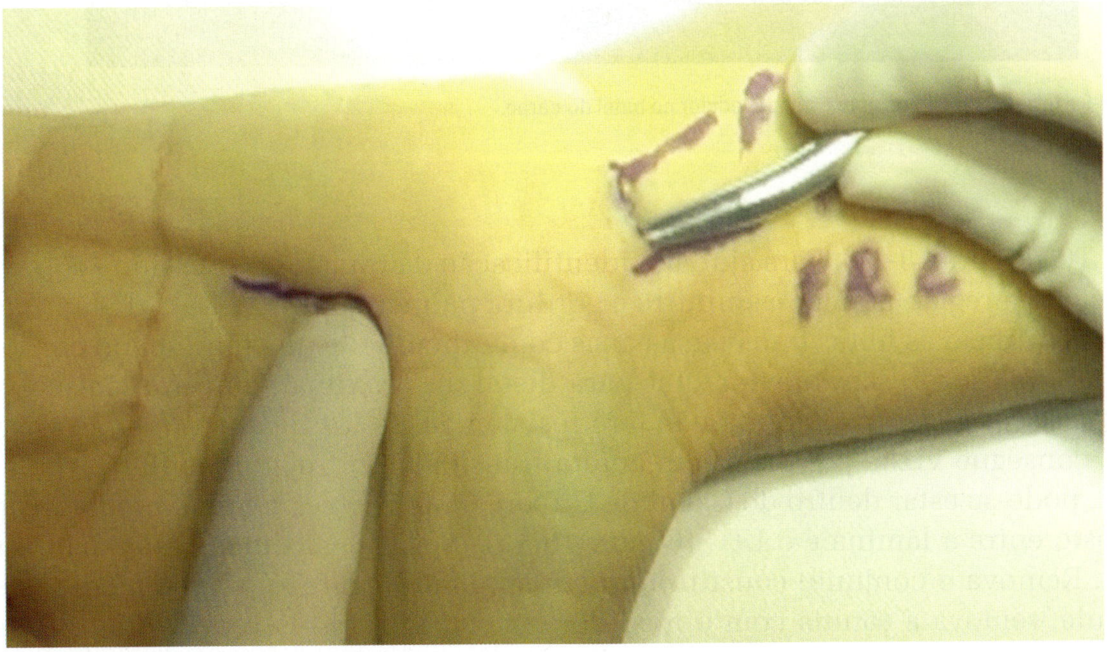

FIGURA 18-8 • Palpação do hâmulo do Hamato.

dade entre as estruturas do túnel do carpo, molhe a ponta da cânula em soro fisiológico. Em casos extremos, onde o túnel é muito apertado, utilize a lâmina sem a cânula. Palpe com a polpa digital, percutaneamente, a ponta da cânula e verifique no medidor, a profundidade do túnel do carpo. Na imensa maioria dos pacientes a profundidade varia entre 3 e 4 cm (Figura 18-9).

Sem mexer na posição da cânula, retira-se o medidor e introduz-se a lâmina até o final da cânula. Mantenha a lâmina voltada para cima em contato com o LTC através da fenda existente na cânula. Com o conjunto cânula-lâmina-ótica dentro do túnel do carpo, identifique a direção das fibras transversas e a transição entre a gordura palmar e o bordo dis-

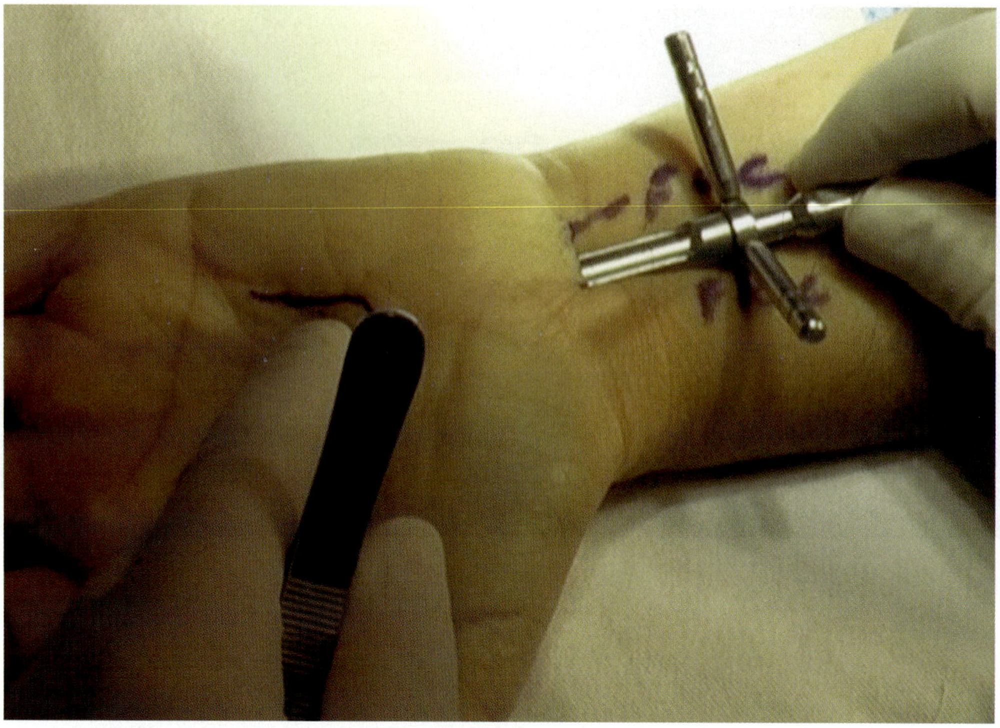

FIGURA 18-9 • Introdução do conjunto cânula-medidor no túnel do carpo.

tal do LTC (Figura 18-10). Para ajudar a identificação da transição, pressione com a polpa de seu dedo a região palmar e empurre a gordura palmar contra a ponta da lâmina. Caso consigaidentificar as fibras transversas, mas com dificuldade de identificar o bordo distal do LTC, uma dica é, sem movimentar para distal ou proximal, elevar a lâmina vagarosamente, se for gordura a lâmina não terá resistência, se for ligamento, terá resistência. Se não consegue vizualizar perfeitamente a transição e o trajeto das fibras transversas do LTC, pode-se estar dentro do Canal de Guyon. Outras vezes o nervo mediano aparece interposto entre a lâmina e o LTC (Figura 18-11). Nos dois ultimos casos, não acione a lâmina. Remova o conjunto constituído pela lâmina-ótica, recoloque o medidor dentro da cânula, remova a cânula com o medidor em seu interior. Isso evita traumatismo do nervo mediano. Identifique novamente o bordo proximal do LTC na região da sua incisão e repita o passo de curetagem e os passos seguintes, previamente descritos.

Em algumas ocasiões, devido à diferença de temperatura entre a sala de cirurgia e o interior do túnel do carpo, ocorre embaçamento da ótica e perda da perfeita visão endoscópica do túnel do carpo (Figura 18-12). Nestes casos, mantenha a cânula na mesma posição, remova a lâmina e enxugue a ótica com uma gase seca e reintroduza a lâmina. Isso é suficiente para resolver o problema. Uma maneira de prevenir esse inconveniente é antes de introduzir a ótica no túnel do carpo, deixe a ponta da ótica imersa alguns segundos em soro morno. Não havendo diferença de temperatura, não haverá embaçamento.

Quando se tiver certeza de estar vizualizando perfeitamente o bordo distal e as fibras transversas do LTC (Figura 18-13) pode proceder o corte do ligamento. Realize o corte do LTC em duas etapas. Segure a cânula com a sua mão não dominante, e com a visão do bordo distal do LTC, pressione o gatilho que eleva a lâmina de corte com sua mão domi-

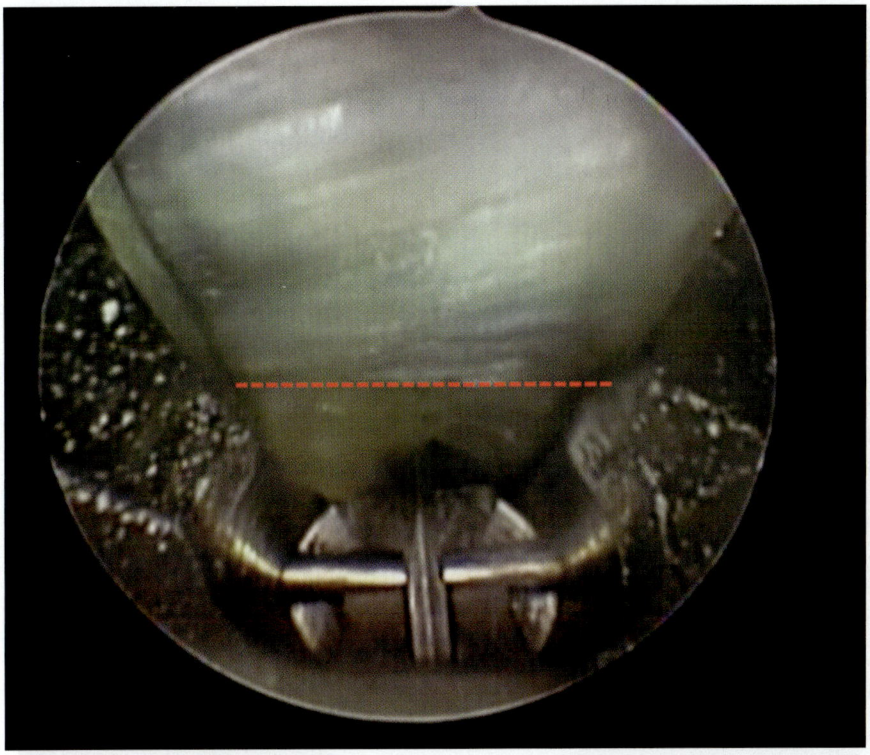

FIGURA 18-10 • Embaçamento da ótica atrapalha a perfeita visão das estruturas.

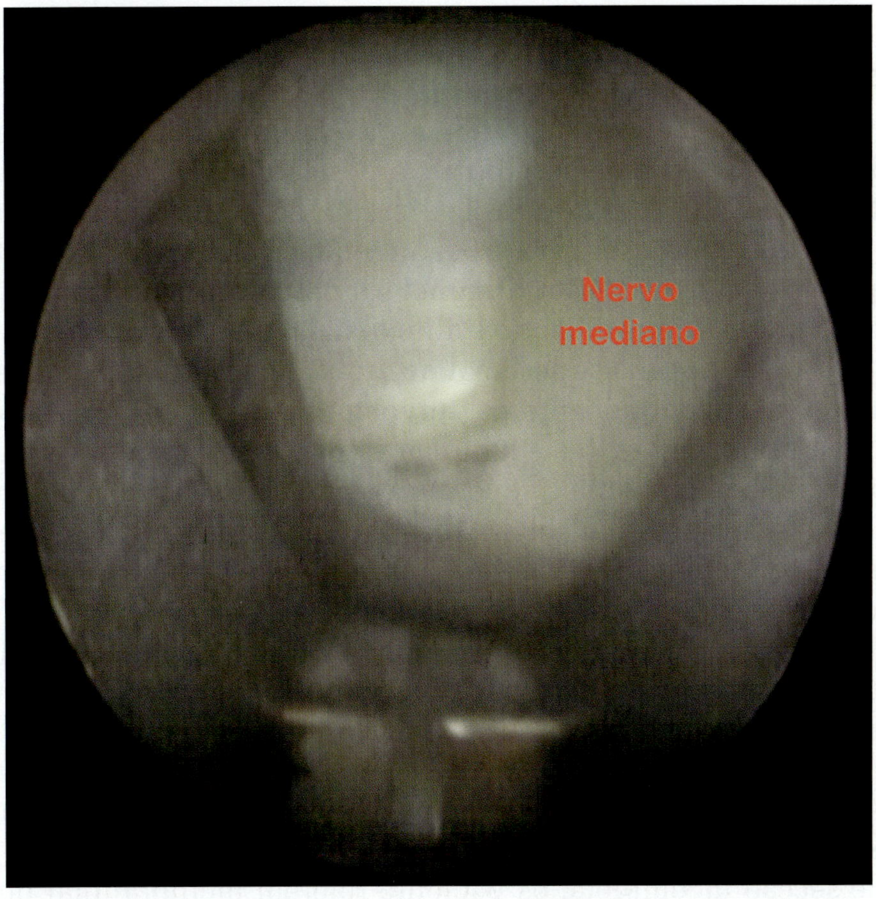

FIGURA 18-11 • Linha tracejada vermelha mostra a transiçao entre o LTC e a gordura palmar.

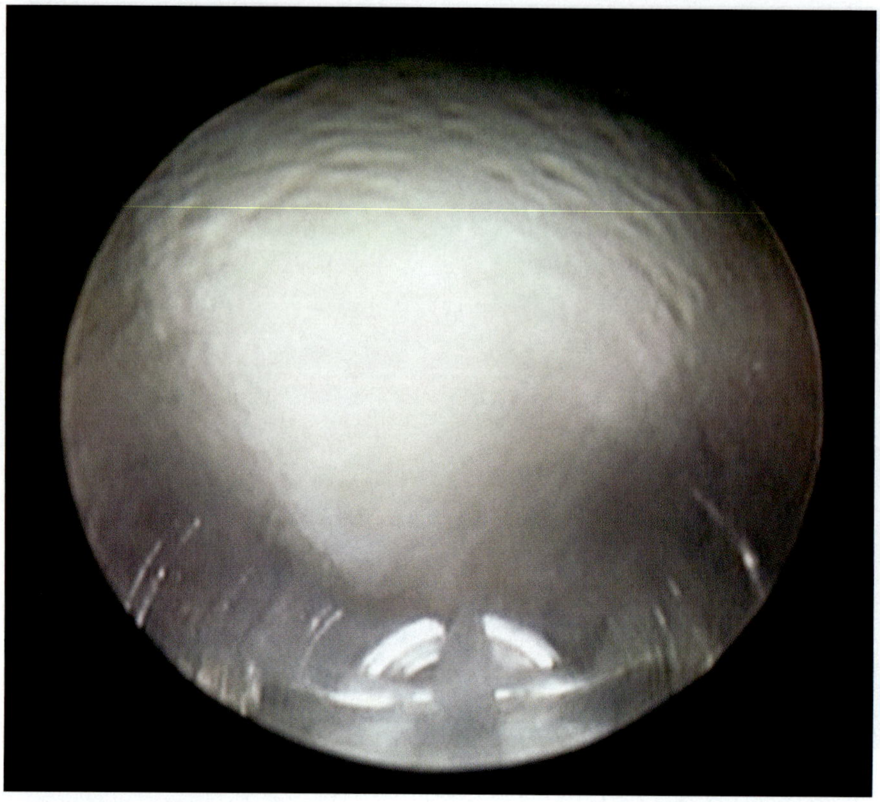

FIGURA 18-12 • Nervo mediano interposto entre o LTC e a lâmina.

nante. Com firmeza, puxe o aparelho em sentido proximal até a metade do ligamento, 1,5 a 2 cm aproximadamente, lembre-se que a lâmina é milimetrada. Solte o gatilho para baixar a lâmina de corte e retorne o aparelho até a posição inicial para ver as fibras do LTC seccionadas (Figura 18-13). Repita o procedimento se houverem fibras remanescentes até observar a gordura superficial. Este procedimento em dois tempos, evita que a gordura superficial prolapse para o interior do túnel e a perda da visualização deste espaço.

Nunca insira a lâmina e corte além do limite distal do LTC. Procedendo desta maneira se evitará lesão vascular do arco superficial ou artéria ulnar e lesão nervosa do nervo digital comum ou do ramo comunicante do nervo mediano para ulnar (Figura 18-14).

No caso de mau funcionamento e a lâmina de corte não baixar após o gatilho do aparelho ser solto, mantenha a lâmina imóvel no lugar e solte a rosca que prende a lâmina no aparelho. Desta forma a lâmina soltará do aparelho e a lâmina de corte baixará.

No caso de secção completa, se observará uma grande retração lateral dos bordos do ligamento na sua porção mais distal (parte de cima na visão endoscópica), formando estes bordos um "V" de base proximal (parte de baixo da visão endoscópica) (Figura 18-15). No caso de secção incompleta, os bordos do ligamento se afastarão pouco e formarão um "V" de base distal (parte de cima na visão endoscópica) (Figura 18-16). Nos casos que observar uma liberação incompleta, avance a cânula com o conjunto lâmina-ótica alguns milímetros distalmente e repita o procedimento de corte para seccionar as fibras distais remanescentes.

Nos casos de secção incompleta, os paciente referem melhora total dos sintomas no pós-operatório imediato, mas evoluem com recidiva deste nos meses subsequentes.

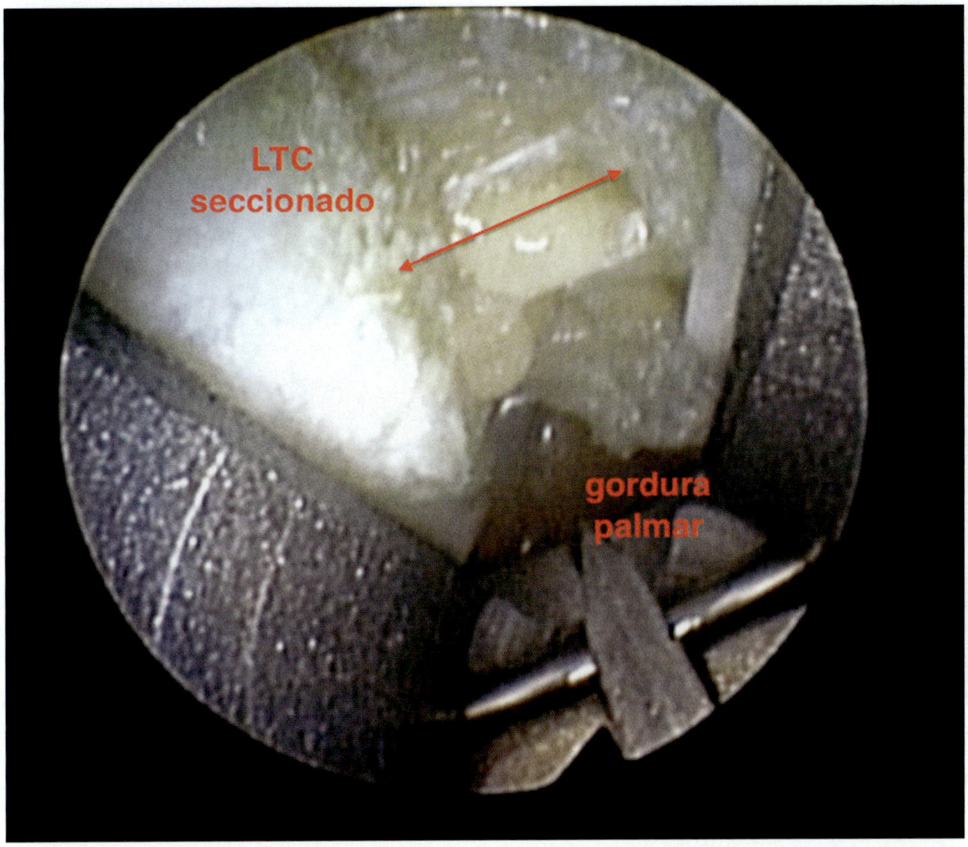

FIGURA 18-13 • Podemos observar a gordura palmar e as fibras transversas do LTC seccionadas em sua parte distal.

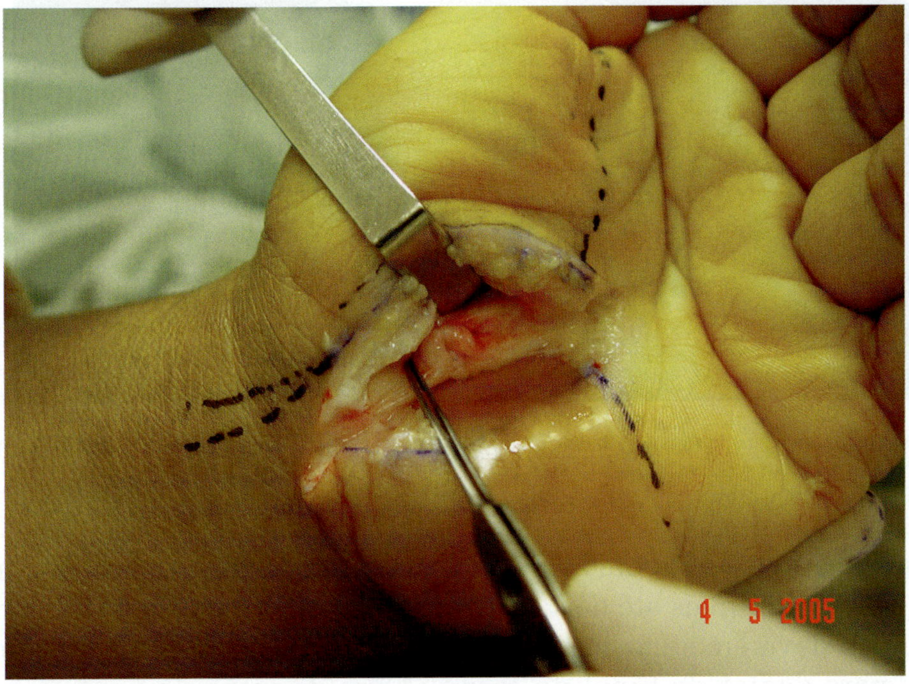

FIGURA 18-14 • Lesão do nervo digital comum após cirurgia de liberação endoscópica.

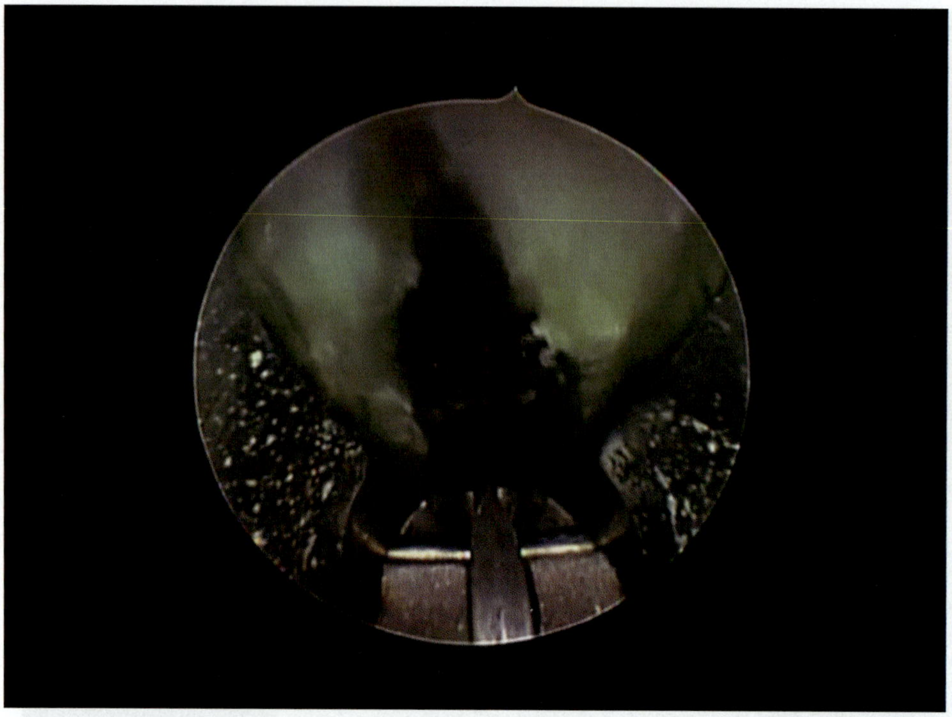

FIGURA 18-15 • LTC seccionado na sua metade distal e afastamento de suas fibras formando um "V" de base proximal, característico de uma liberação completa.

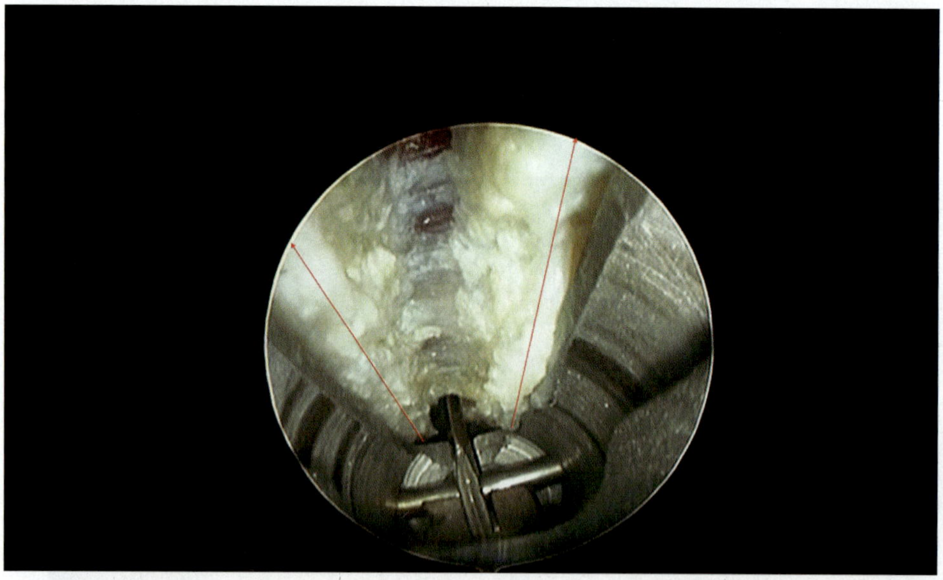

FIGURA 18-16 • LTC seccionado e seus bordos fazem um "V" de base distal, característico de uma liberação incompleta.

Uma vez seccionado totalmente as fibras distais, acione novamente a lâmina de corte e seccione as fibras proximais até descomprimir totalmente o túnel. Reinsira novamente a lâmina e não se deve enxergar nenhuma fibra do LTC, somente a gordura superficial que mergulha para dentro do túnel do carpo. Além da visão da gordura superficial invadindo o túnel do carpo, existem duas outras maneiras de ter certeza de ter aberto o túnel completamente. A primeira é que a cânula que ao ser introduzida estava justa no túnel fica solta no túnel. A segunda maneira é introduzir dentro do túnel o descolador de sinóvia ou uma pinça Kelly curva com a ponta direcionada para a palma e puxando, de distal para proximal (palma para o punho) sentir a ponta dos intrumentos no subcutâneo (Figura 18-17).

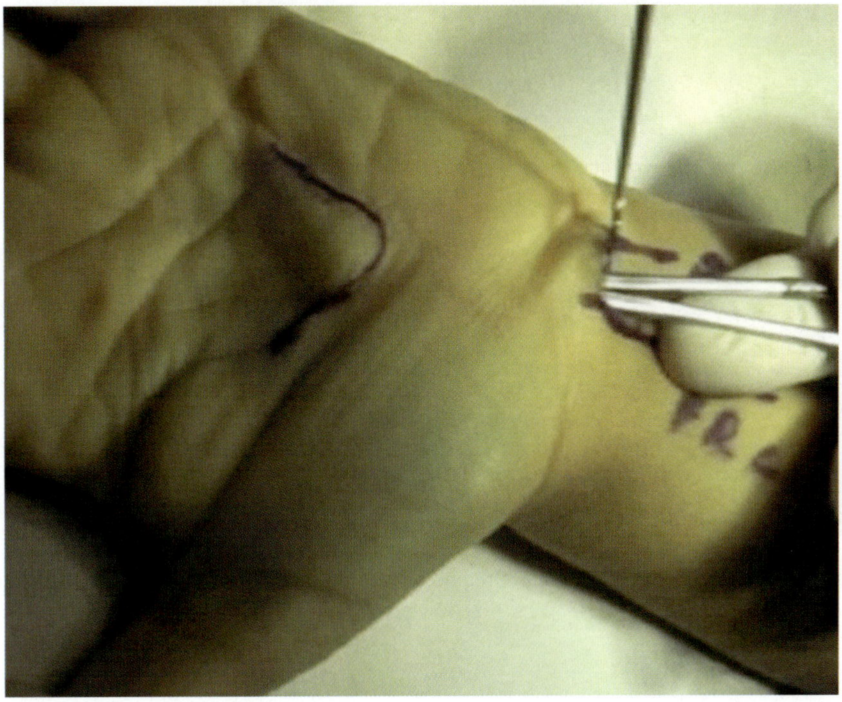

FIGURA 18-17 • Após a secção do LTC, passagem de uma pinça Kelly curva para identificar a abertura do túnel do Carpo.

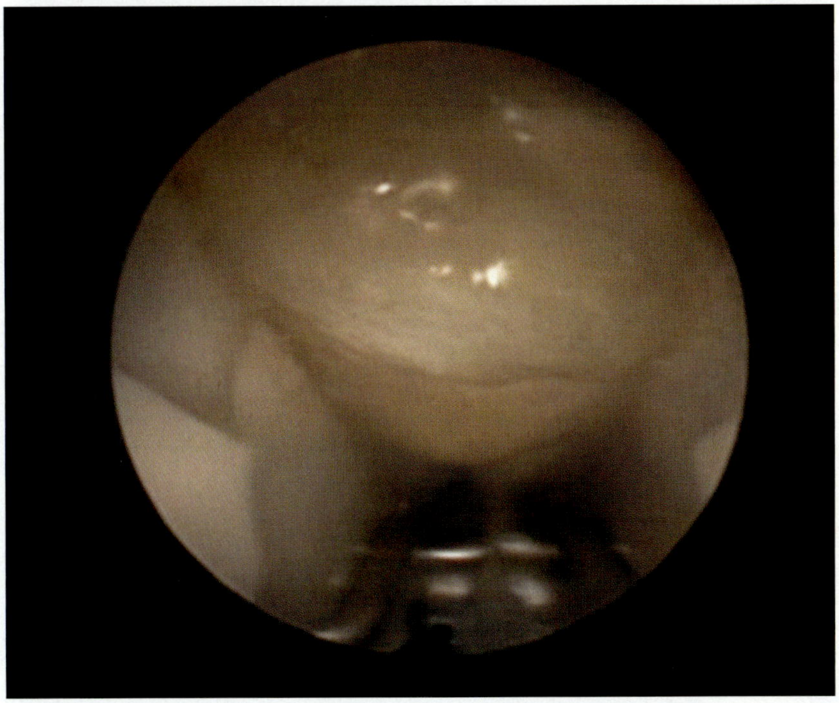

FIGURA 18-18 • Visão endoscópica onde não podemos identificar a transição entre o LTC e a gordura palmar e também não conseguimos vizualizar as fibras transversas do LTC. Compare com as Figuras 18-11 e 18-13.

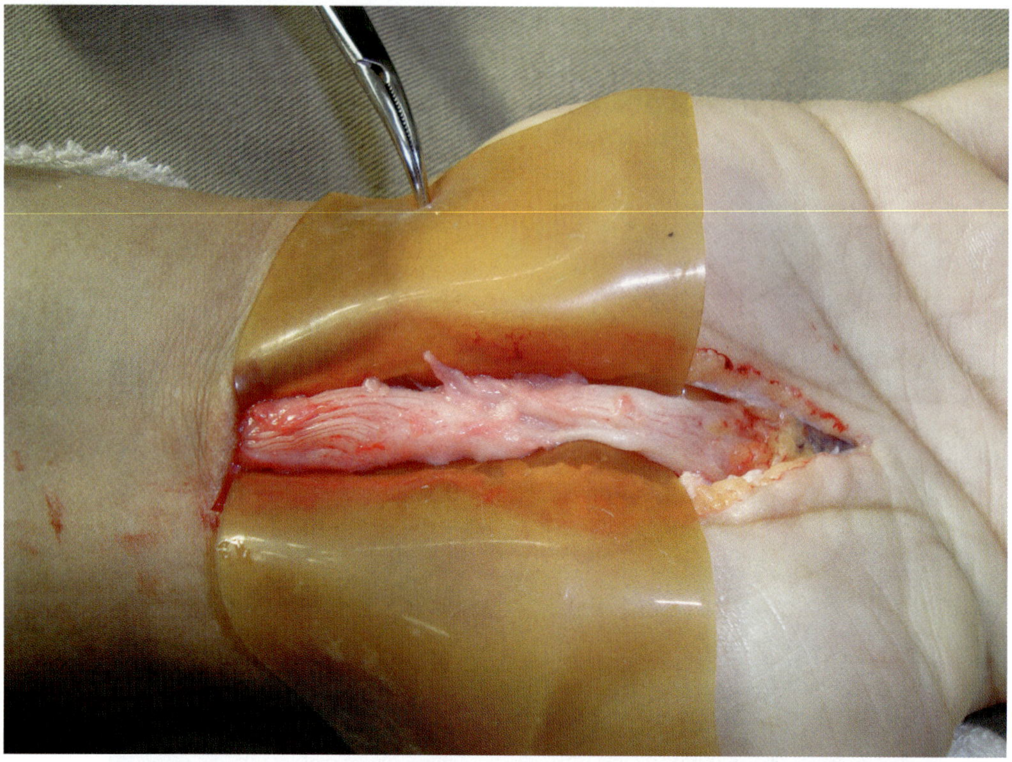

FIGURA 18-19 • Mesmo com a visão da Figura 18-18, o cirugião acionou a lâmina de corte e como resultado uma lesão do nervo mediano.

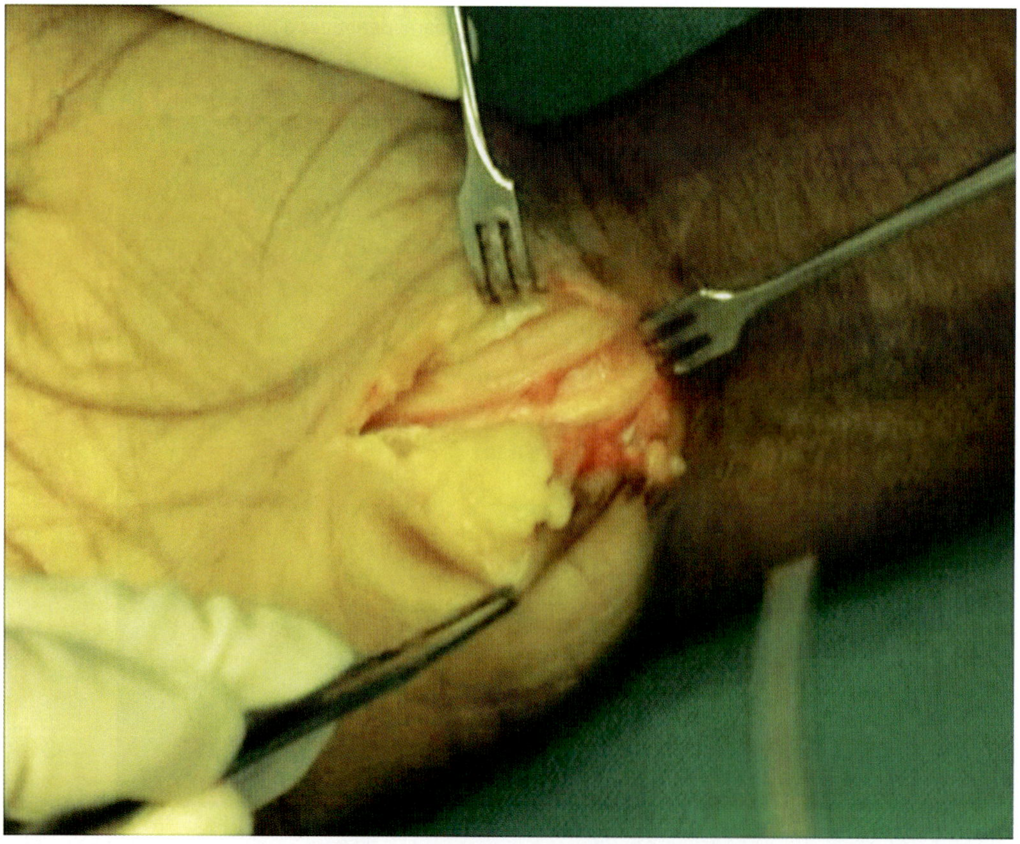

FIGURA 18-20 • Conversão de uma cirugia endoscópica para cirugia aberta devido a problemas no cabo de luz.

Não esqueça de seccionar a fáscia antebraquial proximal com uma tesoura romba.

Nunca acione a lâmina corte sem ter certeza do que está cortando (Ver Figura 18-18). Não vemos o bordo distal e as fibras transversas do LTC, mesmo assim o cirurgião acionou a lâmina corte e lesou o nervo mediano (Figura 18-19). Em qualquer momento da cirurgia, se houver qualquer mau funcionamento do equipamento ou se as estruturas não puderem ser identificadas adequadamente, remova o equipamento e prolongue sua incisão para a região palmar. Transforme o procedimento endoscópico em uma liberação aberta (Figura 18-20).

Lembre-se que muitos pacientes com STC também tem tenossinovite estenosante dos dedos que deverão ser liberados concomitantemente.

Pelos bordos da incisão, injete 2 ml de marcaína 0,5%, sem vasoconstrictor para analgesia pós-operatória.

O fechamento da incisão deve ser realizado com dois ou três pontos simples, separados na pele com monofilamento de náilon 5-0 ou com sutura intradérmica com mononylon 4-0. Não utilize tala gessada, somente um enfaixamento.

Pós-operatório

O paciente deve ser orientado e estimulado a fazer movimentos de flexoextensão nas articulações metacarpofalângicas, interfalângicas proximais e interfalângicas distais e durante as primeiras vinte e quatro horas a mão submetida à intervenção cirúrgica deve ser mantida em posição elevada acima do nível do tronco para evitar hematoma e edema.

Retire os pontos entre 5 e 8 dias e libere a paciente para as atividades diárias de acordo com o limite de dor, que varia individualmente. Evite esforços físicos e prática esportiva por pelo menos 30 dias.

Referências

Agee JM, McCarrol HR, Tortosa RD, Berry DA, SZABO RM, Peimer CA. Endoscopic release of the carpal tunnel: a randomized prospective multicenter study. J. Hand Surg. 17A: 987-95, 1992.

Agee JM, Peimer CA, Pyrek JD, Walsh WE. Endoscopic carpal tunnel release: a prospectives study of complications and surgical experience - J. Hand Surg. 20A: 165 - 71, 1995.

Bozentka DJ & Osterman AL. Complications of endoscopic carpal tunnel release. Hand Clinics 11:91-5, 1995.

Fernandes CH, Albertoni WM. síndrome do túnel do carpo. In Melega, Viterbo e Mendes, Cirurgia plástica, Princípios e atualidades. Rio de Janeiro, 2011, pag 979-987.

Fernandes CH, Cohen M, Faloppa F, Albertoni WM. Condutas da Ortopedia no Dia a Dia. Síndrome do Túnel do Carpo. UNIFESP 2010. (Disco Digital de Vídeo).

Fernandes CH, Raduan Neto J, Meirelles LM, Satos JBG, Faloppa F, Alertoni WM. Avaliação clínica pela escala analógica de dor e Protocolo de Boston do tratamento cirúrgico da síndrome do túnel do carpo com sistema endoscópico brasileiro. Anais do CBOT 2010.

Kulick MI, Gordillo G, Termeh J, Kilgore ES Jr., Newmeyer WL II. Long-term analysis of patients having surgical treatment of carpal tunnel syndrome. J. Hand Surg. 11A: 59-66, 1986.

Louis DS. Commentary: Progress? - At what Price? J. Hand Surg. 20A: 172, 1995.

Murphy RX Jr, Jennings JF, Wukich DK. Major neurovascular complications of endoscopic carpal tunnel release. J. Hand Surg. 19A: 114-8, 1994.

Newmeyer WL. Thoughts on the technique of carpal tunnel release. J Hand Surg.17(6):985-6, 1992.

19

Tenossinovite De Quervain

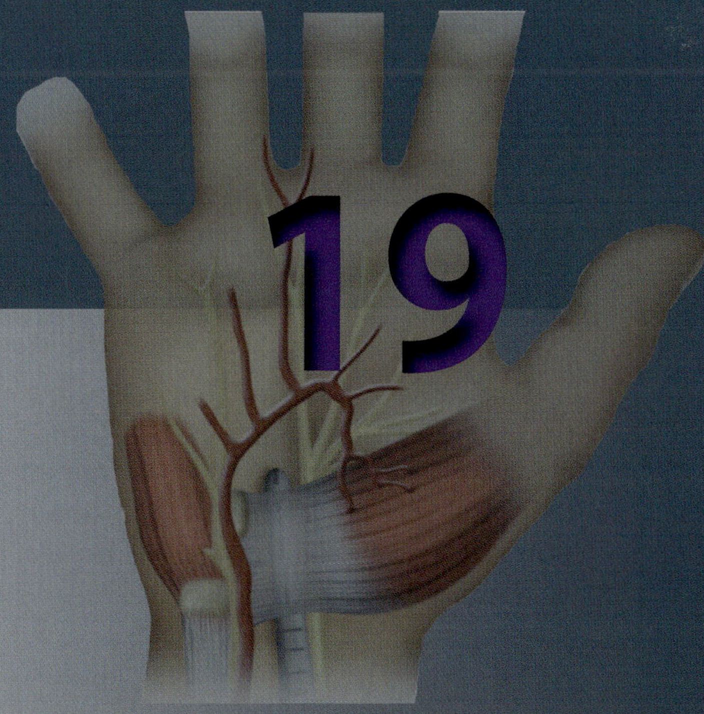

Paulo Randal Pires
Paulo Randal Pires Júnior
Henrique de Gouvêa Schneiter

INTRODUÇÃO

A tenossinovite de De Quervain (TDQ) é uma causa comum de dor e incapacidade do punho e da mão. Fritz De Quervain descreveu a doença, em 1895, como entidade específica que envolve os tendões do extensor curto do polegar (ECP) e abdutor longo do polegar (AbLP) no 1º túnel extensor. Uma entidade similar foi descrita no Gray's Anatomy de 1893, sendo denominada "entorse da lavadeira". Histopatologicamente a doença não é caracterizada por reação inflamatória, mas espessamento sinovial, degeneração mixoide e acúmulo de mucopolissacarídeos. A etiologia da TDQ permanece desconhecida. Atualmente sabe-se que os tendões do ECP e AbLP podem ser acometidos isoladamente ou em conjunto.

A TDQ ocorre mais comumente em mulheres (6:1) da quinta à sexta décadas de vida, e também em mulheres jovens gestantes e lactantes. Os negros são afetados na proporção de 1,3:1.000 e os brancos, em 0,8:1.000. Pode acometer jovens de ambos os sexos que estejam expostos a microtraumas de repetição, como jogadores profissionais de vôlei.

Os possíveis fatores causais da TDQ são:

- Esforço repetitivo de abdução do polegar e desvio ulnar do punho, que produz atrito sobre a bainha retinacular rígida, levando a subsequente edema ou estreitamento do túnel osteofibroso.
- Angulação aguda dos tendões à extensão.
- Aumento do ângulo anatômico dos tendões nas mulheres.
- Variações anatômicas como tendões aberrantes ou subdivisão do 1º túnel extensor.
- Linfedema de etiologia secundária.

As variações anatômicas são frequentes (80%-100% dos pacientes), constituídas principalmente por tendões extranumerários, subdivisão (septação) do 1º túnel extensor em túneis separados para o AbLP e ECP e inserções tendíneas anômalas. Mediante ultrassonografia Choi *et al.* encontraram 73% de subdivisão do 1º túnel em portadores de TDQ. Gousheh *et al.* observaram subdivisão do túnel em 86% dos 50 pacientes operados. Quando o ECP é responsável pela extensão da articulação interfalangiana do polegar, a subdivisão é mais frequente.

Variações anatômicas, entretanto, são comuns na população geral, conforme demonstrado em estudos cadavéricos. Comparando 82 cadáveres com 66 pacientes, Kulthanan observou AbLP extranumerário em 89% e 49%, ECP como tendão único em 98% e 94% e duplo túnel em 37% e 58%, respectivamente. O ECP pode estar ausente em 5%-7% da população, entretanto há casos de TDQ descritos em indivíduos com esta variação.

A nossa casuística é semelhante à da literatura. Avaliando 35 pacientes operados, observamos a presença de duplo túnel em 21 casos (60%). Tendões extranumerários do AbLP ocorreram em 94% dos pacientes – três tendões em 43%, quatro em 29% e dois em 14% dos casos, e casos com até seis tendões foram encontrados. Apenas dois pacientes apresentaram AbLP único. A duplicação do ECP é menos comum e ocorreu em 6% dos pacientes. Observamos ainda músculos anômalos, hipertrofia do AbLP e ECP e inserções anômalas do AbLP.

DIAGNÓSTICO

O diagnóstico é clínico, feito no paciente com queixa de dor no lado radial do punho, particularmente sobre o estiloide radial, com piora à movimentação do punho e do polegar, e teste de Finkelstein positivo. Ocasionalmente pode ocorrer aumento de volume no 1º túnel extensor e crepitação à mobilização dos tendões.

O teste de Finkelstein é realizado com o antebraço do paciente em pronossupinação neutra, o polegar em flexão sobre a palma, sendo seguro pelos quatro dedos, e o examinador faz desvio ulnar do punho (Figura 19-1). É importante lembrar que o teste, se realizado com vigor excessivo, poderá causar dor mesmo em pessoa sem patologia. De forma análoga, poderá causar dor excruciante em paciente portador da TDQ, devendo ser sempre realizado de forma suave. Não existe teste clínico ou laboratorial patognomônico da doença nos dias atuais.

O teste do encarceramento do ECP é feito em dois tempos, solicitando-se ao paciente que faça: (1) extensão da articulação metacarpofalangiana do polegar e (2) abdução da carpometacárpica contra resistência. A presença de dor no primeiro tempo do teste é indicativa da presença de túnel separado para o ECP e, consequentemente, maior risco de falha do tratamento conservador.

Outras patologias podem confundir o diagnóstico com a TDQ, como a síndrome da intersecção (dor localizada no segundo compartimento extensor), rizartrose ou artrose triescafoide (dor à abdução da articulação carpometacárpica), pseudartrose do escafoide e artrose radioescafoide (dor localizada na tabaqueira anatômica com desvio radial do punho) e a síndrome de Wartenberg (parestesias, irradiação da dor para o território do nervo radial sensitivo). Em caso de dúvida quanto à origem da dor, pode ser empregado teste com injeção de 1 ml de lidocaína a 2% no 1º túnel.

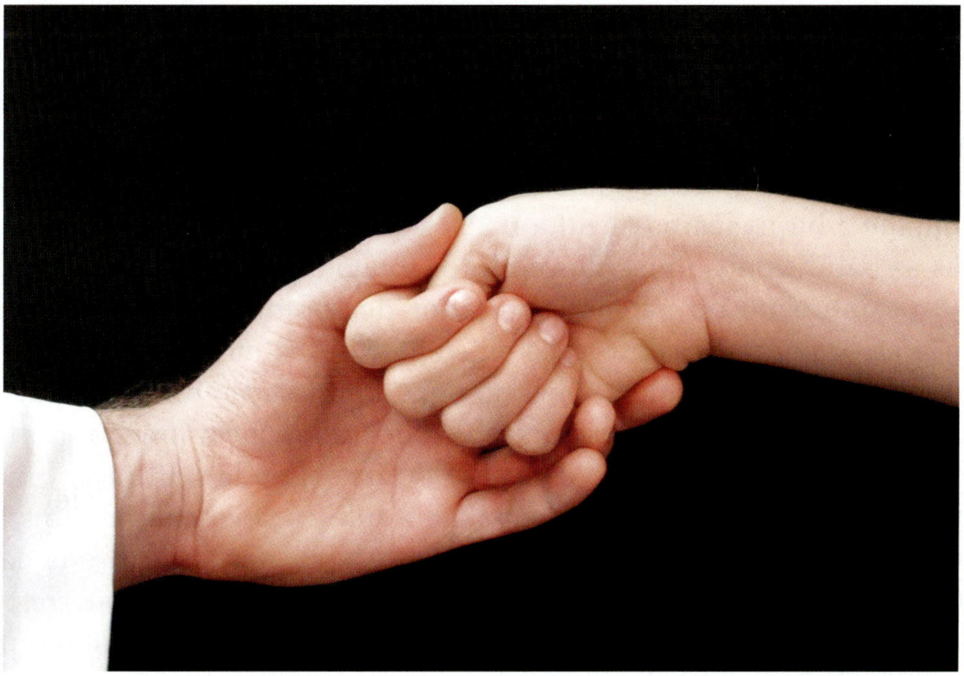

FIGURA 19-1 • Teste de Finkelstein.

Exames complementares

Os exames de imagem raramente são necessários para o diagnóstico. As radiografias simples podem evidenciar ligeira osteopenia localizada na estiloide radial ou mesmo pequeno osteófito. São usadas também no diagnóstico diferencial com osteoartrite envolvendo as articulações radiocarpal, intercarpal e trapézio-metacarpal (rizartrose), embora as condições possam coexistir num mesmo paciente. O exame ultrassonográfico pode demonstrar a presença de septo e alterações tendíneas, mas é pouco útil na prática clínica, bem como outras modalidades de imagem mais avançadas, ficando estas geralmente reservadas para pesquisas.

TRATAMENTO

Tratamento conservador

O tratamento conservador está indicado como tratamento inicial a todos os pacientes, sendo a primeira escolha nos casos agudos e acometendo pacientes gestantes e lactantes. Os métodos tradicionais de tratamento conservador incluem imobilização, analgésicos comuns e anti-inflamatórios não esteroidais (AINEs), infiltração com corticosteroides e fisioterapia (ou qualquer combinação destes), além de sempre orientar o paciente a evitar o carregamento do punho com desvio ulnar.

A infiltração com corticosteroides é eficaz em relação ao placebo, embora os estudos comparativos com outros tratamentos sejam escassos. A associação de AINEs orais não melhora os resultados da infiltração e está associada a aumento dos efeitos colaterais. Comumente utilizam-se triancinolona (10 mg a 20 mg), metilprednisolona (40 mg), dexametasona (2 mg a 4 mg) ou betametasona (6 mg) associada a um anestésico local, preferencialmente a bupivacaína (1 ml a 0,5% sem adrenalina). É importante a infiltração de ambas as bainhas dos músculos abdutor longo e extensor curto do polegar (caso separadas), especialmente no paciente portador de septo. O paciente é liberado para movimentação ativa imediatamente. Não existem estudos mostrando efetividade da infiltração a longo prazo (maior que 12 meses) nem comparação direta de custo/benefício com o tratamento cirúrgico, porém as taxas de sucesso a curto prazo reportadas são de 67%-86%. Recidivas, entretanto, são comuns, e uma segunda infiltração pode ser realizada. A principal complicação relacionada com a infiltração é o aumento transitório da dor (após cessar o efeito do anestésico local), e esta pode ser minimizada com o uso de anestésico de longa duração (bupivacaína). Mais raramente podem ocorrer despigmentação da pele, necrose ou atrofia subcutânea. O paciente deve ser orientado previamente sobre essas possíveis complicações.

Os AINEs e analgésicos comuns podem ser empregados nos casos mais leves associados ou não a métodos fisioterápicos. Os efeitos da imobilização isolada são similares aos do placebo, e a associação da imobilização com outros métodos (p. ex., infiltração) não produz melhores resultados, portanto não a recomendamos.

Tratamento cirúrgico

O tratamento cirúrgico apresenta resultados previsíveis e consistentes. O objetivo primário da cirurgia é a descompressão do túnel estenosado, o que pode ser alcançado pela abertura do retináculo por via aberta ou endoscópica, ou pela diminuição do conteúdo do túnel por meio da excisão de tendões extranumerários. A liberação endoscópica apresenta menor chance de lesão nervosa e formação de cicatriz dolorosa ou antiestética, porém não há evidência de melhores resultados clínicos em comparação com o método aberto. Outras alterações como espessamento sinovial e anomalias anatômicas encontradas no intraoperatório devem ser abordadas apropriadamente.

A principal e mais temida complicação da cirurgia é a lesão do nervo sensitivo radial, com consequente formação de neuroma, cuja sintomatologia pode sobrepujar os sintomas prévios da TDQ. O nervo pode ser ainda acometido mais tardiamente por formação de fibrose e aderências à cicatriz e/ou aos tendões. Caso identificada no intraoperatório, a lesão do nervo deverá ser tratada por neurorrafia com técnica microcirúrgica para minimizar a formação de neuroma e a hipoestesia no território radial. Se identificado tardiamente, o neuroma poderá ser tratado por transposição proximal, ou, preferencialmente, por ressecção da lesão, reaproximação microcirúrgica das bordas e cobertura do reparo com segmento da veia cefálica. Parestesias ou hipoestesia no território radial são comuns no pós-operatório imediato e devem ser a princípio observadas, pois costumam se resolver durante as três primeiras semanas.

A subluxação palmar dos tendões é complicação rara, porém grave, mais frequente nos casos em que foi realizada ressecção do retináculo, o que não recomendamos. O retináculo deve ser incisado longitudinalmente, mais próximo à sua margem dorsal, para que sua parte volar funcione como contenção aos tendões. Caso esta complicação se desenvolva, o retináculo deverá ser reconstruído com retalho do próprio retináculo, com tira do tendão do braquiorradial com base distal, ou por meio da plastia de Le Viet, que consiste na sutura do retalho palmar do retináculo na pele, evitando a subluxação palmar dos tendões.

As cicatrizes antiestéticas ou dolorosas são mais frequentemente observadas com a incisão longitudinal. Não as temos observado com a incisão transversa.

TENÓLISE DO 1º TÚNEL EXTENSOR

Indicações

A cirurgia está indicada na persistência de sintomatologia intensa e não responsiva ao tratamento conservador. Pode ser feito teste pré-operatório com infiltração local de 1 ml de lidocaína a 2% para prever o resultado da cirurgia.

Contraindicações

São raras, resumidas a anestésicas e gravidez (contraindicação temporária ou relativa).

Anatomia relacionada

O 1º túnel extensor tem cerca de 2 cm de comprimento, enquanto a bainha sinovial se estende desde a transição musculotendínea proximalmente até as inserções dos tendões distais ao túnel. Dois ou três ramos do nervo sensitivo radial correm sobre o 1º túnel e devem ser identificados e protegidos durante a dissecção. A artéria radial passa profundamente ao abdutor longo do polegar e os dois extensores na tabaqueira anatômica, e não será exposta a menos que o cirurgião disseque profundamente a bainha sinovial dos tendões distal ao estiloide radial, o que é desnecessário.

Técnica cirúrgica

Após o preparo habitual do paciente, são feitas sedação e anestesia local (Figura 19-2). Torniquete pneumático é insuflado no terço superior do braço após o exsanguinamento do membro por elevação e compressão manual. Realizamos incisão transversa de aproximadamente 2 cm sobre o 1º túnel extensor – aproximadamente 1 cm proximal à ponta do estiloide radial – acompanhando as pregas cutâneas (Figura 19-3), com o cuidado de não aprofundar o bisturi além da derme, pondo em risco de lesão o nervo sensitivo radial.

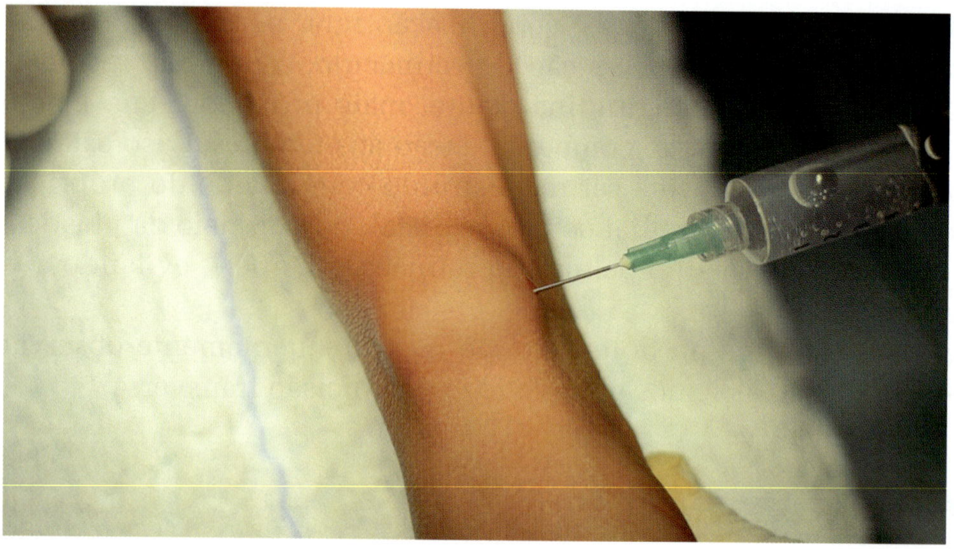

FIGURA 19-2 • Infiltração do anestésico no local da incisão.

Prosseguimos com dissecção romba até o retináculo extensor, após identificar e proteger delicadamente os ramos do nervo sensitivo radial que cruzarem o campo. O retináculo é incisado longitudinalmente (Figura 19-4) e é feito o inventário do túnel, identificando os tendões do ECP e AbLP e as eventuais variações anatômicas (Figuras 19-5 e 19-6). Os tendões são mobilizados para demonstrar sua ação livre e independente (Figuras 19-7 e 19-8). Os eventuais septos são ressecados (Figura 19-9). Se a sinóvia apresentar-se espessada e opaca, realizamos sinovectomia limitada (Figura 19-10). Aproximamos o subcutâneo com fio absorvível e a pele é fechada com sutura intradérmica (Figuras 19-11 e 19-12). É feito curativo macio e volumoso com óleo mineral sobre a ferida operatória.

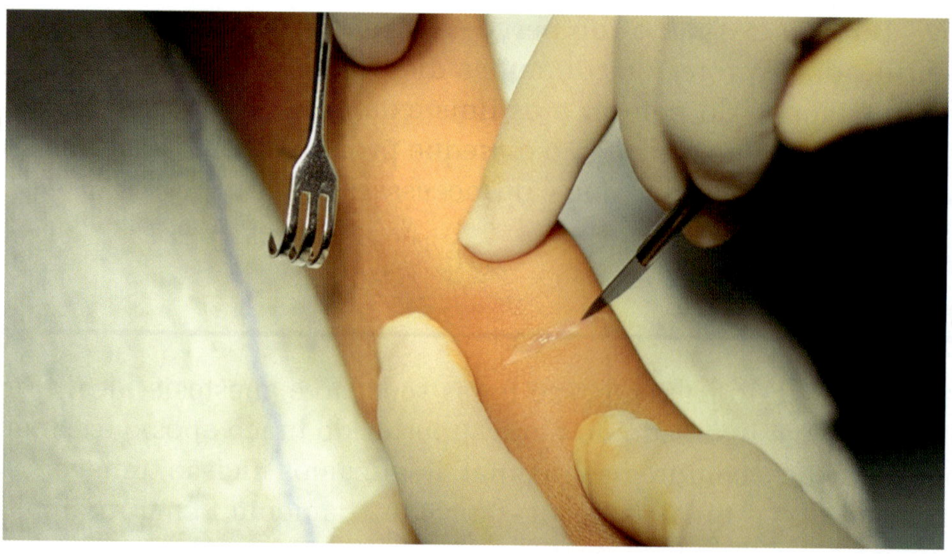

FIGURA 19-3 • Incisão transversa sobre o 1° túnel extensor.

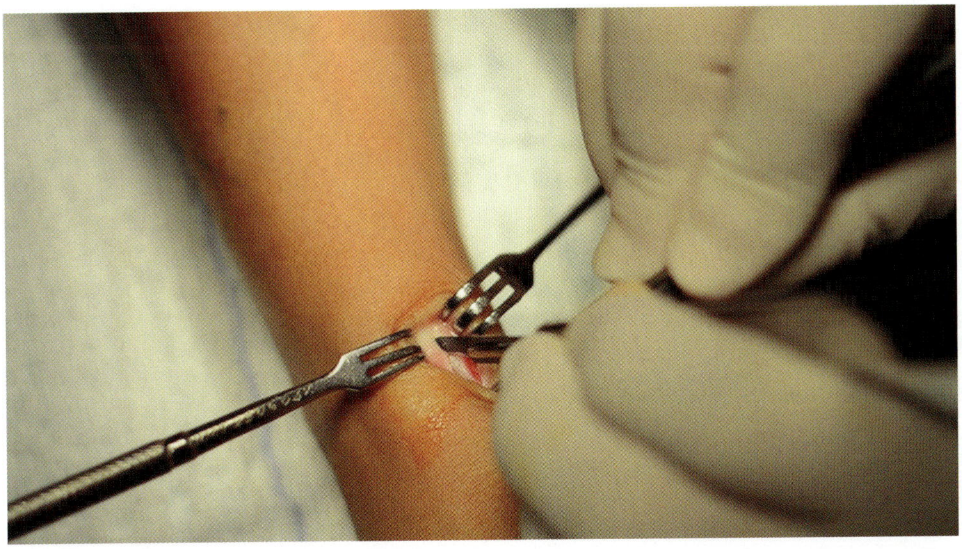

FIGURA 19-4 • Abertura do retináculo do 1º túnel extensor.

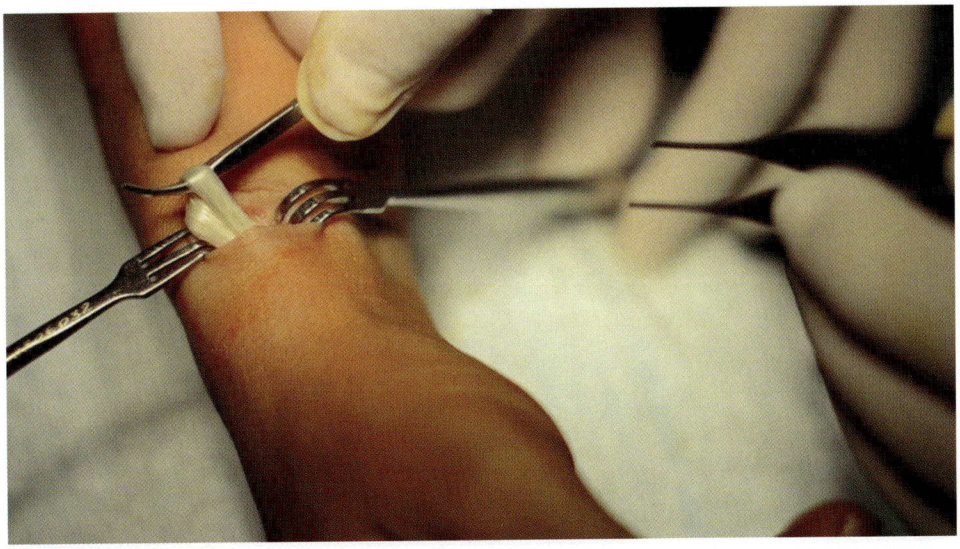

FIGURA 19-5 • Observado tendão extranumerário do AbLP.

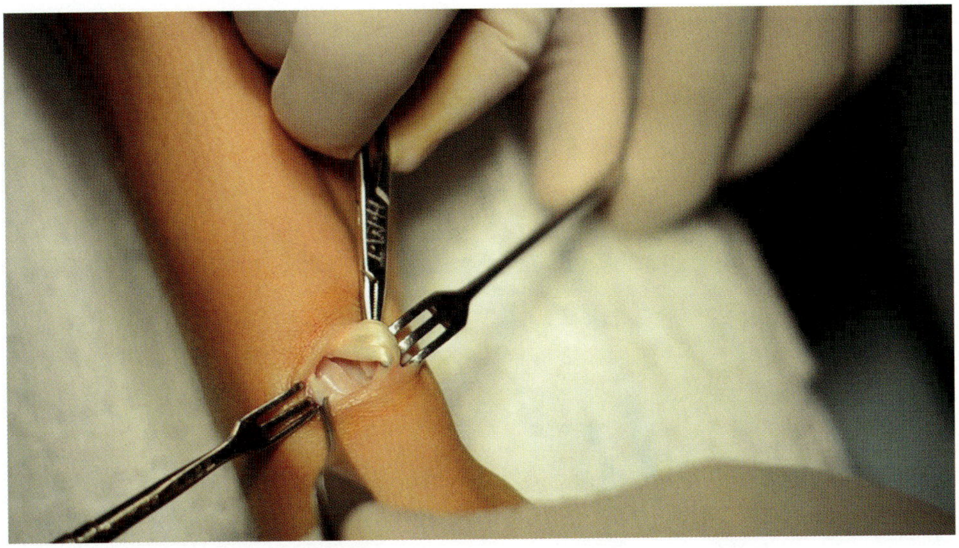

FIGURA 19-6 • Observado septo dividindo o primeiro túnel.

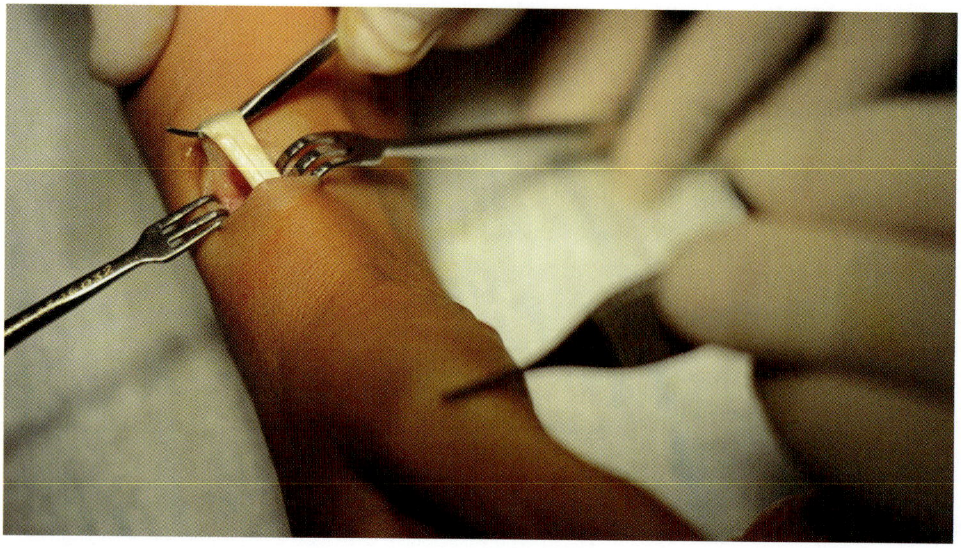

FIGURA 19-7 • Teste de função do AbLP.

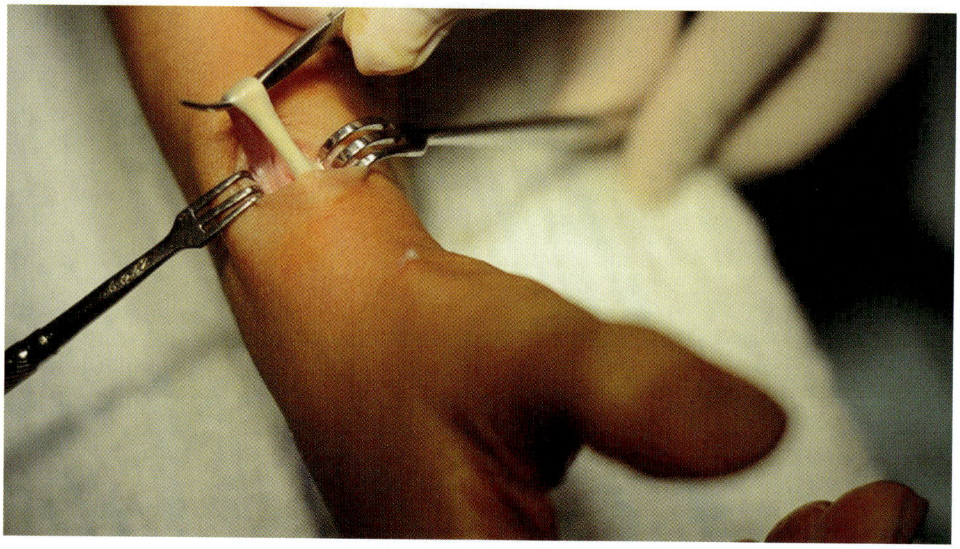

FIGURA 19-8 • Teste de função do ECP.

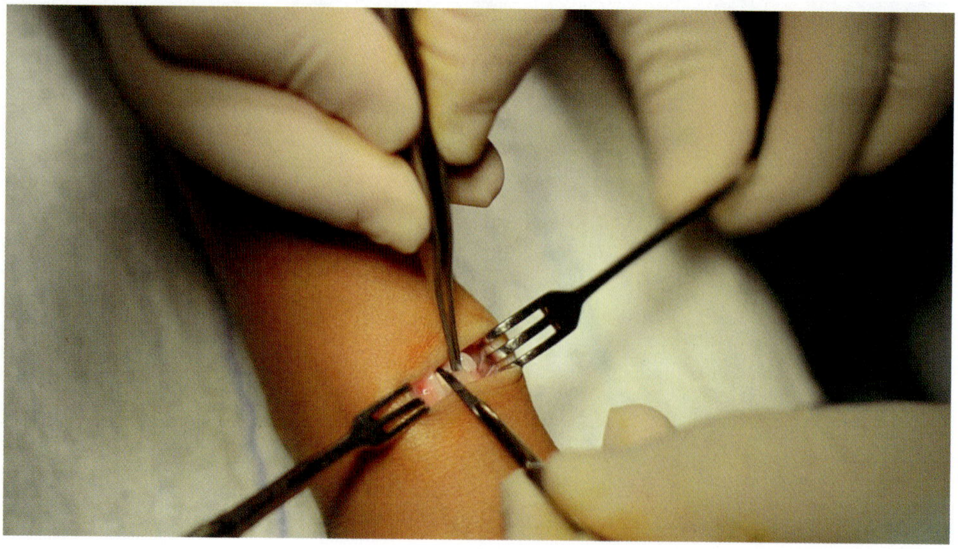

FIGURA 19-9 • Ressecção do septo.

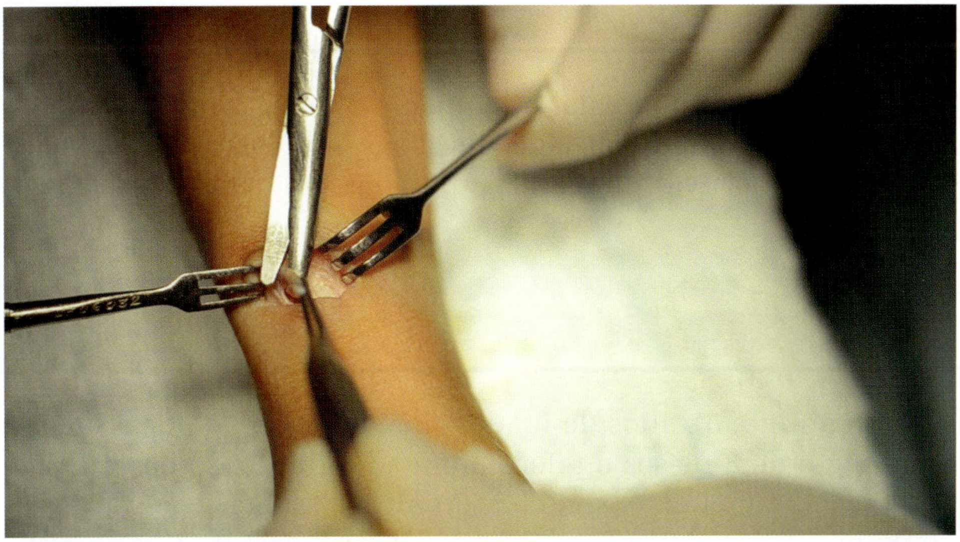

FIGURA 19-10 • Sinovectomia limitada.

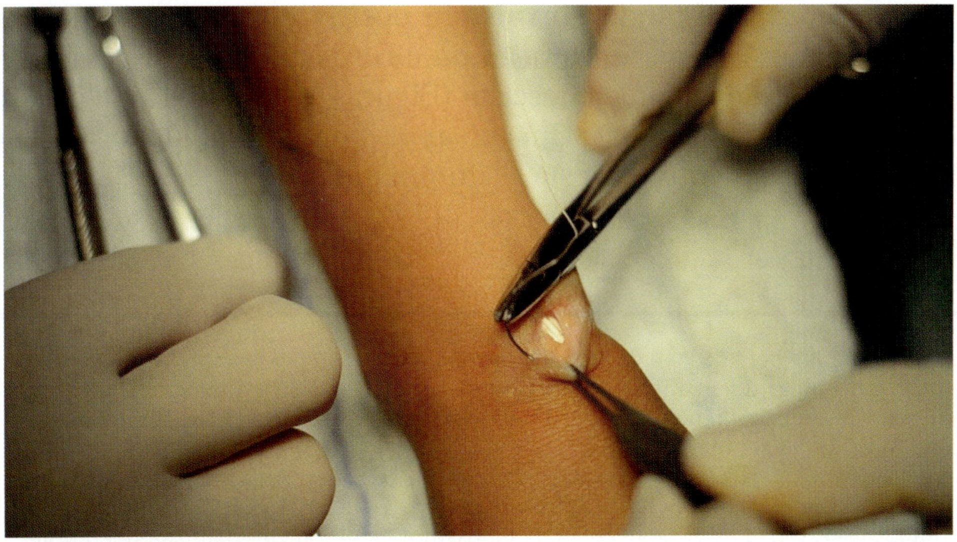

FIGURA 19-11 • Reaproximação do subcutâneo com sutura absorvível.

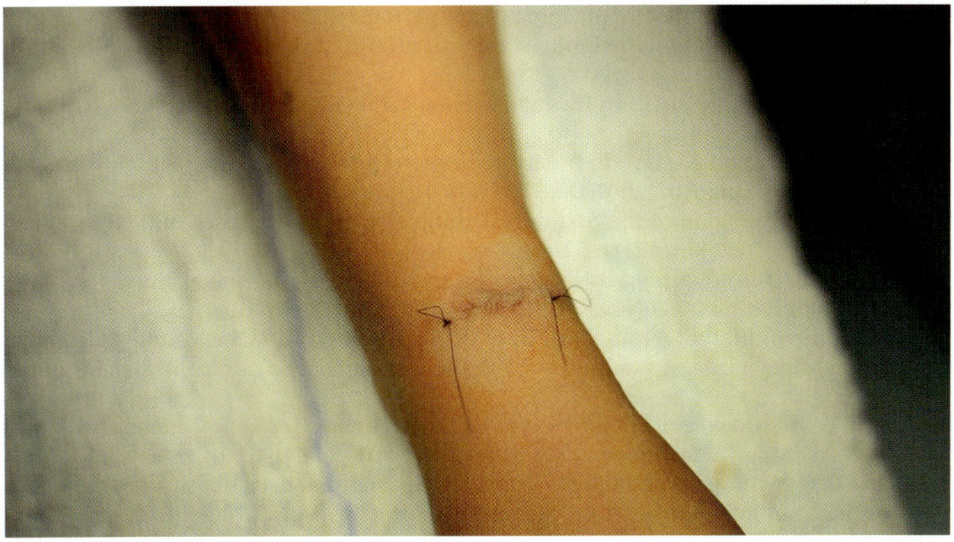

FIGURA 19-12 • Sutura intradérmica da pele.

Pós-operatório

O paciente é incentivado a movimentar ativamente o polegar sem carga. As suturas são retiradas em sete a 10 dias. Raramente é necessário o emprego de terapia para mão supervisionada. Atividades esportivas ou manuais pesadas são desaconselhadas por quatro a seis semanas.

Caso clínico

Paciente do sexo feminino, 52 anos de idade, queixando-se de dor no punho direito há um mês. Tem um neto de 8 meses e refere piora ao retirá-lo do berço. Ao exame físico apresenta edema em 1º túnel extensor, com crepitação subcutânea. O teste de Filkenstein é positivo (Figura 19-1). Foi submetida a infiltração com corticosteroide e orientada a evitar o carregamento do punho com desvio ulnar. Após três meses apresentava melhora discreta do quadro, mantendo Finkelstein positivo e crepitação. Discutido com a paciente a possibilidade de nova infiltração ou cirurgia, ela optou pela última. Após a tenólise realizada conforme a técnica descrita (Figuras 19-2 a 19-12), a paciente evoluiu com remissão completa dos sintomas. Um ano após o procedimento a paciente apresenta cicatriz linear quase imperceptível e está assintomática.

Referências

Alemohammad AM, Yazaki N, Morris RP et al. Thumb interphalangeal joint extension by the extensor pollicis brevis: association with a subcompartiment and de Quervain's disease. J Hand Surg Am. 2009 Apr; 34(4): 719-23.

Avci S, Yilmaz C, Sayli U. Comparison of nonsurgical treatment measures for de Quervain's disease of pregnancy and lactation. J Hand Surg Am. 2002 Mar; 27(2): 322-4.

Bouras Y, El Andaloussi Y, Zaouari T, et al. Surgical treatment in De Quervain's tenosynovitis. About 20 cases. Ann Chir Plast Esthet. 2010 Feb; 55(1): 42-5. Epub 2009 Nov 25.

Chambriard C, Couto P, Osório L et al. A reoperação na tenossinovite de De Quervain/Re-operation in De Quervain's tenosynovitis. Rev Bras Ortop. 1998; 33(2): 128-30.

Choi SJ, Ahn JH, Ryu DS, et al. de Quervain's disease: US identification of anatomic variations in the first extensor compartment with an emphasis on subcompartimentalization. Radiology. Aug 2006(2):480-6. Epub 2011 May 25.

Dawson C, Mudgal CS. Staged description of the Finkelstein test. J Hand Surg Am. 2010 Sep; 35(9): 1513-5. Epub 2010 Aug 14.

Diop AN, Ba-Diop S, Sane JC et al. Role of US in the management of de Quervain's tenosynovitis: review of 22 cases. J Radiol. 2008 Sep; 89(9 Pt 1): 1081-4.

Goldfarb CA, Gelberman RH, McKeon K et al. Extra-articular steroid injection: early patient response and the incidence of flare reaction. J Hand Surg Am. 2007 Dec; 32☹10): 1513-20.

Gousheh J, Yavari M, Arasteh E. Division of the first dorsal compartment of the hand into two separated canals: rule or exception? Arch Iran Med. 2009 Jan; 12(1): 52-4.

Jeyapalan K, Choudhary S. Ultrasound-guided injection of triamcinolone and bupivacaine in the management of De Quervain's disease. Skeletal Radiol 2009 Nov; 38(11): 1099-103. Epub 2009 Jun 1.

Jirarattanaphochai K, Saengnipanthkul S, Vipulakorn K, et al. Treatment of de Quervain disease with triamcinolone injection with or without nimesulide. A randomized, double-blind, placebo-controlled trial. J Bone Joint Surg Am. 2004 Dec; 86-A(12):2700-6.

Kang HJ, Hahn SB, Kim SH et al. Does endoscopic release of the first extensor compartment have benefits over open release in de Quervain's disease? J Plast Reconstr Aesthet Surg. 2011 Oct; 64(10): 1306-11.

Kulthanan T, Chareonwat B. Variations in abductor pollicis longus and extensor pollicis brevis tendons in the Quervain syndrome: a surgical and anatomical study. Scand J Plast Reconstr Surg Hand Surg. 2007; 41(1): 36-8.

Kwon BC, Choi S, Koh SH et al. Sonographic Identification of the Intracompartmental Septum in de Quervain's Disease. Clin Orthop Relat Res. 2010; 468: 2129-2134.

Lin JT, Stubblefield MD. De Quervain's tenosynovitis in patients with lymphedema: a report of 2 cases with management approach. Arch Phys Med Rehabil. 2003 Oct; 84(10): 1554-7.

Maruyama M, Takahara M, Kikuchi N et al. De Quervain disease caused by a abductor pollicis longus tenosynitis: a report of three cases. Hand Surg. 2009; 14(1): 43-7.

Mehdinasab SA, Alemohammad SA. Methylprednisolone Acetate Injection Plus Casting Versus Casting Alone for the Treatment of de Quervain's Tenosynovitis. Archives of Iranian Medicine. July 2010; 13(4).

Nayak SR, Hussein M, Krishnamurthy A et al. Variation and Clinical significance of extensor pollicis brevis: a study in South Indian cadavers. Chang Gung Med J. 2009 Nov-Dec; 32(6): 600-4.

Okada M, Kutz JE. Excision of aberrant abductor pollicis longus tendon slips for decompression of de Quervain's disease. J Hand Surg Eur Vol. 2011 Jun; 36(5): 379-82. Epub 2011 Mar 3.

Peters-Veluthamaningal C, Winters JC, Groenier KH et al. Randomised controlled trial of local corticosteroid injections for de Quervain's tenosynovitis in general practice. BMC Musculoskeletal Disorders. 2009; 10:131.

Peters-Veluthamaningal C, van der Windt D, Winters Jan C et al. Corticosteroid injection for de Quervain's tenosynovitis. Cochrane Database of Systematic Reviews. In: The Cochrane Library, Issue 10, Art. No. CD005616. DOI: 10.1002/14651858.CD005616.pub3

Rossi C, Cellocco P, Margaritondo E et al. De Quervain disease in volleyball players. Am J Sports Med. 2005; Mar; 33(3): 424 -7.

Scheller A, Schuh R, Hönle W et al. Long-term results of surgical release of de Quervain's stenosing tenosynovitis. Int Orthop. 2009 Oct; 33(5): 1301-3. Epub 2008 Oct 28.

Wolf JM, Sturdivant RX, Owens BD. Incidence of de Quervain's tenossinovitis in a young, active population. J Hand Surg Am. 2009 Jan; 34(1): 112-5. Epub 2008 Dec 10.

Wolfe SW, Hotchkiss RN, Pederson WC, Kozin SH. Green's operative hand surgery. 6th ed. Elsevier; 2010.

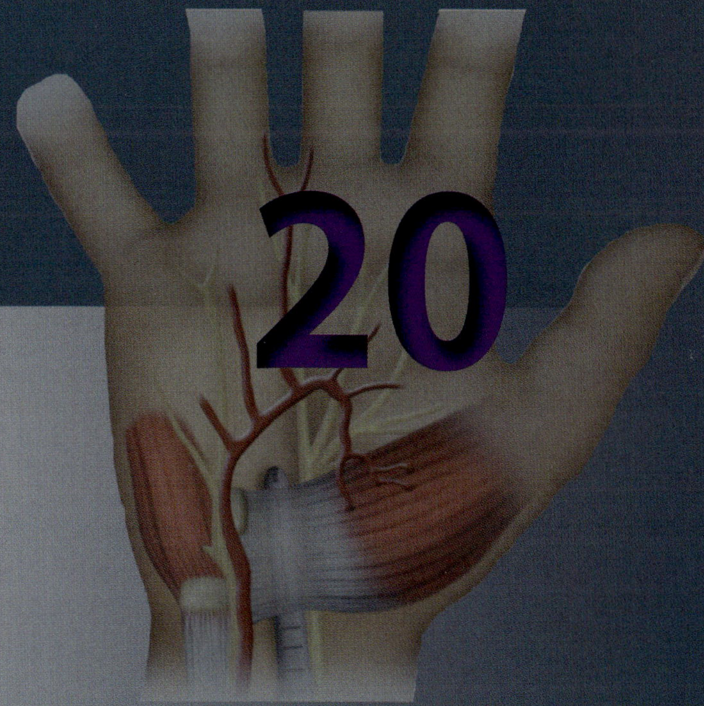

20

Cisto do punho: tratamento aberto

Luiz Carlos Angelini
Marcelo Tavares de Oliveira
Jair Guiguet Leal Junior
Luiz Carlos Angelini Junior

INTRODUÇÃO

O cisto sinovial é o tumor de partes moles mais comum da mão. É preenchido por mucina e aderido a estruturas adjacentes, como cápsula articular, tendão e bainha tendinosa.

Em sua maioria acomete mais mulheres (43/100.000) do que homens (25/100.000), preferencialmente entre a segunda e a quarta década (70%), mas pode aparecer em qualquer época da vida, inclusive na infância. Comumente oriundo de articulações da mão e do punho (Quadro 20-1), neste último localiza-se mais frequentemente sobre o ligamento intrínseco escafolunar (60% a 70%). O segundo sítio mais comum é a região anterior do punho (18% a 20%). Oriundo da cápsula e das fibras do ligamento radiocarpal, desenvolve-se entre os tendões flexor radial do carpo e abdutor longo do polegar, apresenta íntima relação com a artéria radial e pode, ainda, estender-se em direção ao túnel do carpo, ou, mais raramente, originar-se do espaço escafotrapezoidal. A terceira localização mais comum é a polia A1 dos tendões flexores (10% a 12%) (Figura 20-1).

Os cistos sinoviais intraósseos apresentam histologia similar à daqueles encontrados em outras localizações. Podem ser dolorosos e necessitarem de tratamento cirúrgico após serem afastadas outras causas de dor.

A associação a outras patologias pode ocorrer, entre elas: tenossinovite de De Quervain, bossa carpal e artrose. O diagnóstico diferencial é a tenossinovite dos extensores (Figura 20-2) lipoma, outros tumores e proeminência do polo proximal do escafoide secundário a instabilidade intercarpal.

QUADRO 20-1

Dorso punho (espaço escafolunar)
Volar punho (junto ao tendão flexor radial do carpo e à artéria radial)
Bainha do tendão flexor dos dedos
Articulação interfalangiana proximal (Bouchard)
Bainha do tendão extensor
Primeiro túnel extensor (tenossinovite de De Quervain)
Cisto intraósseo
Secundários

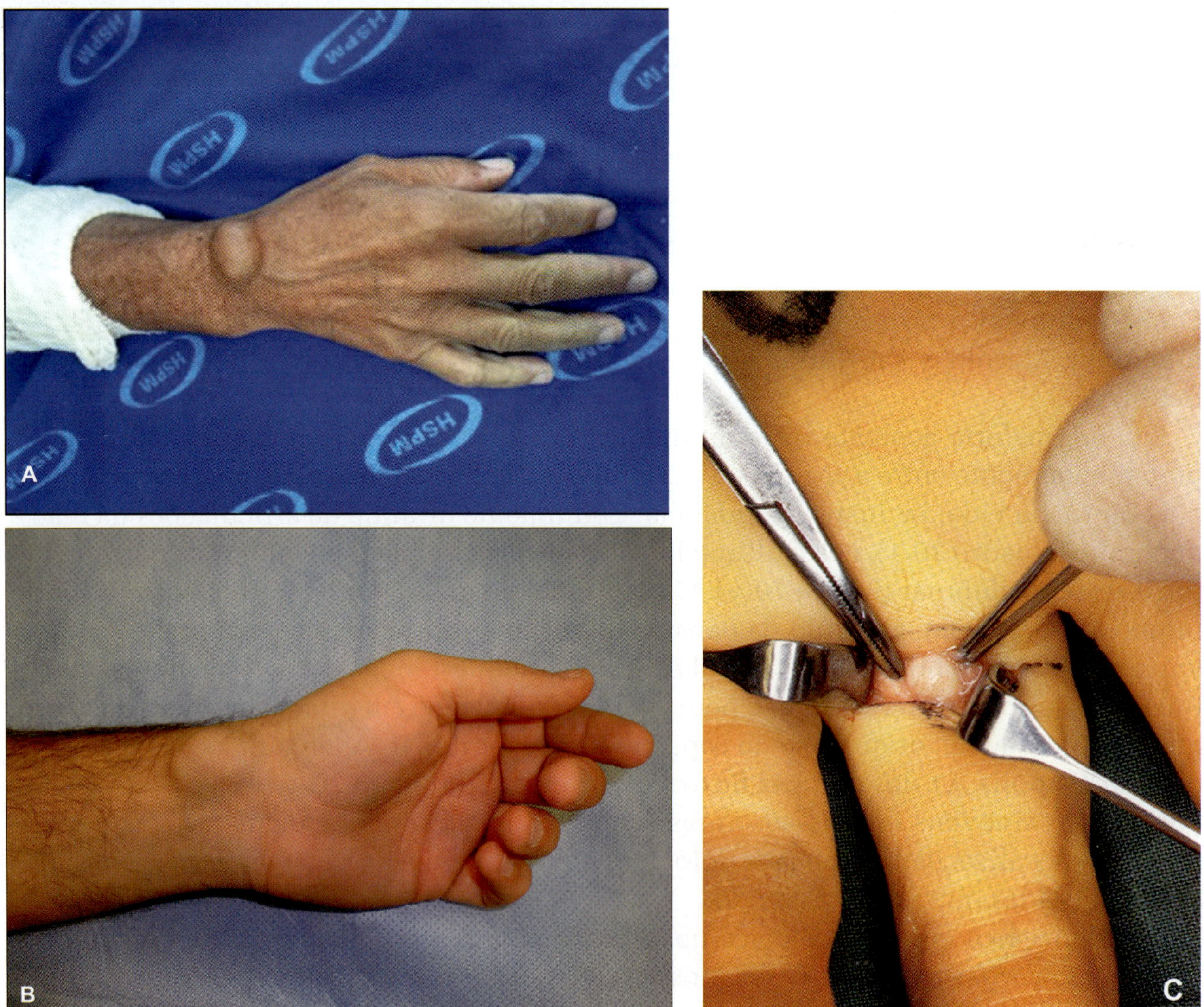

FIGURA 20-1 • A. Cisto sinovial no dorso do punho. B. Cisto sinovial na região palmar do punho. C. Cisto sinovial no nível da articulação na face palmar (polia A1).

As queixas mais comuns são: estética, fraqueza, receio de agressividade da lesão e a dor que pode ser intensificada na flexão dorsal do punho, em especial nos cistos ocultos que podem comprimir o nervo interósseo posterior.

A história de trauma pregresso está presente em 10% dos casos e alguns autores citam o traumatismo de repetição.

Em nosso meio, principalmente no âmbito da Medicina Legal e da Medicina do Trabalho, têm sido reportados questionamentos sobre uma possível associação causal do cisto sinovial a movimentos repetidos dos punhos e dos dedos, o que conduziria a uma relação formal ou direta de nexo entre as atividades que demandassem estes movimentos e o surgimento do cisto.

Na literatura não existem dados referenciados sobre esta relação de causa e efeito.

No entanto estudos prospectivos, complementados com acompanhamento de cinco anos sobre 16 artroscopias efetuadas em punhos com a presença diagnosticada de cisto artrossinovial, com sintomatologia dolorosa, mostraram, antes da retirada do cisto, anormalidades ligamentares na articulação do escafoide com o osso semilunar em 10 casos e com a articulação do semilunar com o osso piramidal em dois.

Concluíram os autores serem as alterações observadas precursoras potenciais de instabilidades intercárpicas e/ou osteoartrites localizadas, que poderiam produzir limitação funcional.

De fato, outros pesquisadores, avaliando os resultados de 55 artroscopias para a retirada de cisto sinovial, dorsal do punho, observaram que "os cistos gangliônicos têm alta associação com certas frouxidões interósseas".

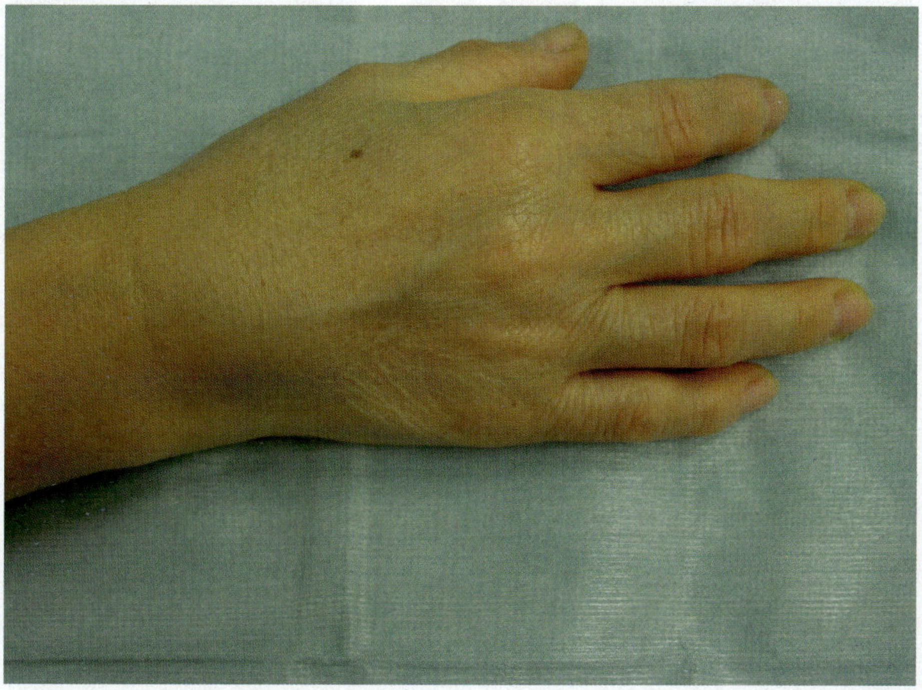

FIGURA 20-2 • Tenossinovite dos tendões extensores do punho.

De outra forma, pesquisa recente, uma avaliação por ressonância magnética, em indivíduos usuários de computador, com sintomas de dor crônica no punho e outros sem sintomas, com atividade de no mínimo 4 horas diárias, desde há três anos, pelo menos, indicou que as anormalidades são frequentes nos dois grupos e que nos sintomáticos prevaleceram cistos intraósseos.

Assim, admite-se, para esta questão, somente o diagnóstico de cisto sinovial de punho, secundário a uma condição preexistente, uma frouxidão ligamentar, eventualmente agravada por uma atividade ocupacional, em que solicitações específicas dos punhos puderem ser comprovadas.

Consequentemente a investigação diagnóstica das instabilidades do punho reveste-se de importância neste cenário.

O exame físico deve ser feito em comparação com o punho contralateral e facilitado pela flexão do punho, o que torna o cisto mais aparente. Deve-se mensurar e verificar a presença de atrofia, aderência, além de se utilizar a luminescência (Figura 20-3).

Nos cistos volares, o teste de Allen deve ser realizado rotineiramente e verificada a presença de dominância da artéria radial (Figura 20-4).

O aparecimento pode ser rápido ou demorar vários meses. Pode permanecer do mesmo tamanho, crescer, involuir ou se romper espontaneamente.

O exame radiográfico é indicado para o estudo das articulações, pesquisa de cistos intraósseos, gibosidade cárpica e aumento do espaço intercarpal decorrente de trauma que pode causar uma lesão ligamentar e o aparecimento do cisto concomitantemente.

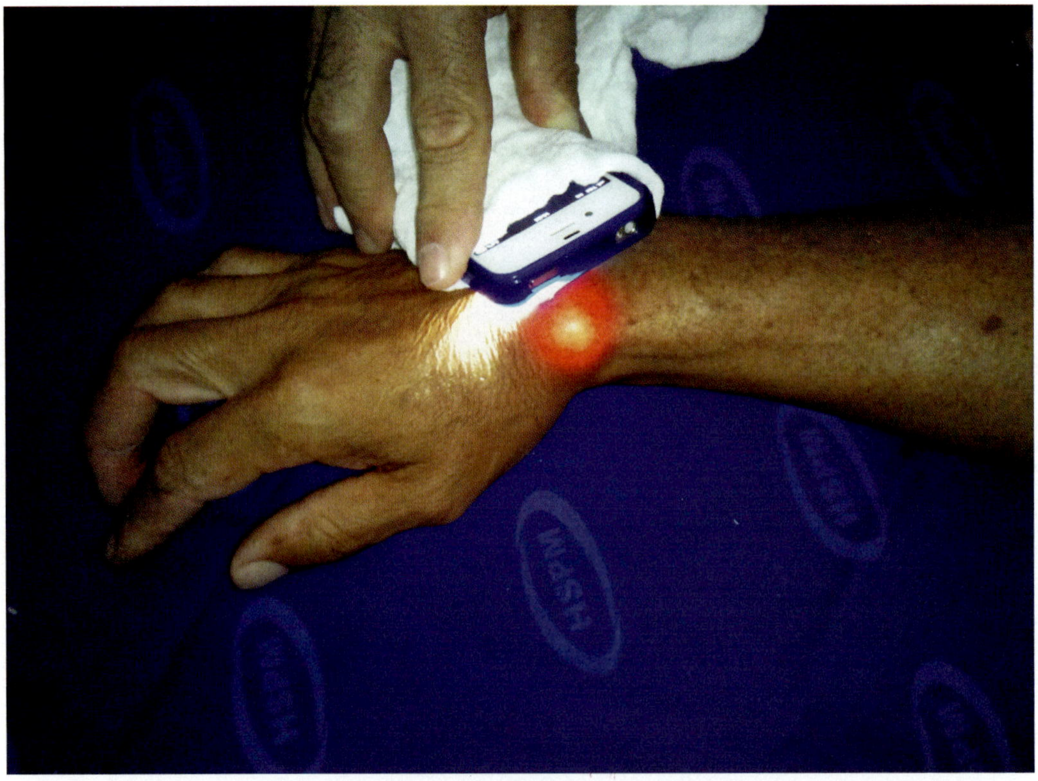

FIGURA 20-3 • Transiluminação de um cisto na região dorso ulnar do punho.

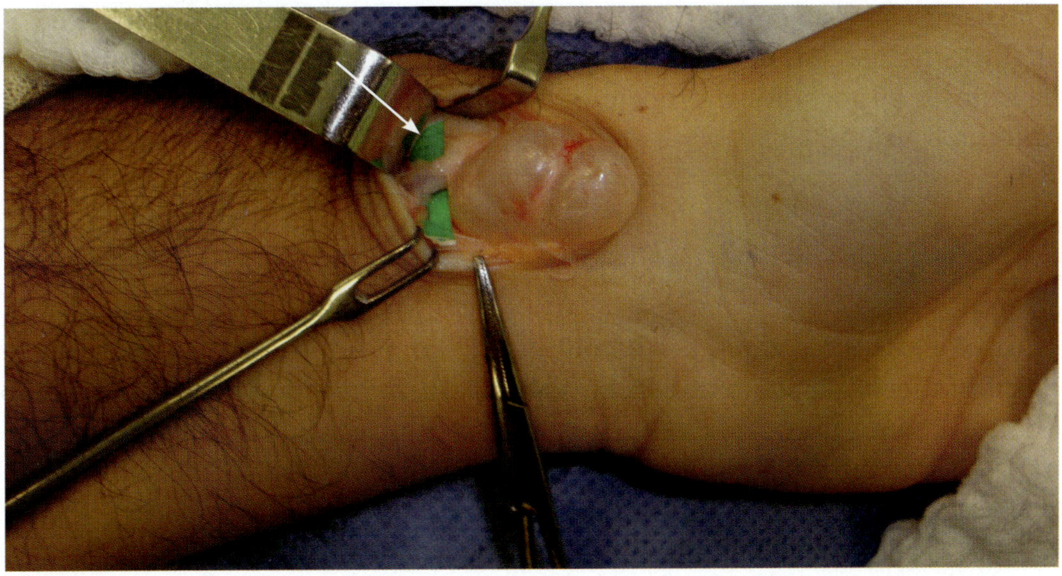

FIGURA 20-4 • Presença de cisto sinovial na face palmar do punho. Note seta indicando artéria radial transfixando o cisto.

Os exames de escolha são a ultrassonografia (US) e/ou a ressonância magnética (RM), em especial na pesquisa de cistos ocultos e sintomáticos, mas o diagnóstico definitivo é feito pelo exame de anatomia patológica, que deve ser feito em todos os tumores retirados.

A comunicação entre a articulação do punho e o cisto pode ser demonstrada pela artrografia, mas não pela cistografia, uma vez que existe um mecanismo valvular de fluxo de mão única que conecta o punho ao cisto e não permite que o contraste saia do cisto em direção à articulação.

CLASSIFICAÇÃO

O cisto pode ser simples ou multilobulado, de conteúdo claro e translúcido ou hemorrágico. Sua parede é constituída por fibras de colágeno comprimidas, esparsamente alinhadas e sem evidência de um revestimento epitelial ou sinovial.

O estroma apresenta baixa celularidade e lacunas preenchidas por mucina inter e extracelular. Nenhuma reação inflamatória ou atividade mitótica é observada.

O seu conteúdo é composto por mucina gelatinosa, glucosamina, albumina, globulina e altas concentrações de ácido hialurônico, sendo este líquido mais viscoso do que aquele encontrado na articulação normal.

PATOGÊNESE

A etiologia e a patogênese dos cistos permanecem obscuras. A teoria mais aceita foi postulada por Ledderhose (1893) e popularizada por Carp e Stout, a qual considera a degeneração mucoide como a causa primordial na formação do cisto. A fibrilação e a diminuição das fibras de colágeno, o acúmulo de mucina intra e extracelular e a diminuição do estroma celular suportam esta teoria, a qual não explica o porquê de a degeneração ser autolimitada e solitária e ocorrer em jovens.

TRATAMENTO NÃO CIRÚRGICO

O tratamento não cirúrgico deve ser considerado inicialmente. O paciente deve ser informado e orientado sobre a sua condição e da natureza benigna da lesão. Citamos como métodos de tratamento não cirúrgico: compressão digital, aspiração ou aspiração associada a injeção com corticoide (Figura 20-5) ou hialuronidase, tenotomia subcutânea e sutura transepidérmica.

A observação é indicada a pacientes assintomáticos e com pequenos cistos e pediátricos em virtude da alta prevalência de resolução espontânea.

O cisto de polia é geralmente pequeno (3 mm a 8 mm) e palpável na linha metacarpofalangiana. A ruptura com agulha e infiltração com corticosteroide oferece bons resultados.

A aspiração do cisto associada a injeção de lidocaína (Xylocaina®) e betametasona (Celestone®) pode reduzir o seu tamanho e aliviar os sintomas por períodos variáveis. Em 20% a 30% dos pacientes pode ser efetivo. Como complicações citamos: despigmentação da pele, atrofia do tecido celular subcutâneo e punção acidental da artéra radial nos cistos volares do punho, o que pode favorecer a formação de hematoma, sangramento e pseudoaneurisma.

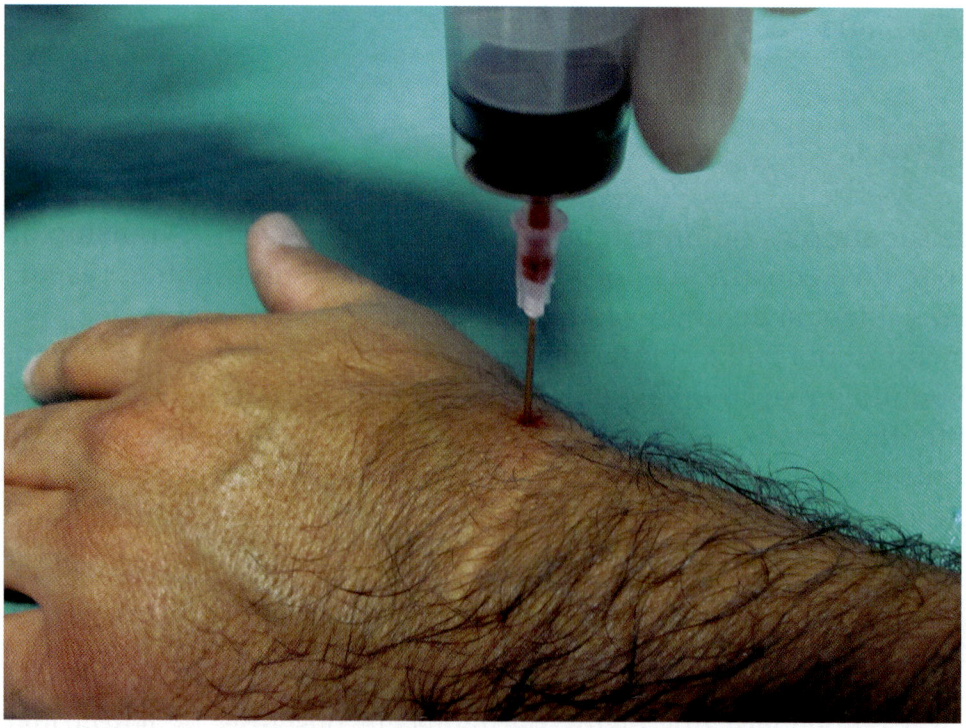

FIGURA 20-5 • Injeção com corticoide.

TRATAMENTO CIRÚRGICO

A cirurgia aberta é a técnica mais comumente utilizada para ressecção do cisto sinovial dorsal do punho, tendo como princípios minimizar o índice de recorrência e a manutenção do arco de movimento. A técnica artroscópica tem apresentado efetividade e risco de recorrência comparáveis à técnica aberta.

A falha em identificar as conexões e o pedículo vascular do cisto sinovial que mais comumente se origina do ligamento intrínseco escafolunar aumenta o índice de recorrência em mais de 50%.

Deve-se lembrar de que, mesmo que o cisto não esteja exatamente sobre o espaço escafolunar, é necessario que se tenha atenção para a existência de um pedículo alongado (Figura 20-6).

Técnica cirúrgica

O paciente é posicionado em decúbito dorsal com o membro superior abduzido 90º e mantido sobre a mesa para braço (Figura 20-7) sob anestesia regional do plexo braquial ou geral. Deve-se utilizar torniquete pneumático à pressão de 250 mmHg em adultos. Como critérios empíricos ou relacionados com a pressão sistólica, sendo duas vezes e meia maiores que a arterial sistólica ou superiores a esta em 50-100 Hg, são indicadas para garroteamento em braço.

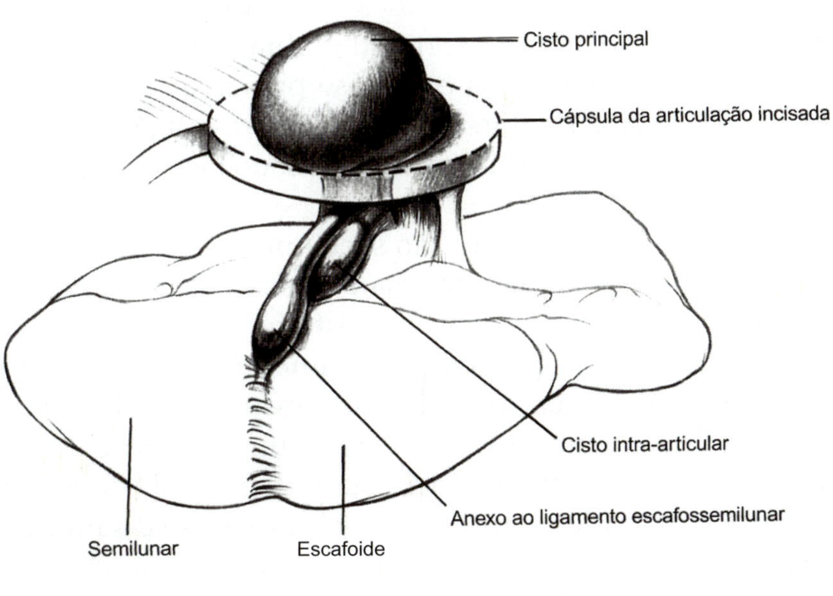

FIGURA 20-6 • Representação esquemática do cisto com visualização de anexos ao ligamento escafolunar. (Retirada de Green´s Operative Hand Surgery, 4ªedição editado por D P Green.)

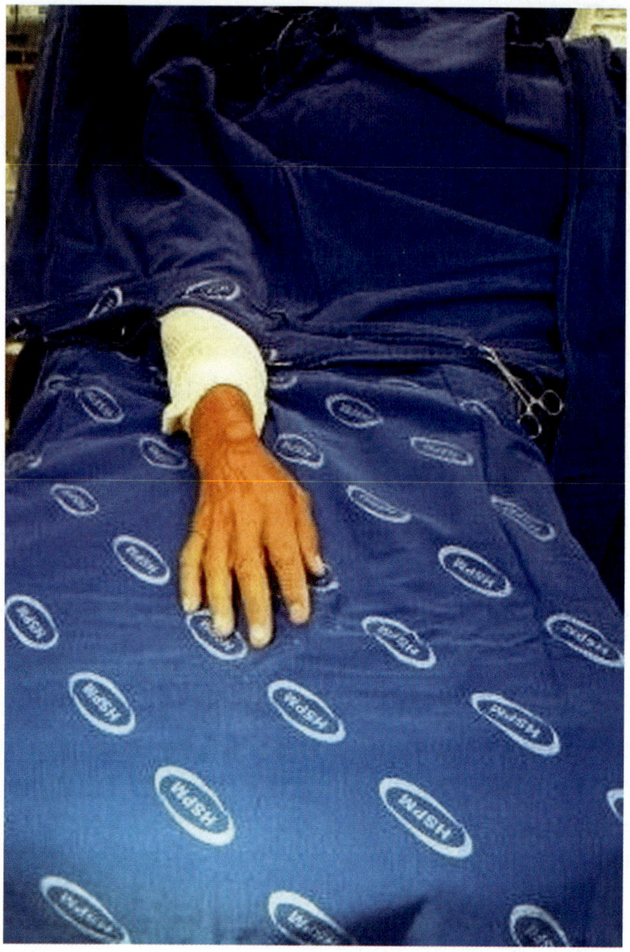

FIGURA 20-7 • Posicionamento do membro superior abduzido e repousando na mesa para braço.

A via de acesso é a transversal sobre a fileira proximal do carpo, ao longo das linhas de Langers no punho, a fim de prevenir contratura cicatricial (Figura 20-8).

Tipicamente o cisto aparece entre os tendões extensor longo do polegar e o extensor comum dos dedos, os quais são afastados, radial e ulnar, respectivamente (Figura 20-9). A dissecção do cisto deve ser cuidadosa e deve-se preservar o pedículo (Figura 20-10). Com o punho flexionado, a cápsula dorsal é aberta sobre o ligamento intrínseco escafolunar, podendo-se algumas vezes identificar um pequeno cisto intra-articular na conexão entre o pedículo e o ligamento.

O cisto e sua conexão com o ligamento são seccionados, podendo-se verificar um pequeno ducto nas fibras do ligamento escafolunar. São comum a ocorrência da ruptura do cisto e a perda dos parâmetros anatômicos, por este motivo a dissecção deve continuar até a ressecão da conexão do pedículo com o ligamento. Procede-se à cauterização do pedículo e à ressecção de uma porção de 1 cm^2 da cápsula dorsal, tomando-se o cuidado de não lesar ou curetar o ligamento intrínseco escafolunar (Figura 20-11).

O garrote pneumático é desinsuflado. Realizam-se a hemostasia e a limpeza com soro fisiológico. Nos pacientes operados sob anetesia geral realiza-se a infiltração com ropivacaína para analgesia pós-operatória.

O tecido celular subcutâneo é aproximado com pontos invertidos utilizando-se o fio monocryl 4.0 e a pele é suturada com ponto intradérmico com náilon 4.0 (Figura 20-12).

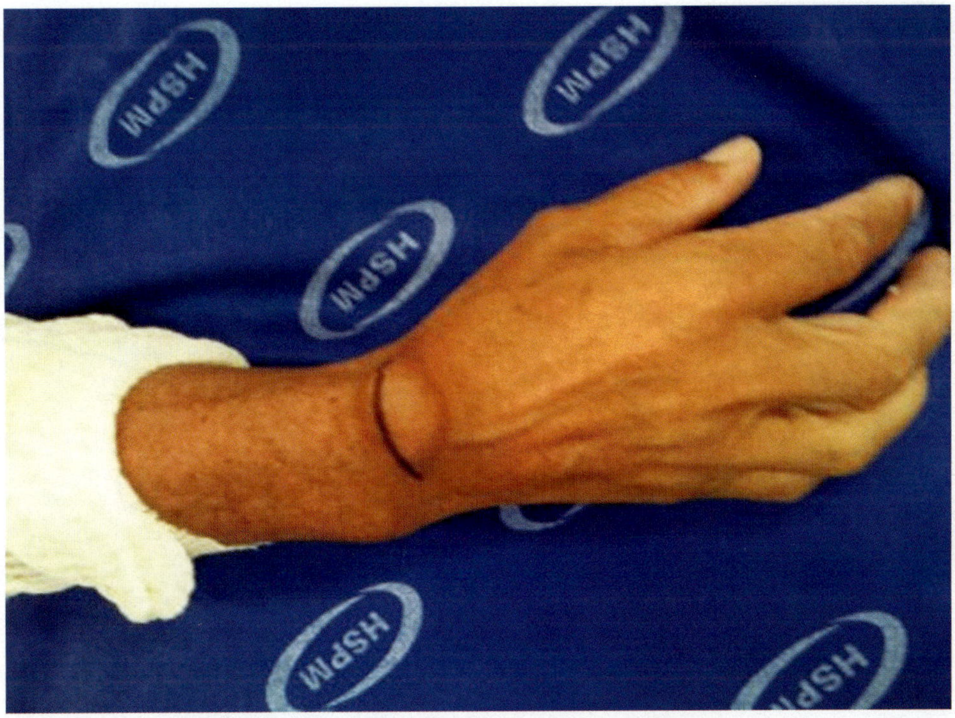

FIGURA 20-8 • Incisão transversal usada para maioria dos cistos sinoviais da região dorsal.

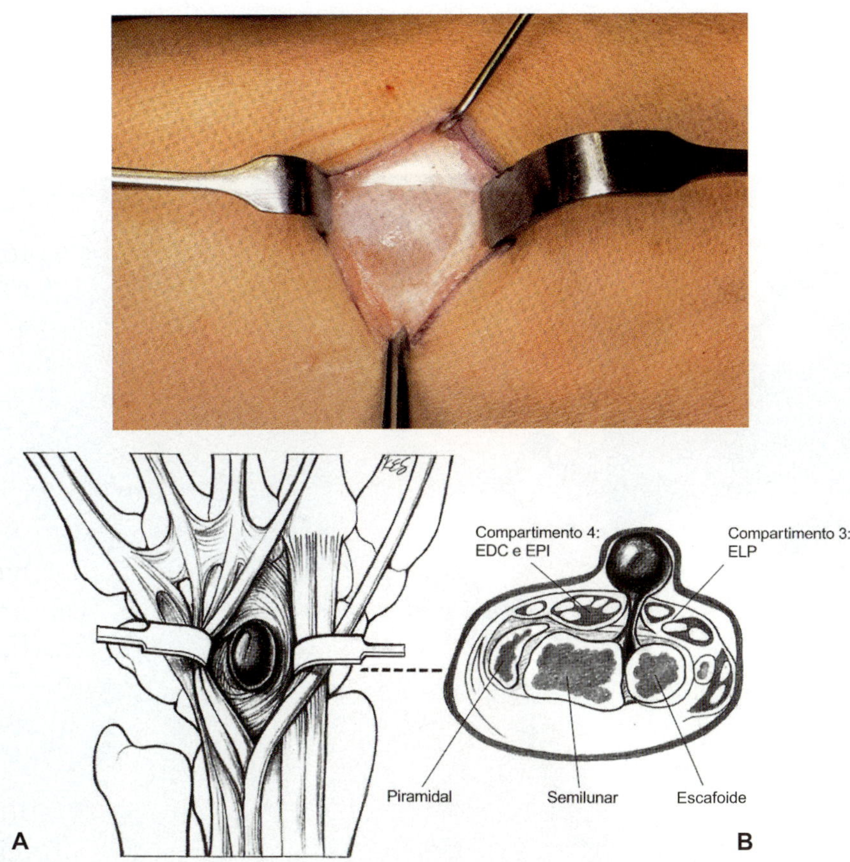

FIGURA 20-9 • **A.** Intraoperatório da retirada do cisto sinovial dorsal, entre o terceiro e o quarto compartimento, seta mostrando tendão do extensor longo do polegar. **B.** Representação esquemática cisto dorsal mais comumente encontrado em terceiro (ELP) e quarto compartimento do punho (EDC e EPI). (Retirada de Green´s Operative Hand Surgery, 4ªedição editado por D P Green.)

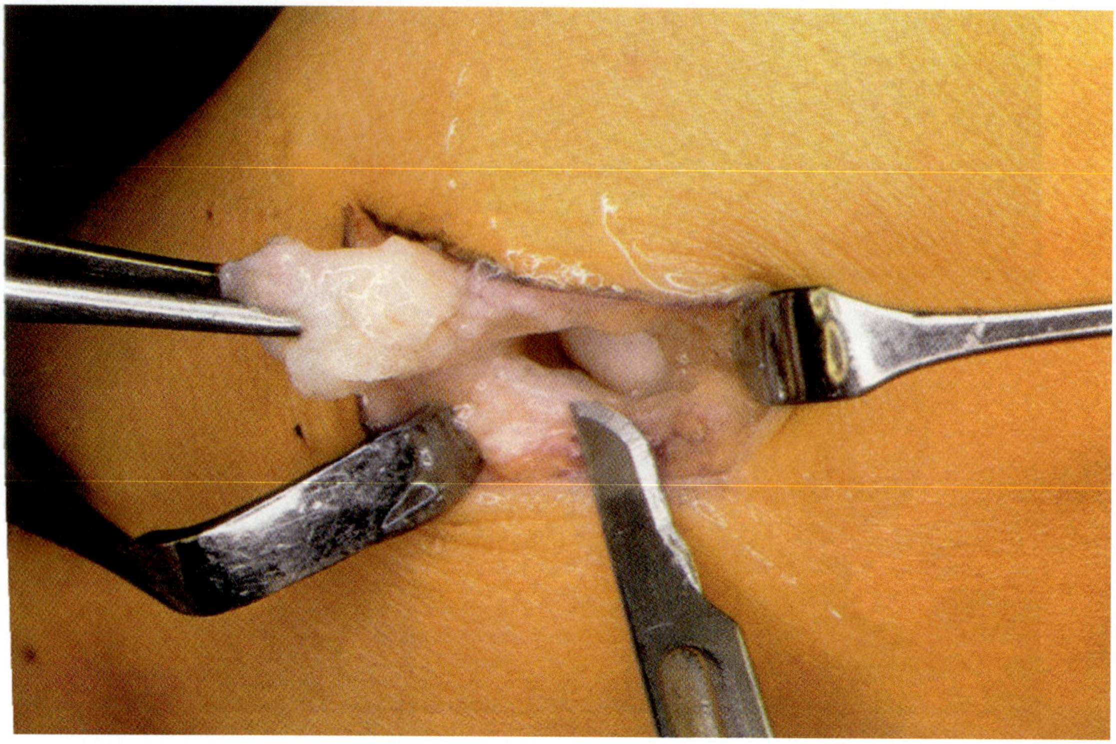

FIGURA 20-10 • Cisto sinovial dorsal sendo removido, juntamente com a cápsula dorsal na articulação do punho.

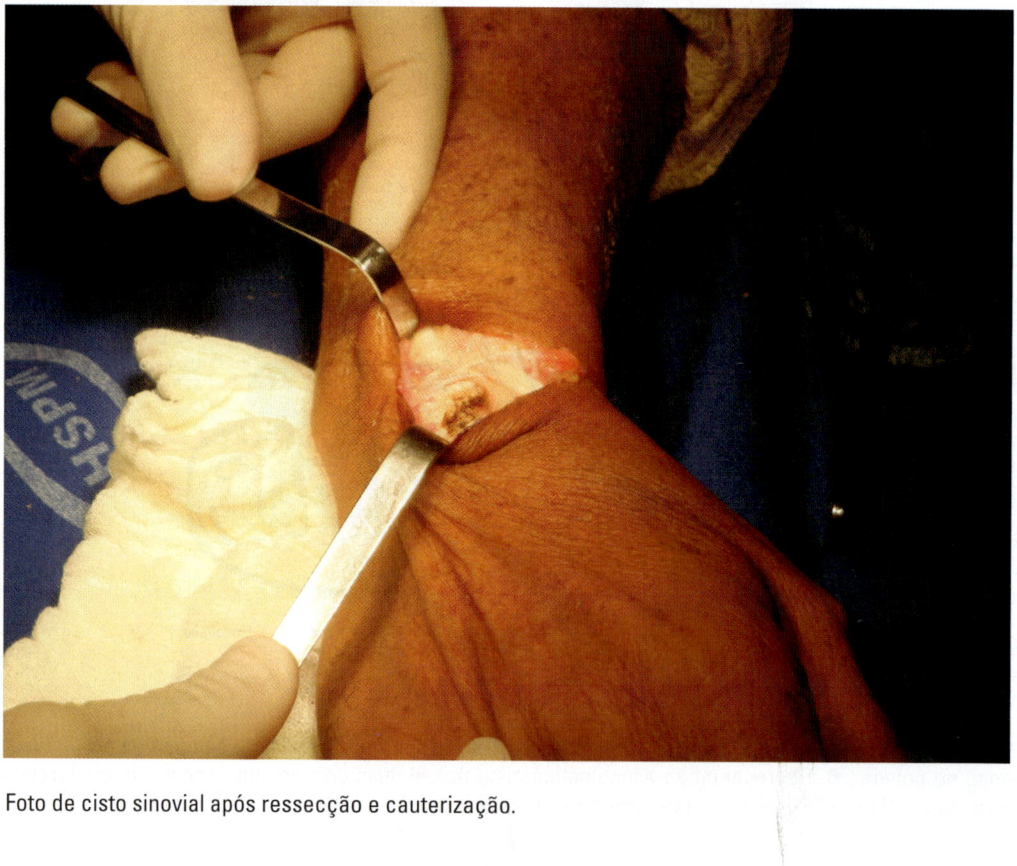

FIGURA 20-11 • Foto de cisto sinovial após ressecção e cauterização.

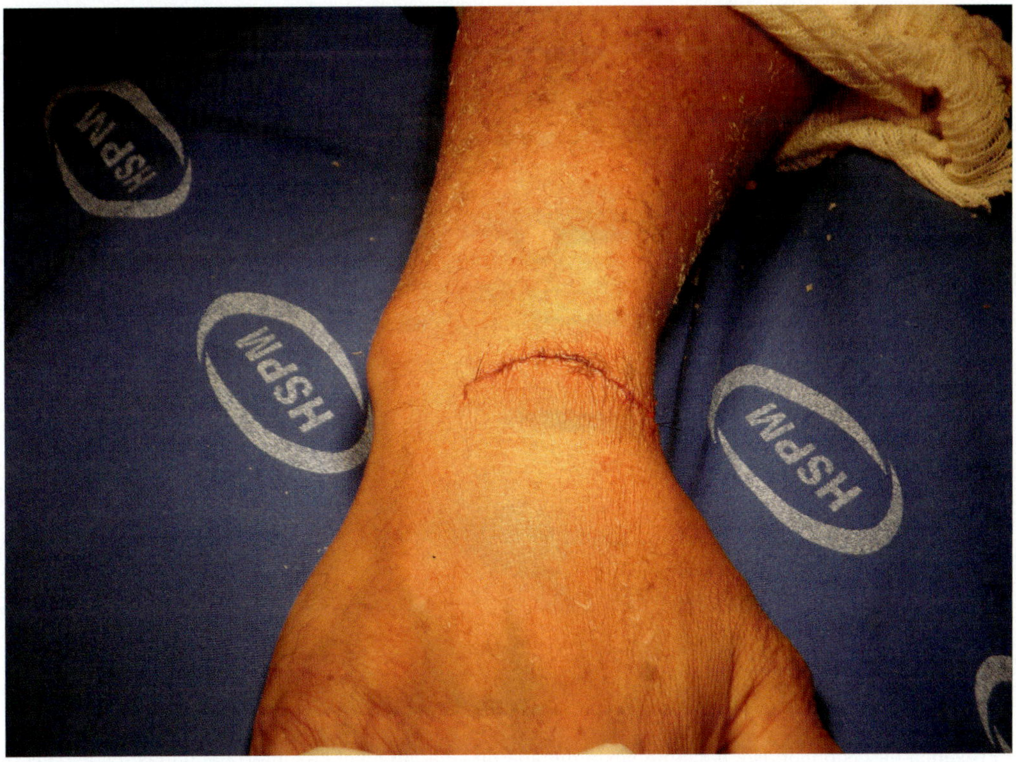

FIGURA 20-12 • Sutura.

A seguir procede-se ao curativo com enfaixamento. Uma órtese em suave flexão pode ser utilizada para minimizar a perda de flexão.

Os pontos são retirados em duas semanas, enquanto o movimento é encorajado e auxiliado pela terapeuta ocupacional da mão até a completa recuperação do arco de movimento.

COMPLICAÇÕES

A complicação mais frequente é a recidiva precoce do cisto em virtude da ressecção incompleta. Outras complicações: perda da flexão do punho, queloide, neuroma, dissociação escafolunar e lesão da artéria radial.

CISTO MUCOSO

O cisto mucoso ocorre geralmente nas articulações interfalangianas distais após a quinta década de vida (Figura 20-13). Apresenta pequeno tamanho (3 mm a 5 mm), localiza-se ao lado do tendão extensor terminal e pode causar deformação longitudinal da unha por compressão da matriz germinativa. É essencial a realização de radiografias pela associação a alterações degenerativas das articulações interfalangianas distais. No tratamento cirúrgico devem-se retirar o cisto e os osteófitos, tomando-se cuidado para não lesar o tendão extensor.

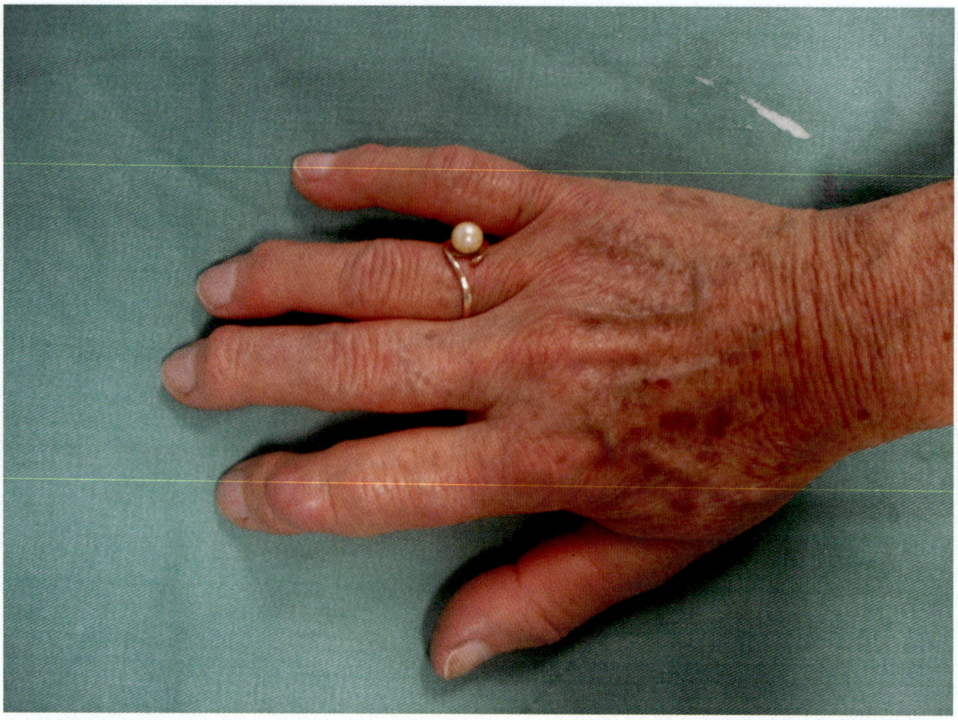

FIGURA 20-13 • Presença de cisto mucoso, paciente sexta década de vida, no nível das interfalangenas distais dos dedos 2,3,4,5 da mão direita.

BOSSA CARPOMETACARPIANA

A bossa pode ser confundida com o cisto sinovial dorsal (Figura 20-14).

É decorrente de um osteófito oriundo de osteoartrose entre o carpo e, mais comumente, o segundo e terceiro metacarpos, formando uma massa visível e palpável mais aparente com a flexão do punho. É mais comum em mulheres, mão dominante e entre a terceira e quarta décadas de vida.

A radiografia para visibilização da bossa carpal deve ser realizada com a mão supinada em 30º a 40º e 20º a 30º de desvio ulnar.

A bossa pode ser dolorosa e estar associada a um pequeno cisto sinovial em 30% dos casos. O tratamento cirúrgico está indicado aos casos persistentemente sintomáticos com a ressecção do cisto e dos osteófitos, mas o paciente deve ser avisado sobre a possibilidade de manutenção dos sintomas.

A realização de artrodese está indicada aos casos de artrose avançada.

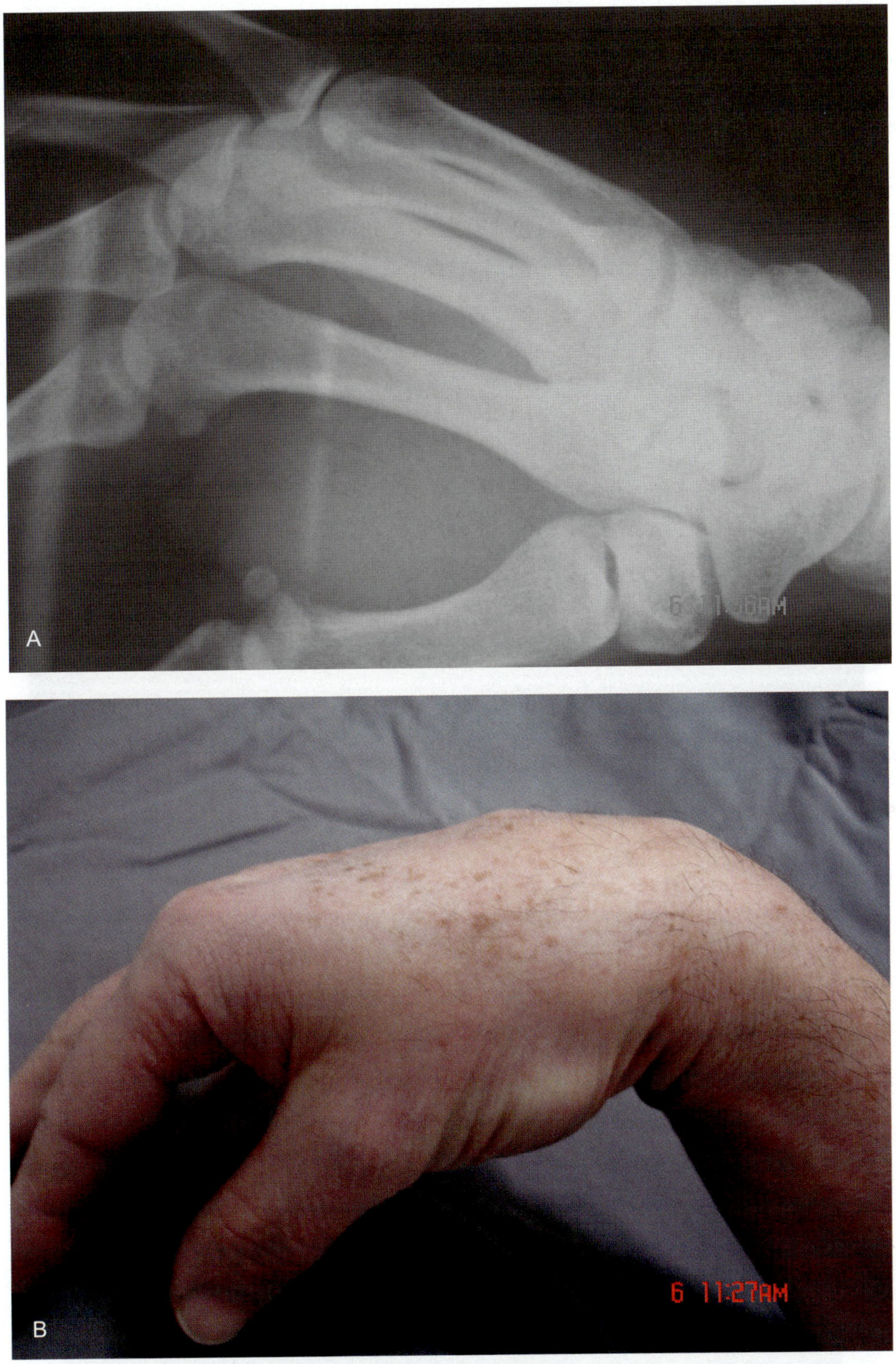

FIGURA 20-14 • A. Radiografia de para visibilização da bossa carpal. B. Presença de bossa carpal no nível da base do terceiro osso metacarpal.

Casos clínicos

Caso 1

L.I.P., 33 anos, sexo feminino, dentista, apresentava aumento de volume doloroso no dorso do punho direito havia três meses (Figuras 20-15 a 20-18).

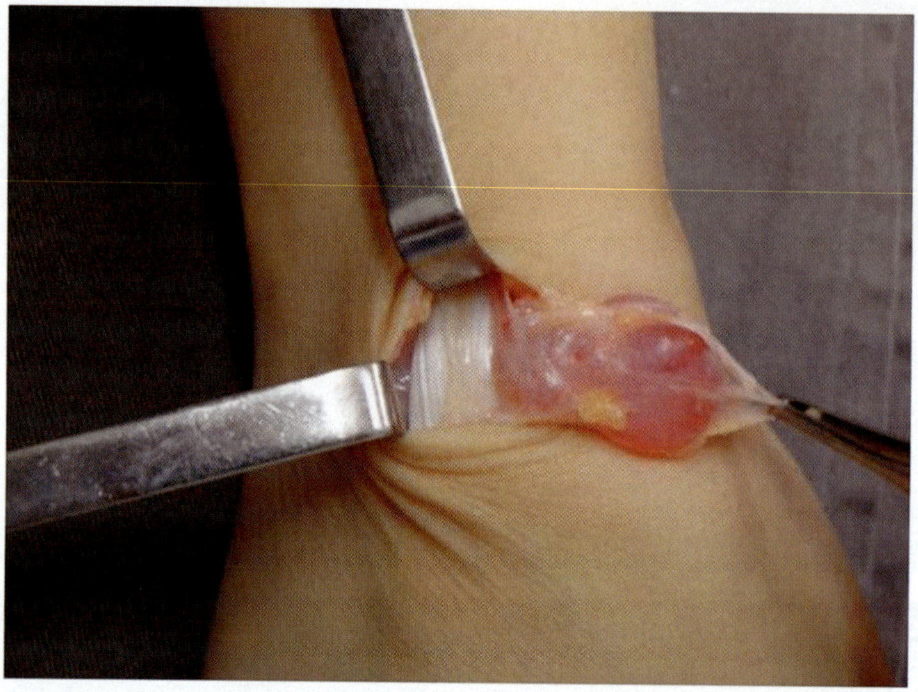

FIGURA 20-15 • Por meio de uma incisão longitudinal visualizam-se um cisto sinovial e sua relação com os tendões extensores comuns dos dedos.

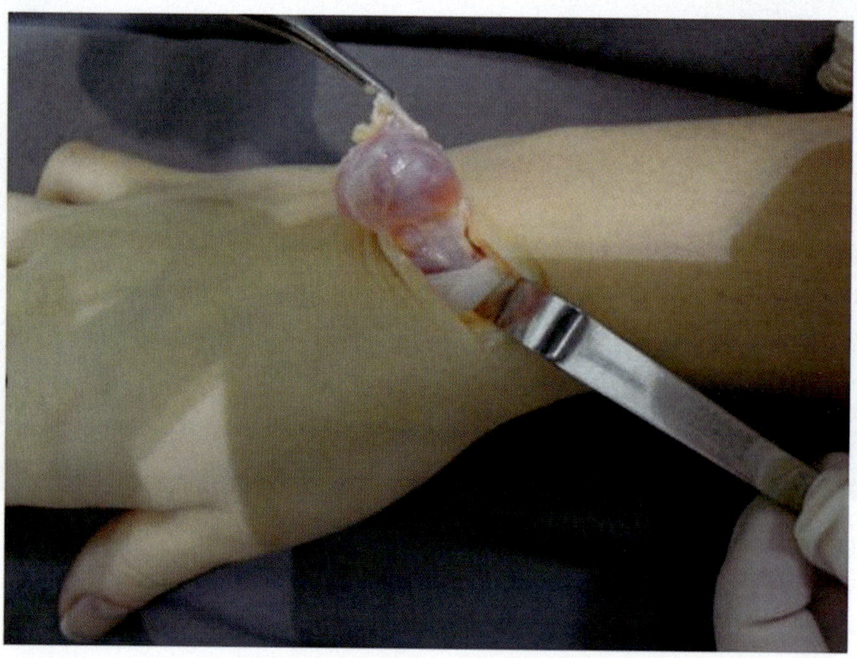

FIGURA 20-16 • Cisto sinovial e sua relação com os tendões extensor radial curto do carpo e extensor longo do polegar.

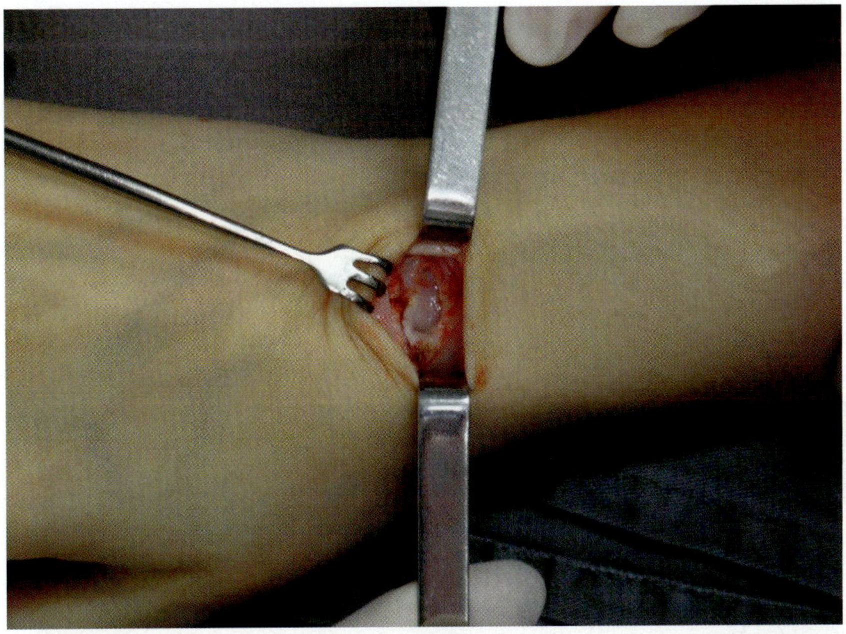

FIGURA 20-17 • Área de 1 cm^2 retirada da cápsula dorsal.

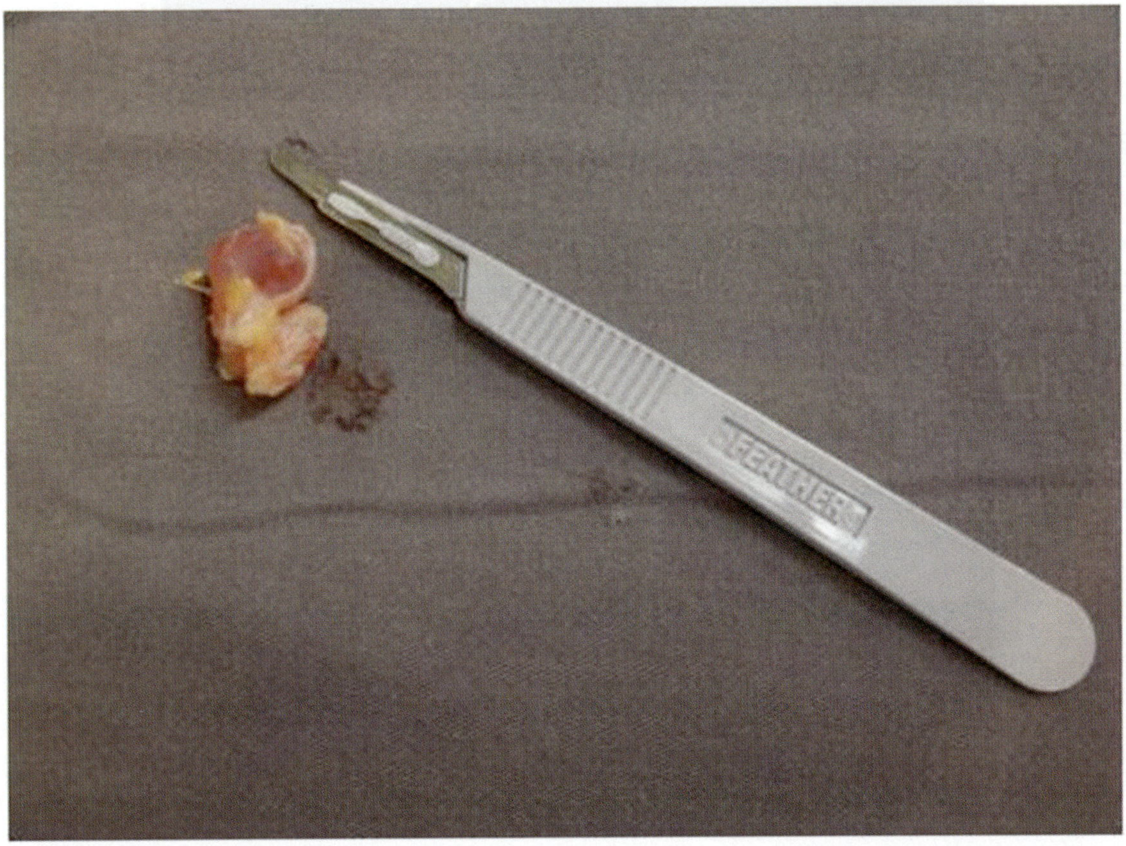

FIGURA 20-18 • Cisto sinovial ressecado.

Caso 2

M.J.S.S., 62 anos, sexo feminino, do lar, apresentava aumento de volume doloroso no terço distal do antebraço direito havia três meses. Efo. Parestesia no território do nervo mediano e tinel + (Figuras 20-19 a 20-22).

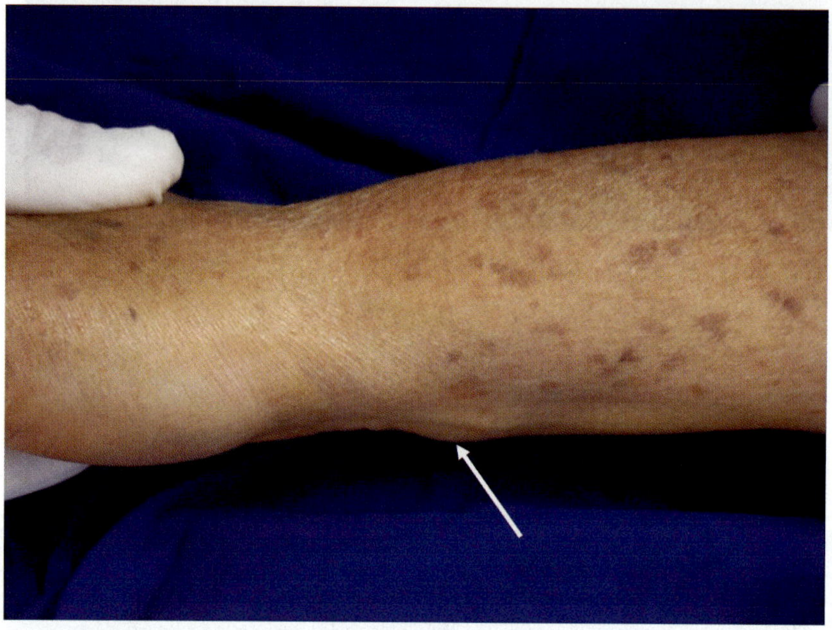

FIGURA 20-19 • Vista lateral do tumor.

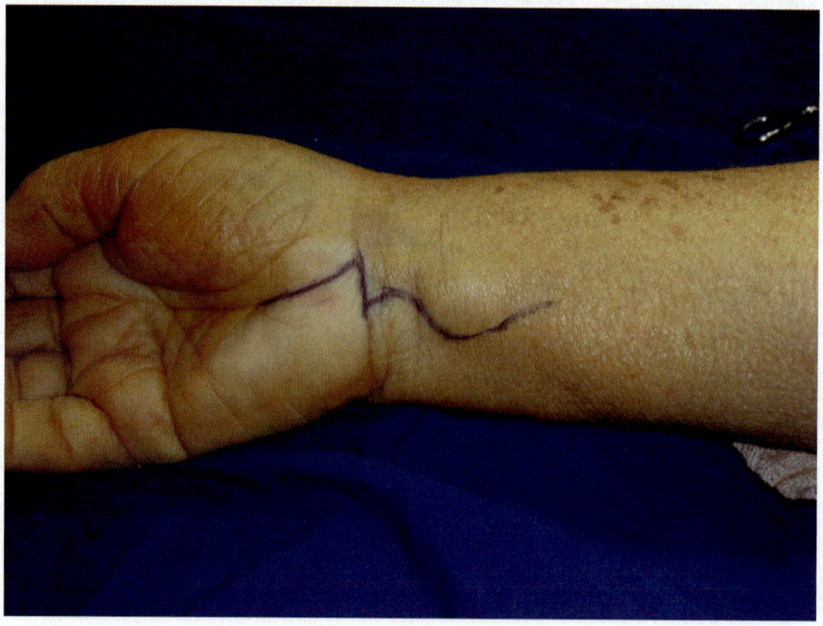

FIGURA 20-20 • Vista volar do tumor com o desenho da incisão.

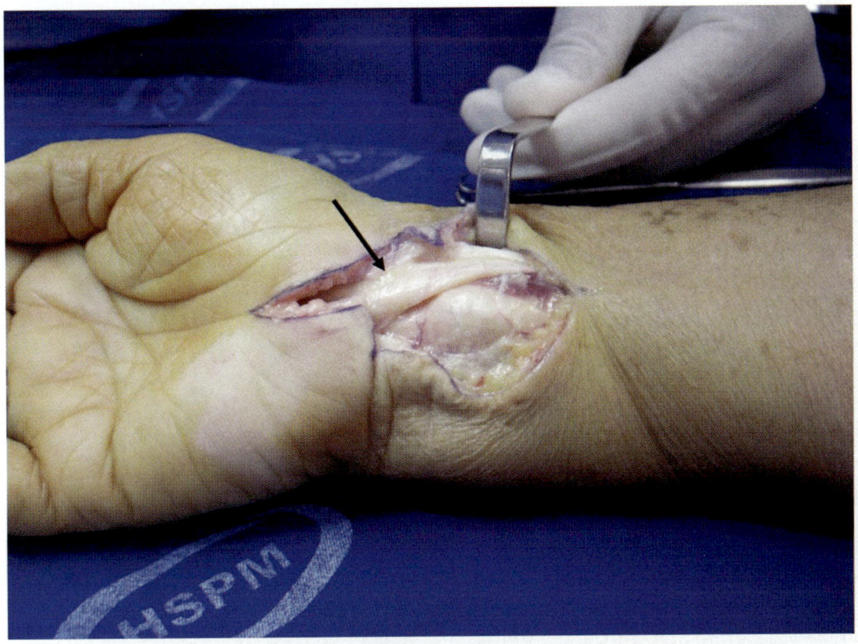

FIGURA 20-21 • Nervo mediano em íntimo contato com o tumor.

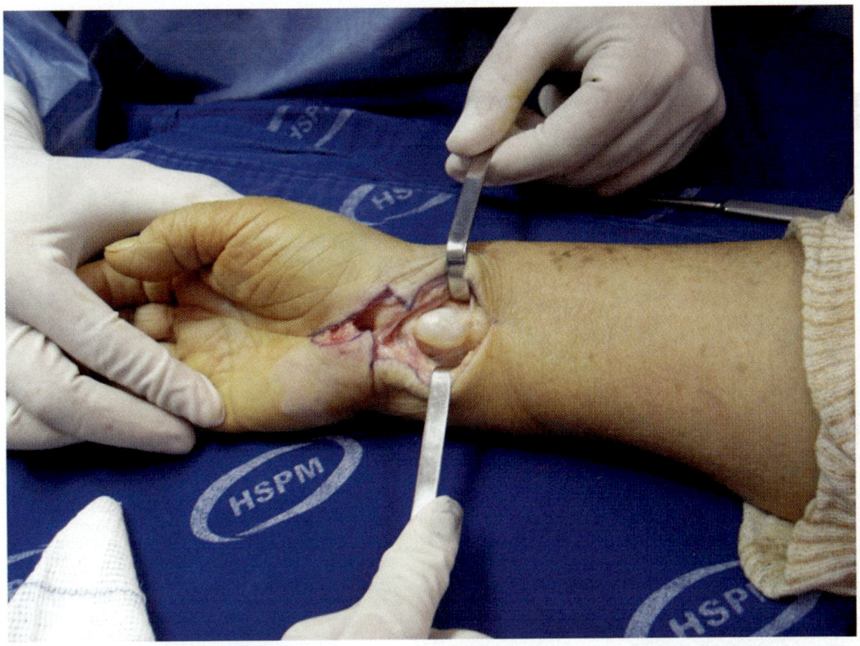

FIGURA 20-22 • Cisto sinovial com o nervo mediano afastado.

Caso 3

M.M.S., 57 anos, sexo masculino, engenheiro, apresentava aumento de volume alongado longitudinalmente e doloroso no dorso da mão esquerda havia cinco meses (Figuras 20-23 a 20-25).

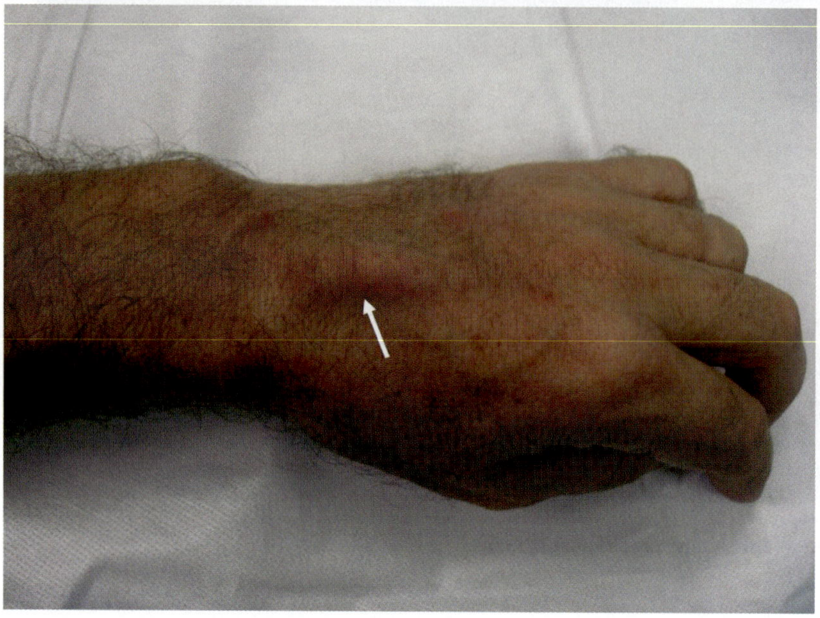

FIGURA 20-23 • Aumento de volume do dorso da mão esquerda.

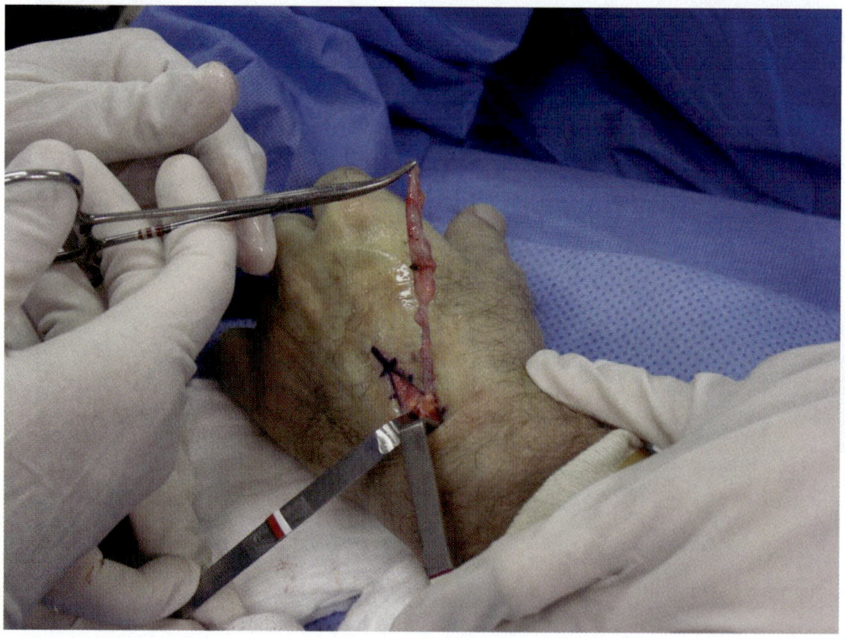

FIGURA 20-24 • Cisto sinovial longilíneo e de grandes proporções com pedículo longo oriundo do carpo.

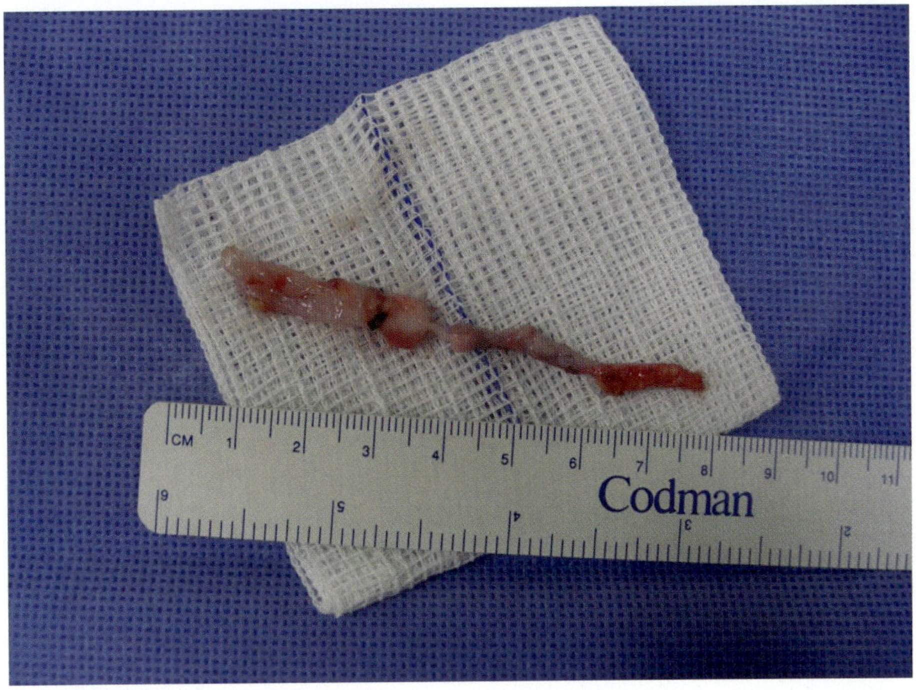

FIGURA 20-25 • Cisto sinovial ressecado.

Referências

Andren L, Eiken O. Arthrographic studies of wrist ganglions. J Bone Joint Surg Am. 1971; 53: 299-302.

Burgess RA, Pavlosky WF, Thompson RT. MRI-iddentified abnormalities and wrist range of motion in asyntomatic versus syntomatic computer use. BMC Musculoskeletal Disord. 2010 Nov; 25(11): 273.

Carp L, Stout AP. A study of ganglion, with special reference to treatment. Surg Gynecol Obstet. 1928; 47: 460-468.

Cícero MS, Anderson VM, Raul C. Cisto sinovial: tratamento cirúrgico com ressecção do ligamento escafóide semilunar. Rev Bras Ort. 1983; 18/VI: 193-197.

Edward AA. Ganglions of the hand and wrist. In: Green DP (ed.). Green's Operative Hand Surgery. 6th ed. New York: Churchill Livingstone, 2010. V. 2.

Edwards SG, Johansen JA. Prospective outcomes and associations of wrist ganglion cysts resected arthroscopically. J Hand Surg [Am]. 2009; 34: 395-400.

Kang L, Akelman E, Weiss AP. Arthroscopic versus open dorsal ganglion excision: a prospective, randomized comparison of rates of recurrence and residual pain. J Hand Surg [Am]. 2008; 33: 471-475.

Lidder S, Ranawat V, Ahrens P. Surgical excision of wrist ganglia; Literature review and nine years retrospective study of recurrence and patient satisfaction. Orthopedic Reviews. 2009; 1:e5: 17-19.

Loder RT, Robinson JH, Jackson WT, et al. A surface ultrastructure study of ganglia and digital mucous cysts. J Hand Surg [Am]. 1988; 13: 758-762.

Lowden Cm, Attiah M, Garvin G, et al. The prevalence of the wrist ganglia in an assyntomatic population: magnetic resonance evaluation. J Hand Surg (Br). 2005; 30: 302-306.

Nilton M, Kwong CC, Carlos TK, Claudio HB. Tratamento de cisto sinovial de punho com técnica de transfixação percutânea com fios de seda. Rev Bras Ort. 1991; 26/9: 339-344.

Povlsen B, Peckett WR. Arthroscopic findings in patients with painful wrist ganglia. Scand J Plast Reconstr Surg Hand Surg. 2001 Sep; 35(3): 323-8

Povlsen B, Tavakkolizadeh A. Outcome of surgery in patients with painful dorsal wrist ganglia and arthoscopic confirmed ligament injury: a five-year follow-up. Hand Surg. 2004 Dec; 9(2): 171-3.

Reis Jr A: Dessangramento e garroteamento de membros com finalidades cirúrgicas. São Paulo: Atheneu;1998.

Wang AA, Hutchinson DT. Longitudinal observation of pediatric hand and wrist ganglia. J Hand Surg [Am]. 2001; 26: 599-602.

Westbrook AP, Stephen AB, Oni J, et al. Ganglia: The patient's perception. J Hand Surg (Br). 2000; 25: 566-7.

Zubowicz VN, Ishii CH. Management of ganglion cysts of the hand by simple aspiration. J Hand Surg [Am]. 1987; 12: :618-620.

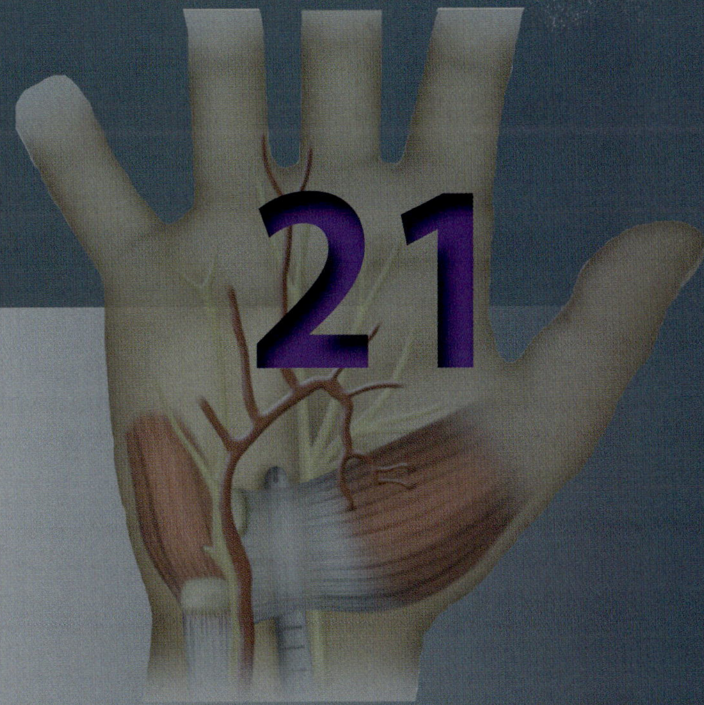

21

Cisto de punho: tratamento artroscópico*

Celso Ricardo Folberg
Milton Bernardes Pignataro
José Mauro Zimmermann Júnior

INTRODUÇÃO

Cisto sinovial é o tumor de partes moles mais comum em mão e punho. Pode ocorrer em qualquer faixa etária, porém é mais frequente entre a segunda e a quarta década de vida, com prevalência maior em mulheres. Seu conteúdo gelatinoso e encapsulado é formado por glucosamina, albumina, globulina e ácido hialurônico. Pode estar ligado a articulação, bainha tendinosa, tendão ou até ser intraósseo.

Apesar de sua alta prevalência na população, sua etiopatogenia ainda não está bem esclarecida, bem como a origem da dor que alguns pacientes relacionam com o cisto. Não há evidência de degeneração maligna do cisto sinovial de punho (porém deve haver cuidado para tumor maligno não ser diagnosticado como cisto de maneira equivocada) nem correlação com o tipo de trabalho realizado.

O mais frequente dos cistos sinoviais de mão e punho é o dorsal de punho. Localizado junto à articulação escafossemilunar, é responsável por 60%-70% dos casos. O segundo em frequência é o cisto volar de punho. Este geralmente se apresenta na borda distal do rádio entre o tendão do flexor radial do carpo (FRC) e a artéria radial. Ambos fazem o paciente procurar o médico por uma ou mais razões: preocupação de estar com um tumor maligno, dor, estética ou até déficit de força.

*Os autores agradecem a colaboração do Dr. Thiago Farias Bujes pelas ilustrações.

DIAGNÓSTICO

Pela sua elevada prevalência, com localização e característica peculiares, o cisto de punho, tanto dorsal como volar, é facilmente identificado pelo médico com alguma experiência na área. Todavia o médico experiente sabe também que este tumor de partes moles deverá ser diferenciado de outras lesões que podem ocorrer nestas localizações e com efeitos muitas vezes devastadores quando não identificados. Portanto a identificação do cisto deverá ser realizada pela palpação de uma massa gelatinosa encapsulada, muitas vezes com alguma mobilidade. A transiluminação auxilia a evidenciar o conteúdo cístico (Figuras 21.1 e 21.2).

Exames complementares

Mesmo que, de acordo com Wong *et al.*, os raios X de punho nestes casos raramente apresentem alterações, este é um exame extremamente barato que exclui outras patologias osteoarticulares que poderiam também causar sintomatologia dolorosa no punho. A ecografia auxilia na identificação do tamanho e do conteúdo do cisto e na relação com a artéria radial no caso do cisto volar. A ressonância magnética (RM), por ser ainda um exame de alto custo em nosso meio, não se faz necessária como exame de rotina nestes casos, sendo reservada para situações especiais na pesquisa diagnóstica.

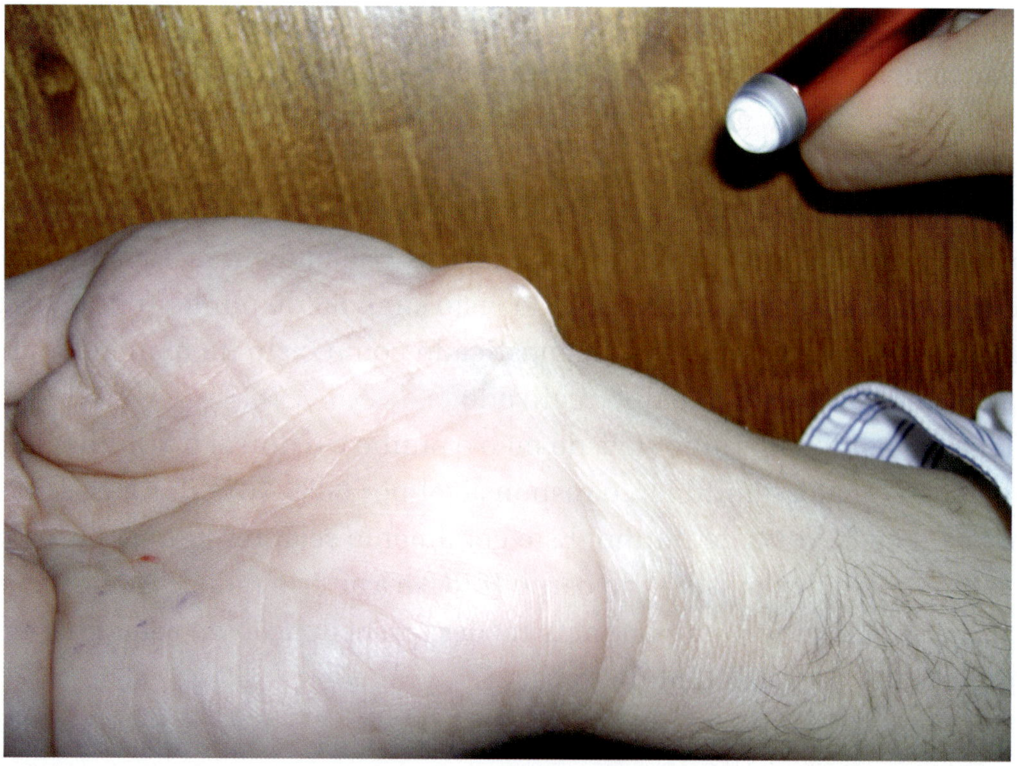

FIGURA 21.1 • Cisto volar de punho.

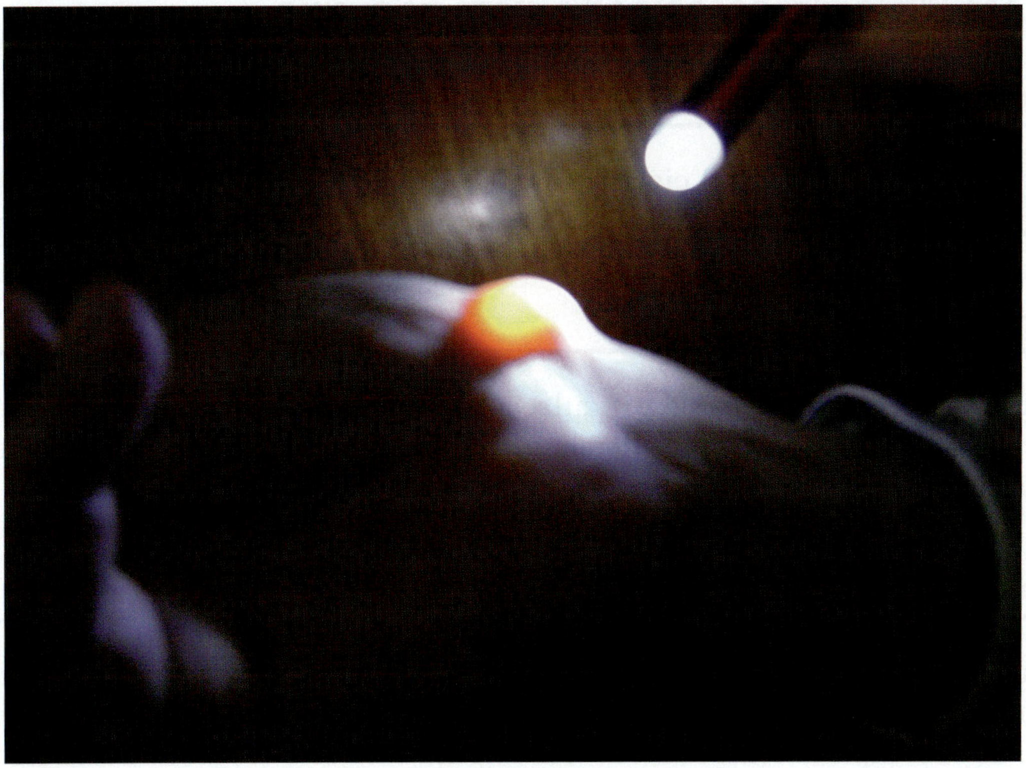

FIGURA 21.2 • Método da transiluminação do cisto, confirmando seu conteúdo.

TRATAMENTO

Esclarecer a natureza do cisto é o primeiro passo no tratamento e às vezes pode ser até o único. Gude e Morelli, revisando a literatura relacionada, encontraram uma média de 49% de resolução espontânea do cisto sinovial. De acordo com Wang e Hutchinson, esta resolução em crianças seria maior ainda (79%). Uso de tala de punho e analgesia aliviam sintomas iniciais. Punção do cisto confirma o diagnóstico e pode ser resolutiva, porém a recidiva pode ocorrer em até 69% dos casos (Stephen *et al.*, 1999), e no caso do cisto volar existe o risco de lesão arterial e do ramo palmar sensitivo do nervo mediano.

Na falha do tratamento conservador, a opção é a ressecção cirúrgica do cisto. Esta pode ser realizada por via aberta ou videoartroscópica. Ambas as técnicas são resolutivas, porém os índices de recidiva da ressecção aberta chegam a 39% (Dias *et al.*, 2007), bem maiores que por videoartroscopia, que variam de 0% a 11% (Folberg *et al.*, 2005; Kang *et al.*, 2008; Edwards e Johansen, 2009). A videoartroscopia apresenta também vantagens na identificação de patologias associadas intra-articulares, na recuperação mais precoce da mobilidade articular (principalmente a flexão do punho no pós-operatório do cisto dorsal) e na avaliação sob o ponto de vista estético.

A ressecção videoartroscópica do cisto de punho apresenta todos os benefícios de uma cirurgia minimamente invasiva e exige uma curva de aprendizado maior do que para a ressecção aberta.

RESSECÇÃO VIDEOARTROSCÓPICA DO CISTO DE PUNHO

Indicações

Pacientes com diagnóstico de cisto sinovial de punho dorsal ou volar com origem na articulação radiocárpica, nos quais o tratamento conservador não obteve melhora.

Contraindicações

Cistos de punho sem origem na articulação radiocárpica. Cicatrizes ou procedimento prévio com reação cicatricial ou alterações anatômicas junto à área a ser operada. Falta de material/instrumental ou treinamento adequado.

Anatomia relacionada

Fundamental para RVCP é o conhecimento dos princípios básicos da videoartroscopia de punho, principalmente dos portais para visualização e instrumentação, localizados junto aos seus compartimentos extensores (Figura 21.3). Na RVCP dorsal, o ligamento escafossemilunar (LES) dorsal deverá ser bem visualizado, pois é por esta região que o cisto e seu pedículo deverão ser abordados na maioria das vezes (Figura 21.4). No caso da RVCP volar, os ligamentos radioescafocapitato (LREC) e radiossemilunar longo (LRSL) deverão ser identificados no assoalho radial da articulação radiocárpica. O cisto deverá estar no espaço entre os dois ligamentos e por ali será ressecado (Figuras 21.5 e 21.6).

Técnica cirúrgica

RCVP só se faz com um bom dispositivo de tração longitudinal de mão/punho. O espaço articular não é grande e a tração permite que as estruturas sejam mais bem visualizadas e a instrumentação possa ser realizada. Normalmente são tracionados o polegar, 2° e 3° dedos. Por vezes a distensão com líquido não é realizada para facilitar a identificação do conteúdo cístico ressecado, aumentando a importância da tração para uma boa visualização.

RCVP dorsal inicia-se estabelecendo o portal 6R para visualização e inspeção articular. A visualização deverá então ser voltada para radial e identificar o LES. Neste momento o ideal é estabelecer o portal 3-4 para instrumentação e proceder com *shaver* ao desbridamento articular necessário para uma ótima visualização articular e principalmente da porção dorsal do LES (às vezes este portal está junto ao cisto e o *shaver* já irá penetrar por dentro dele até o seu pedículo). Visualizadas a porção dorsal do LES e a cápsula articular, muitas vezes o pedículo do cisto pode ser identificado dorsalmente junto ao ligamento. Lee *et al.* sugerem a injeção de uma pequena quantidade de azul de metileno no cisto para melhor identificar a sua origem. Pressionando o cisto externamente, sua localização fica ainda mais evidente para ressecção inicial da cápsula dorsal (Figura 21.6). Neste momento, cortando-se a infusão de líquido, visualiza-se bem o momento em que

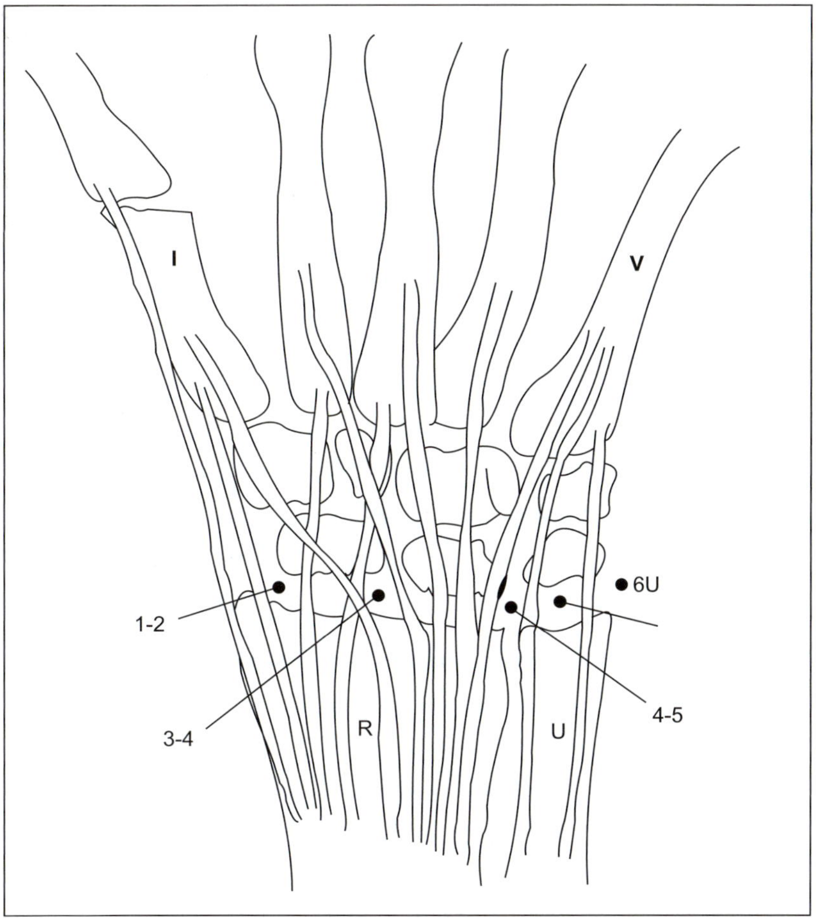

FIGURA 21.3 • Portais dorsais da artroscopia do punho entre os compartimentos extensores. 1-2 = portal entre o primeiro e o segundo compartimento extensor; 3-4 = portal entre o terceiro e o quarto compartimento extensor; 4-5 = portal entre o quarto e o quinto compartimento extensor; 6R = portal radial ao sexto compartimento; 6U = portal ulnar ao sexto compartimento; I = primeiro metacarpo; V = quinto metacarpo; R = rádio; U = ulna.

o cisto é penetrado e libera seu conteúdo gelatinoso para dentro da articulação (Figura 21.7). A ressecção de mais ou menos 1 cm de cápsula geralmente é suficiente, sendo muitas vezes possível a visualização dos tendões extensores dorsalmente. A cauterização dos bordos pode ser realizada por radiofrequência, com cuidado para não atingir os tendões extensores.

RCVP ***volar*** é iniciada pela inspeção articular no portal 3-4. A visualização é então voltada para o lado radial e identificados o LREC e o LRSL no assoalho radiocárpico. A compressão externa do cisto neste momento auxilia sua identificação entre os dois ligamentos. Para estabelecer o portal 1-2 os cuidados da técnica cirúrgica devem ser ressaltados. Os riscos de lesão do ramo superficial do nervo radial e do ramo da artéria radial reforçam a necessidade de a incisão ser apenas no plano da pele seguida de dissecção romba até a articulação. Tal como na RCVP dorsal, após o estabelecimento do portal de instrumentação, pode-se neste momento diminuir a infusão de soro para melhor identificar o conteúdo do cisto quando ressecado. Através do portal 1-2 é realizada então a ressecção da porção da cápsula articular volar entre LREC e LRSL e a consequente abertura

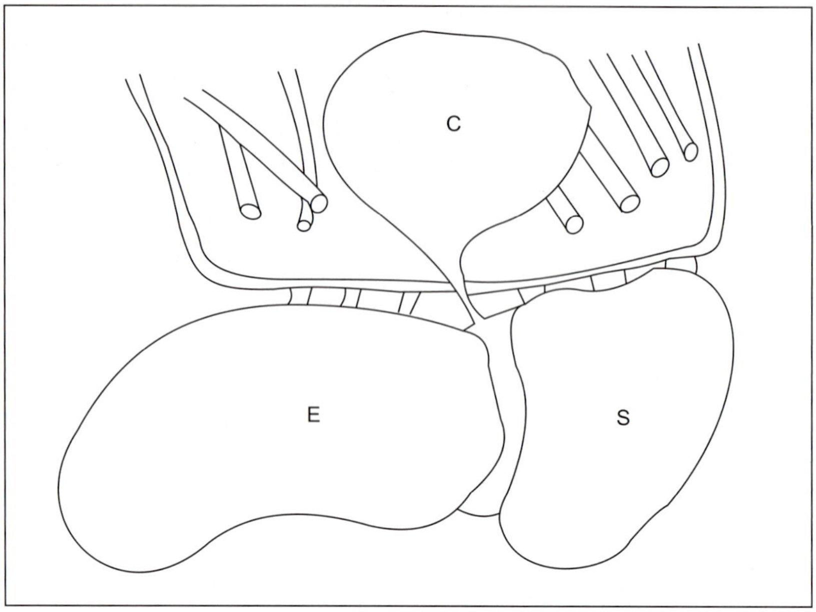

FIGURA 21.4 • Cisto dorsal do punho junto à porção dorsal do ligamento escafossemilunar. C = Cisto; E = escafoide; S = semilunar.

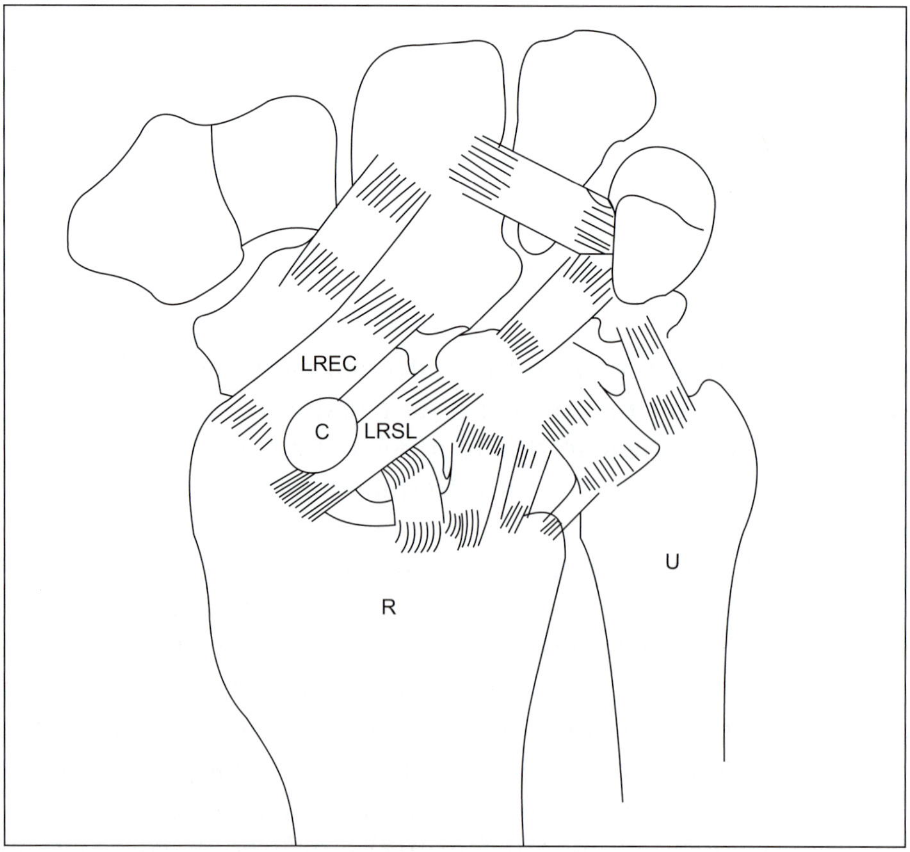

FIGURA 21.5 • Cisto volar do punho entre os ligamentos radioescafocapitato e radiossemilunar longo. C = cisto; R = rádio; U = ulna; LREC = ligamento radioescafocapitato; LRSL = ligamento radiossemilunar longo.

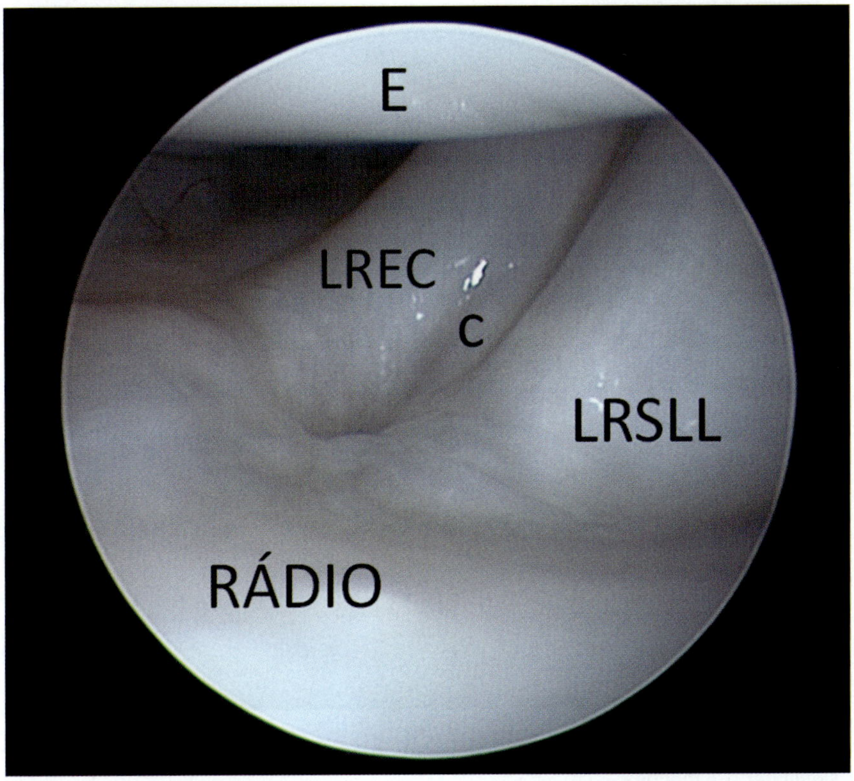

FIGURA 21.6 • Visualização artroscópica dos ligamentos radiocarpais volares entre os quais deve aparecer o cisto volar radial (C). LREC = ligamento radioescafocapitato; LRSLL = ligamento radiosemilunar longo; E = escafóide; R = rádio.

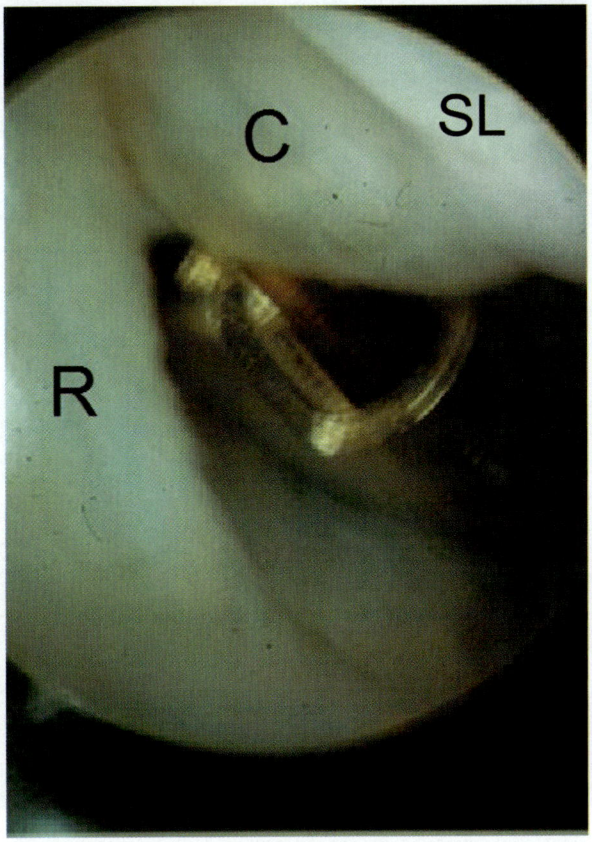

FIGURA 21.7 • Abaulamento do cisto dorsal após compressão externa (visualização pelo portal 3-4). C = cisto; E = escafoide; SL = semilunar; R = rádio.

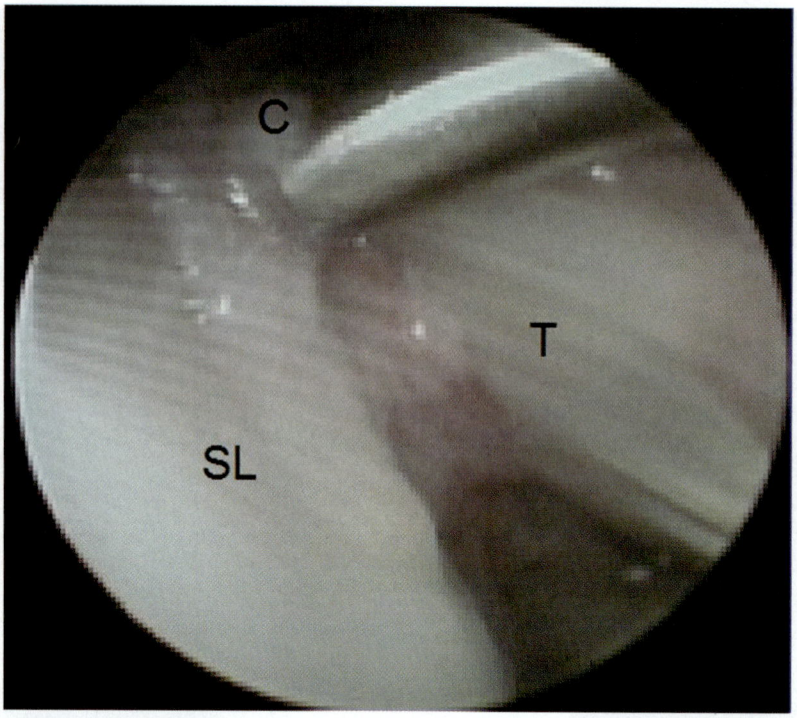

FIGURA 21.8 • Artroscopia sem infusão de líquido e extravasamento do conteúdo do cisto sinovial (visualização pelo portal 6R). C= conteúdo do cisto; SL = semilunar; T = tendões.

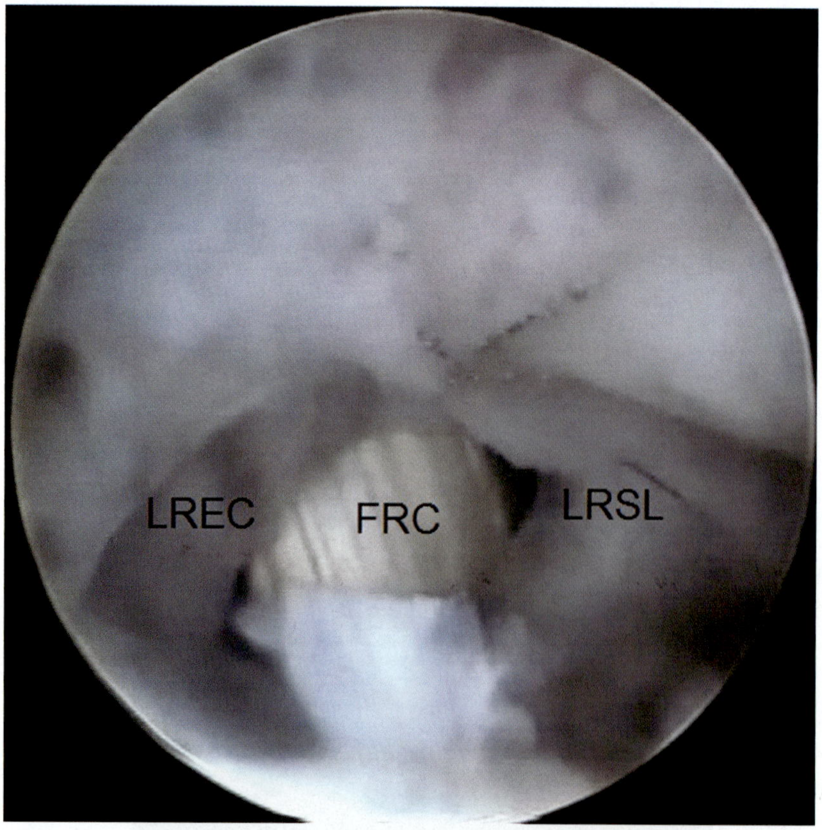

FIGURA 21.9 • Imagem artroscópica após a retirada do cisto volar, visualizando-se ao fundo o tendão flexor radial do carpo. FRC = flexor radial do carpo; LREC = ligamento radioescafocapitato; LRSL = ligamento radiossemilunar longo.

da parede do cisto. A visualização do tendão do flexor radial do carpo (FRC) identifica o final da superfície a ser ressecada (Figura 21.9) e a cauterização cuidadosa dos bordos pode ser realizada evitando-se atingir o tendão subjacente.

Pós-operatório

A utilização de uma tala de punho por uma a duas semanas no pós-operatório ajuda na analgesia e cicatrização inicial de partes moles. Uma vez sem tala, a orientação é para que o paciente inicie exercícios de mobilidade ativa e passiva em casa e evite esforços com carga ou repetição excessiva no punho por mais duas semanas. Na maioria dos casos realizados pela técnica videoartroscópica, a mobilidade articular está adequada na revisão pós-operatória de três a quatro semanas. Todavia, se a mobilidade articular a esta altura estiver limitada, será o paciente encaminhado para tratamento com terapeuta de mão.

Caso clínico

Paciente A.M., sexo masculino, 44 anos. História de tumoração em punho direito há mais de cinco anos. Conta que tem dor que aumenta aos esforços. Nega comorbidades, tabagismo e uso de medicações. Trabalha como auxiliar de escritório.

Apresenta tumoração em região volar radial do punho direito, medindo cerca de 2,5 cm, indolor à palpação (Figura 21.1). Teste de Allen não evidencia anormalidades. Punho e mão com mobilidade ampla e força normal. Realizado teste de transiluminação, evidenciando conteúdo cístico (Figura 21.2).

Solicitados raios X, sem alterações. Ecografia demonstra imagem cística medindo 2,4 cm x 2,1 cm. Tentativa de tratamento conservador com tala e anti-inflamatório não esteroidal (AINE) por alguns meses, porém o paciente persiste com sintomatologia dolorosa aos esforços.

Optou-se pela cirurgia videoartroscópica para ressecção do cisto. No transoperatório, foram utilizados os portais 3-4 para visualização e 1-2 para instrumentação. O cisto foi evidenciado entre os ligamentos radioescafocapitato e radiossemilunar longo. Neste momento foi suspensa a infusão de soro fisiológico e, ao se perfurar o cisto com *shaver*, ocorreu a saída do material cístico. O cisto foi ressecado junto com fragmento de cápsula volar até ser visualizado o tendão do flexor radial do carpo (Figura 21.8). No pós-operatório, tala removível de punho foi utilizada por duas semanas. Por mais duas semanas evitaram-se esforços com este punho, sendo o paciente posteriormente liberado para todo tipo de esforço. O paciente encontra-se assintomático com um ano de pós-operatório.

Referências

Athanasian EA. Bone and soft tissue tumors. In: Wolfe SW, Hotchkiss RN, Pederson WC (eds.). Green`s Operative Hand Surgery. 6th ed. Philadelphia: Elsevier, 2011. p. 2150-2166.

Dias JJ, Dhukaram V, Kumar P. The natural history of untreated dorsal wrist ganglia and patient reported outcome 6 years after intervention. J Hand Surg. 2007; 32B: 502-508.

Edwards SG, Johansen JA. Prospective outcomes and associations of wrist ganglion cysts resected arthroscopically. J Hand Surg. 2009; 34A: 395-400.

Folberg CR, Pignataro MP, Ruschel PH, et al. Ressecção videoartroscópica do cisto de punho. Anais do XXV Congresso Brasileiro de Cirurgia da Mão 2005: Joinville/SC, Brasil.

Gude W, Morelli V. Ganglions cysts of the wrist: patophysiology, clinical picture and management. Curr Rev Musculoskelet Med. 2008 Dec; 1(3-4): 205-211.

Lee BJ, Sawyer GA, Dasilva MF. Methylene blue-enhanced arthroscopic resection of dorsal wrist ganglions. Tech Hand Up Extrem Surg. 2011 Dec; 15(4): 243-6.

Kang L, Akelman E, Weiss AP. Arthroscopic versus open dorsal ganglion excision: a prospective, randomized comparision of rates of recurrence and of residual pain. J Hand Surg. 2008; 33A: 471-475.

Stephen AB, Lyons AR, Davis TR. A prospective study of two conservative treatments for ganglia of the wrist. J Hand Surg. 1999; 24B: 104-105.

Wang AA, Hutchinson DT. Longitudinal observation of pediatric hand and wrist ganglia. J Hand Surg. 2001; 26A: 599-602.

Wong AS, Jebson PJ, Murray PM, Trigg SD. The use of routine wrist radiography is not useful in the evaluation of patients with a ganglion cyst of the wrist. Hand (NY). 2007; 2: 117-119.

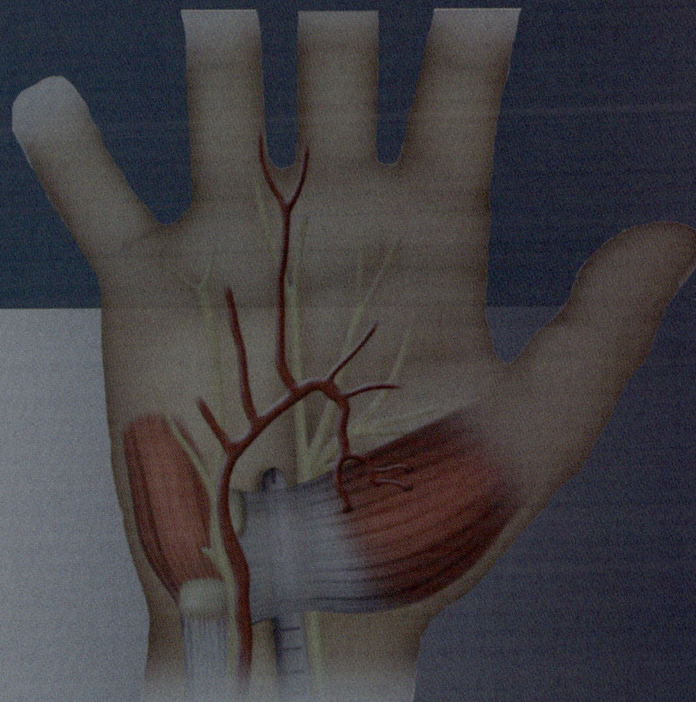

Índice

A

B

C

D

E

F

L

M

O

P

R

S

T

V

Impressão e Acabamento:
Geográfica editora